临床药学
管理与应用

任玉娇 王 策 李 琦 主编

中国纺织出版社有限公司

图书在版编目（CIP）数据

临床药学管理与应用 / 任玉娇，王策，李琦主编
. -- 北京：中国纺织出版社有限公司，2024.6
ISBN 978-7-5229-1784-9

Ⅰ . ①临…　Ⅱ . ①任…②王…③李…　Ⅲ . ①临床药
学　Ⅳ . ①R97

中国国家版本馆CIP数据核字（2024）第102939号

责任编辑：樊雅莉　　责任校对：王蕙莹　　责任印制：王艳丽

中国纺织出版社有限公司出版发行
地址：北京市朝阳区百子湾东里A407号楼　邮政编码：100124
销售电话：010—67004422　传真：010—87155801
http://www.c-textilep.com
中国纺织出版社天猫旗舰店
官方微博 http://weibo.com/2119887771
三河市宏盛印务有限公司印刷　各地新华书店经销
2024年6月第1版第1次印刷
开本：787×1092　1/16　印张：12.75
字数：305千字　定价：88.00元

编 委 会

前　言

　　药物治疗学是通过应用药物的手段治疗疾病，达到消除或控制病因与致病因素，减轻或解除患者痛苦，维持机体内环境的稳定性，缓解或治愈疾病的一门学科。近年来，随着医疗体制改革的不断深入，临床药学的传统观念和工作模式正发生着深刻的历史变革，已由过去的简单的保障药品供应型向以患者为中心的药学技术服务型转变。为了顺应时代变化，更好地指导医疗、药学等方面的实际工作，我们在编写本书时参阅了大量的医药文献，并结合临床医药工作者的丰富经验，以期能够满足医药工作者的实际需求。

　　本书首先介绍药剂学、药物代谢动力学、影响药物效应的因素及合理用药原则，然后系统阐述临床常用药物，涉及抗菌药物与特殊药品管理、呼吸系统常用药物、循环系统常用药物、消化系统常用药物，对抗生素、抗病毒药物也做了简单介绍。本书内容力求严谨准确、科学实用，尽可能做到全面覆盖，重点突出，既体现理论的完整性，又强调实践的系统性，希望本书能供广大医药同仁提供参考阅读。

　　尽管编者们倾尽全力编写此书，但在医学知识日新月异的今天，编撰中仍然会存在一些不足之处，望同道门不吝赐教。

编　者

2024 年 4 月

目　录

第一章

药剂学

第一节　药物溶液的形成理论

药物溶液的形成是制备液体制剂的基础，以溶液状态使用的制剂有注射剂，供内服的合剂、芳香水剂、糖浆剂、溶液剂和酊剂等，以及供外用的洗剂、搽剂、灌肠剂、含漱剂、滴耳剂、滴鼻剂等。另外，药物溶液还包括高分子溶液，如右旋糖酐注射剂等代用血浆制剂等。药物的溶解性能是决定其能否形成溶液剂的首要条件。药用溶剂的选择有一定的要求，尤其是注射用非水溶剂，其种类、用量等均受限制。

一、常用药用溶剂的种类与用途

在制备液体制剂时，溶剂选择合适与否直接影响药物的质量和疗效。优良的溶剂应具有理化性质稳定、不干扰主药的含量测定和药理作用、无刺激性、毒性小、成本低、无不良气味、对药物具有良好的溶解性和分散性，且有一定的防腐能力等特点。药物溶解度与溶剂的极性密切相关。溶剂的极性通常用介电常数表示，介电常数大则表示溶剂分子极性大。根据介电常数大小，可将溶剂分为极性溶剂、半极性溶剂和非极性溶剂。

1. 极性溶剂

水是最常用的极性溶剂，其本身无任何药理及毒理作用，有很好的生理相容性，价廉易得，能与乙醇、甘油、丙二醇等溶剂任意混合。根据制剂的需要，可将水制成注射用水、纯化水与无菌用水等使用。

2. 半极性溶剂

（1）乙醇：无特殊说明时，溶剂用乙醇通常指95%（V/V）乙醇。乙醇可与水、甘油、丙二醇等溶剂任意比例混合，能溶解大部分有机药物和药材中的有效成分，如生物碱及其盐类、挥发油、树脂、鞣质、有机酸和色素等。当乙醇浓度>20%时，即可发挥防腐作用。与水比较，乙醇具有一定的生理活性，具有易挥发、易燃烧等缺点。

（2）丙二醇：医用溶剂一般选择1，2-丙二醇。1，2-丙二醇的性质与甘油相近，但黏度比甘油小，可作为内服及肌内注射剂的溶剂。丙二醇毒性小、无刺激性，能溶解许多有机药物，合适配比的丙二醇和水的混合溶剂可延缓许多药物的水解，增加药物的稳定性。丙二醇可对药物在皮肤和黏膜的吸收产生一定的促进作用。

（3）聚乙二醇：制备液体制剂时，常用聚乙二醇300~600。聚乙二醇为无色澄明液体，理化性质稳定，能与水、乙醇、丙二醇、甘油等溶剂任意混合。一定配比的聚乙二醇、水混合溶液是良好的溶剂，能溶解许多水溶性无机盐和水不溶性的有机药物。聚乙二醇对一些易水解的药物，有一定的稳定作用。在洗剂中，聚乙二醇能增加皮肤的柔韧性，具有一定的保湿作用。

3. 非极性溶剂

（1）脂肪油：脂肪油为常用非极性溶剂，如麻油、大豆油、花生油、橄榄油等植物油。植物油能与非极性溶剂混合，而不能与极性溶剂混合。在制剂中，脂肪油能溶解油溶性药物，如激素、挥发油、游离生物碱和许多芳香族药物。脂肪油容易酸败，也易受碱性药物的影响而发生皂化反应，进而影响制剂的质量。脂肪油多作为外用制剂的溶剂，如洗剂、擦剂、滴鼻剂等。

（2）液状石蜡：液状石蜡是从石油产品中分离得到的液状烃混合物，无色无臭，化学性质稳定。液状石蜡接触空气，可被氧化并产生臭味，加入油性抗氧化剂可抑制其氧化过程。液体石蜡能与非极性溶剂混合，能溶解生物碱、挥发油及一些非极性药物等。液体石蜡在肠道中不分解也不吸收，能使粪便变软，有润肠通便的作用。此外，液状石蜡还可作为口服制剂和搽剂的溶剂。

（3）乙酸乙酯：乙酸乙酯是一种无色油状的液体，微臭，相对密度（20℃）为 0.897～0.906 g/cm³，有挥发性和可燃性。乙酸乙酯在空气中易氧化、变色，需加入抗氧化剂。乙酸乙酯能溶解挥发油、甾类药物及其他油溶性药物，常作为搽剂的溶剂。

二、药物的溶解度、溶解速度

1. 溶解度

在一定温度下（气体要求在一定压力下），药物在一定量溶剂中所能溶解的最大溶质量称为溶解度。通常情况下，用一定温度下 100 g 溶剂（或 100 g 溶液或 100 mL 溶液）中溶解药物的最大克数表示。《中国药典》2020 版关于药物溶解度有 7 种规定，具体见表 1-1。

表 1-1　中国药典 2020 版关于溶解度的规定

溶解度描述	溶解限度
极易溶解	溶质 1 g（mL）能在溶剂不到 1 mL 中溶解
易溶	溶质 1 g（mL）能在溶剂 1～不到 10 mL 中溶解
溶解	溶质 1 g（mL）能在溶剂 10～不到 30 mL 中溶解
略溶	溶质 1 g（mL）能在溶剂 30～不到 100 mL 中溶解
微溶	溶质 1 g（mL）能在溶剂 100～不到 1 000 mL 中溶解
极微溶解	溶质 1 g（mL）能在溶剂 1 000～不到 10 000 mL 中溶解
几乎不溶或不溶	溶质 1 g（mL）在溶剂 10 000 mL 中不能完全溶解

2. 影响溶解度的因素

（1）药物的化学结构和溶剂的极性：各种药物具有不同的化学结构，因而极性也不尽相同。当溶剂的极性与药物的极性相似或相近时，药物的溶解度高。

（2）温度：温度对药物溶解度的影响取决于药物的溶解过程是吸热还是放热。绝大多数固体药物的溶解是吸热过程，温度升高药物的溶解度增大。与固体药物不同，气体药物的溶解多属于放热过程，溶解度随温度升高而下降。

（3）粒子大小：对于可溶性药物，粒子的大小对溶解度没有影响；对于难溶性药物，当粒径<0.1 μm时，其溶解度随粒径减小而增大。

（4）晶型：不同晶格排列的结晶，称多晶型。晶型不同，晶格能不同。晶格能越小，晶型越稳定，溶解度越小，溶解速度也慢。与稳定型晶型比较，亚稳定型晶型溶解度较大、溶解速度更快。无定形晶型由于无晶格能，自由能大，其溶解度和溶解速度均比结晶型大。

（5）溶剂化物：药物在结晶过程中，因溶剂分子的加入而使结晶的晶格发生改变，得到的结晶称为溶剂化物。溶剂化物和非溶剂化物的熔点、溶解度和溶解速度等均有差异，多数情况下，溶解度和溶解速度的顺序按水合物<无水物<有机化物排列。

（6）pH：有机弱酸、有机弱碱的溶解度受pH影响较大。弱酸性药物的溶解度随着溶液pH升高而增大，弱碱性药物的溶解度则随着溶液pH下降而增大。两性化合物在等电点的pH时，溶解度最小。

（7）同离子效应：对于电解质类药物，当水溶液中含有的离子与其解离产生的离子相同时，可使其溶解度下降。

（8）其他：电解质溶液中加入非电解质（如乙醇），由于溶液的极性降低，可使电解质溶液的溶解度下降；非电解质溶液中加入电解质，由于电解质的强亲水性，破坏了非电解质溶液与水的弱结合键，可使其溶解度下降。

3. **增加药物溶解度的方法**

（1）增溶作用：表面活性剂因其在水中可形成"胶束"，故能增加难溶性药物在水中的溶解度。溶剂中加入表面活性剂后，非极性药物可溶解于胶束的非极性中心区；而具有极性基团且不溶于水的药物，则可在胶束中定向排列，分子中的非极性部分插入胶束中心区，极性部分则伸入胶束的亲水基团方向；对于极性基团占优势的药物，则可完全分布在胶束的亲水基团之间。

（2）助溶作用：由于第三种物质的加入，在溶剂中形成可溶性的络合物或复合物，从而增加难溶性药物溶解度的过程称为助溶。常用的助溶剂如下。①有机酸及其钠盐：苯甲酸（钠）、水杨酸（钠）、对氨基苯甲酸等。②酰胺类：氨基甲酸乙酯、尿素、烟酰胺、乙酰胺等。③无机盐类：碘化钾等。例如，碘在10%碘化钾水溶液中可制成含碘达5%的水溶液，即是利用碘与碘化钾形成了可溶性络合物，进而增大了碘在水中的溶解度；咖啡因在水中的溶解度为1：50，用苯甲酸钠助溶，则可形成苯甲酸钠咖啡因复合物，咖啡因的溶解度可增大至1：1.2。

（3）成盐：一些难溶性的弱酸性或弱碱性药物，因其极性小，在水中溶解度很小或不溶。若加入适当的碱或酸，将它们制成盐类，使之成为离子型极性化合物，则可增加其溶解度。含羧基、磺酰胺基、亚胺基等酸性基团的药物，常可用氢氧化钠、碳酸氢钠、氢氧化钾、氢氧化铵、乙二胺、二乙醇胺等碱性化合物作用生成溶解度较大的盐。天然及合成的有机碱，一般用盐酸、乙酸、硫酸、硝酸、磷酸、氢溴酸、枸橼酸、水杨酸、马来酸、酒石酸等制成盐类。通过制成盐类来增加药物的溶解度时，还需考虑成盐后溶液的pH、溶解性、毒性、刺激性、稳定性、吸潮性等因素对药物的影响。

（4）药物分子结构修饰：在一些难溶性药物的分子中引入亲水基团，可增加药物在水中的溶解度。难溶性药物中可引入的亲水基团包括磺酸钠基（—SO₃Na）、羧酸钠基（—COONa）、醇基（—OH）、氨基（—NH₂）及多元醇或糖基等。如樟脑在水中微溶（1:800），但制成樟脑磺酸钠后，则易溶于水，且毒性低；维生素 K_3（甲萘醌）在水中不溶，引入亚硫酸氢钠 $NaHSO_3$，制成亚硫酸氢钠甲萘醌后，溶解度可增大至 1:2。

（5）更换溶剂或选用混合溶剂：药物在单一溶剂中的溶解能力差，但在混合溶剂中比单一溶剂更易溶解的现象称为潜溶，这种混合溶剂称为潜溶剂。潜溶剂可提高药物溶解度的原因在于两溶剂间发生氢键缔合后，改变了原来溶剂的介电常数，更有利于药物溶解。常用的潜溶剂包括乙醇、丙二醇、甘油和聚乙二醇等。

此外，升高温度、应用微粉化技术和 β 环糊精包合技术等，均可促进药物的溶解。

4. 溶解速度

溶解速度是指在某一溶剂中单位时间内溶解溶质的量。溶解速度的快慢，取决于溶剂与溶质间的吸引力胜过固体溶质结合力的程度及溶质的扩散速度。有些药物虽然溶解度较大，但因其达到溶解平衡的时间较长，所以溶解速度也较慢，直接影响药物的吸收与疗效。对于这样的药物，常需要设法增加其溶解速度。

5. 影响溶解速度的因素和改善药物溶出速度的方法

药物的溶解符合 Noyes-Whitney 方程：

$$dC/dt = KS(C_s - C) \tag{1-1}$$

$$K = D/V_h \tag{1-2}$$

式中，K 为溶解速度常数；D 为溶质在溶出介质中的扩散系数；h 为扩散边界层厚；V 为溶出介质的体积；S 为溶出界面积；C_s 为溶质在溶解介质中的溶解度；C 为 t 时间溶液主体中溶质的浓度。在漏槽条件下，C 趋于 0：

$$dC/dt = KSC_s \tag{1-3}$$

从上式可知，影响溶解速度的因素主要有以下五点。

（1）药物的粒径：同一重量的固体药物，其粒径小，表面积大，溶出速度快；对于相同表面积的固体药物，孔隙率高，溶出速度大；对于颗粒状或粉末状的固体药物，如其在溶出介质中易结块，可加入润湿剂改善分散度。

（2）药物的溶解度 C_s：药物在溶出介质中的溶解度增大，能增加溶出速度。所有影响药物溶解度的因素，均能影响药物的溶出速度，如温度、溶出介质的性质和晶型等。

（3）溶出介质的体积 V：溶出介质的体积小，溶液中药物的浓度高，溶出速度慢；溶出介质的体积大，溶液中药物的浓度低，则溶出速度快。

（4）扩散系数 D：溶质在溶出介质中的扩散系数越大，溶出速度越快。在一定温度时，D 的大小与溶出介质的黏度和扩散分子大小相关。

（5）扩散层的厚度 h：扩散层的厚度越大，溶出速度越慢。扩散层的厚度与搅拌程度有关。搅拌程度取决于搅拌或振摇的速度，搅拌器的形状、大小、位置，溶出介质的体积，容器的形状、大小及溶出介质的黏度。

因此，可采取以下措施改善药物的溶出速度：通过粉碎减小粒径，崩解等措施来增大药物的溶出面积；通过加强搅拌，以减少药物扩散边界层厚度或提高药物的扩散系数，从而增大溶解速度常数；通过提高温度，改变晶型，制成固体分散物等措施来提高药物的溶解度。

（任玉娇）

第二节 表面活性剂

一、表面活性剂的概念及结构

表面活性剂是指能够显著降低液体表面张力的物质。表面活性剂为双亲性分子结构，包含了亲油的非极性烃链和一个以上亲水的极性基团。其结构中，亲油部分的烃链碳原子多在8个以上。

二、表面活性剂的基本性质

1. 形成胶束与增溶作用

当水中表面活性剂的浓度很低时，表面活性剂分子在水—空气界面产生定向排列，亲水基团朝向水而亲油基团朝向空气。当溶液中的表面活性剂浓度较稀时，表面活性剂几乎完全集中在溶液表面并形成单分子层。此时，溶液表面层的表面活性剂浓度远高于溶液中的浓度，可将溶液的表面张力降低至纯水表面张力以下。当表面活性剂的正吸附到达饱和后，如继续加入表面活性剂，则其分子进一步转入溶液中。因其亲油基团的存在，水分子与表面活性剂分子间的相互排斥力远大于吸引力，导致表面活性剂分子自身依赖范德华力相互聚集，形成亲油基团向内、亲水基团向外，在水中稳定分散，由多个表面活性剂分子缔合形成胶束。可形成胶束的表面活性剂最低浓度，即为临界胶束浓度（CMC）。表面活性剂在水中达到 CMC 后，由真溶液变为胶体溶液，并具有增溶作用。一些水不溶性或微溶性药物会进入胶束的不同位置而使其在水中的溶解度显著增加，该过程称为增溶，而表面活性剂则称为增溶剂。

2. 亲水亲油平衡值

表面活性剂分子中亲水基团和亲油基团对油或水的综合亲和力称为亲水亲油平衡值（HLB）。HLB 值越高，亲水性越强；HLB 值越低，亲油性越强。非离子型表面活性剂的 HLB 值介于 0~20，不同的非离子型表面活性剂混合使用时，其 HLB 值具有加和性。

$$HLB_{ab} = （HLB_a×W_a+HLB_b×W_b）/（W_a+W_b） \tag{1-4}$$

式中，HLB_a、HLB_b 分别为表面活性剂 a、b 的 HLB 值；W_a、W_b 分别为表面活性剂 a、b 的质量；HLB_{ab}，为混合表面活性剂的 HLB 值。

HLB 值不同的表面活性剂，其用途也不同，详见表 1-2。

表 1-2 HLB 值的范围与应用的关系

HLB 值范围	应用
2~3	消泡剂
3~6	W/O 乳化剂
7~9	润湿剂与铺展剂
8~18	O/W 乳化剂
13~16	去污剂
13~18	增溶剂

3. Krafft 点与浊点

（1）Krafft 点：离子型表面活性剂的溶解度随温度升高而增大，当达到某一温度时，溶解度可急剧增大，该温度即为 Krafft 点。Krafft 点越高的表面活性剂，其 CMC 越小。Krafft 点是表面活性剂应用温度的下限。

（2）浊点：对于某些聚氧乙烯型非离子表面活性剂，当温度升高到一定程度时，可导致聚氧乙烯链与水分子之间的氢键断裂，而在水中的溶解度急剧下降并析出，溶液出现浑浊，这一现象称为起昙，此温度称为浊点或昙点。起浊是一种可逆的现象，当温度低于浊点时，溶液仍可恢复澄明。吐温类表面活性剂可发生起昙现象，浊点范围是 70~100 ℃，而泊洛沙姆 188 等聚氧乙烯类非离子表面活性剂在常压下则观察不到浊点。

4. 对药物吸收的影响

有研究发现，表面活性剂可增加药物的吸收，也可减少药物的吸收。表面活性剂对药物吸收的影响取决于多种因素，如药物在胶束中的扩散、生物膜的通透性改变、对胃排空速率的影响等，所以很难做出准确预测。如果药物顺利从胶束内扩散或胶束本身迅速与胃肠黏膜融合，则可以增加药物的吸收，如应用吐温 80 可明显促进螺内酯的口服吸收；如果表面活性剂溶解生物膜脂质，增加上皮细胞的通透性，则可以改善药物的吸收，如十二烷基硫酸钠改进头孢菌素钠、四环素、磺胺脒、氨基苯磺酸等药物的吸收，而吐温 80 和吐温 85 因其在胃肠中形成高黏度团块降低胃排空速率，进而增加一些难溶性药物的吸收等。此外，表面活性剂可促进胰岛素在鼻黏膜的吸收，如分别将含有 1%泊洛沙姆 108、1%苄泽（Brij）35 或癸酸钠（NaCap）的胰岛素溶液，经大鼠鼻腔给药 30 分钟后，即可引起血糖较大幅度的降低。当以 8 U/kg 剂量的胰岛素给药 30 分钟后，血糖可降至给药前血糖值的 60%左右。这一结果表明含 1%表面活性剂的胰岛素溶液，可从鼻黏膜迅速吸收并起效。与上述过程不同，当聚氧乙烯类或纤维素类表面活性剂增加胃液黏度而阻止药物向黏膜面扩散时，药物的吸收速率随胃液黏度上升而降低，此类表面活性剂延缓了药物的吸收过程。

5. 与蛋白质的相互作用

蛋白质分子结构中氨基酸的羧基，在碱性条件下发生解离而带有负电荷；在酸性条件下，结构中的氨基或胍基发生解离而带有正电荷。因此，在两种不同带电情况下，可分别与阳离子表面活性剂或阴离子表面活性剂发生电性结合。此外，表面活性剂还可破坏蛋白质二维结构中的盐键、氢键和疏水键，使蛋白质各残基之间的交联作用减弱，螺旋结构变得无序或受到破坏，最终使蛋白质发生变性。

6. 毒性

一般而言，阳离子表面活性剂的毒性最大，其次是阴离子表面活性剂，非离子表面活性剂毒性最小。两性离子表面活性剂的毒性小于阳离子表面活性剂。表面活性剂用于静脉给药时的毒性大于口服。阳离子及阴离子表面活性剂不仅毒性较大，而且有较强的溶血作用。非离子表面活性剂的溶血作用较轻微，在亲水基为聚氧乙烯基的非离子表面活性剂中，以吐温类的溶血作用最小，其顺序为聚氧乙烯烷基醚>聚氧乙烯烷芳基醚>聚氧乙烯脂肪酸酯>吐温类。而吐温类顺序为吐温 20>吐温 60>吐温 40>吐温 80。阳离子表面活性剂由于毒性较大，只能作为消毒杀菌药使用；阴离子表面活性剂有较强的溶血作用和刺激性，只能外用；非离子型表面活性剂毒性较小，可口服使用。

7. 刺激性

各类表面活性剂都可用于外用制剂，但长期或高浓度使用，可对皮肤或黏膜造成损害。阳离子表面活性剂的刺激性最强，阴离子表面活性剂次之，两性离子和非离子表面活性最弱。表面活性剂的刺激性，随温度和湿度的增加而增加。

三、表面活性剂的种类及应用

1. 阴离子型表面活性剂

此类表面活性剂中发挥表面活性作用的是阴离子，主要包括肥皂类、硫酸化物和磺酸化物三类。

（1）肥皂类：通式为（RCOO）$^{n-}$ M^{n+}，具体可分为碱金属皂（如硬脂酸钠、硬脂酸钾等）、碱土金属皂（如硬脂酸钙、硬脂酸镁等）和有机胺皂（如三乙醇胺皂）三类。碱金属皂和有机胺皂具有较强的亲水性，可作为增溶剂和 O/W 型乳化剂使用。碱土金属皂（如硬脂酸钙、硬脂酸镁等）的亲水性较弱，只能作为 W/O 型乳化剂及疏水性润滑剂使用。

（2）硫酸化物：通式为 ROSO$_3^-$M$^+$，对黏膜有一定刺激性。硫酸化物中以十二烷基硫酸钠（又称月桂醇硫酸钠）最为常用，易溶于水，以 pH 6~7 为宜。在硬水中，硫酸化物仍能发挥表面活性作用，常用作湿润剂及外用乳剂的乳化剂。

（3）磺酸化物：通式为 RSO$_3^-$M$^+$。磺酸化物在酸性介质中不水解，对热也较稳定。常用的磺酸化物是丁二酸二辛酯磺酸钠（商品名阿洛索-OT），可用作湿润剂或与其他乳化剂联合作为软膏及其他外用乳剂的乳化剂。另一种常用的磺酸化物是十二烷基苯磺酸钠，是广泛使用的洗涤剂。

2. 阳离子型表面活性剂

此类表面活性剂中，发挥表面活性作用的是阳离子，故也称为阳性皂。阳离子型表面活性剂为季铵化物，通式为 R$_4$N$^+$X$^-$。阳离子型表面活性剂的表面活性弱、毒性大，杀菌力强，常用作消毒、杀菌防腐剂，很少单独用作药剂辅料，如苯扎氯铵（洁尔灭）和苯扎溴铵（新洁尔灭）等。

3. 两性离子型表面活性剂

该类表面活性剂的结构中同时存在正、负电荷基团，并随着溶液 pH 的变化而表现出不同的性质。在等电点以上时，表现出阴离子表面活性剂的性质，即具有很好的起泡、去污作用；在等电点以下时，则呈现出阳离子表面活性剂的性质，即具有很强的杀菌能力。天然的两性离子型表面活性剂包括卵磷脂、脑磷脂等，毒性很小，可供静脉注射使用，是制备注射用乳剂及脂质体制剂的主要辅料。

4. 非离子型表面活性剂

该类表面活性剂在水中不解离，亲水基团一般为多元醇，亲油基团是长链脂肪酸或长链脂肪醇以及烷基或芳基等。非离子型表面活性剂的配伍禁忌少，毒性小，广泛用于外用、口服制剂和注射剂中，个别品种的非离子型表面活性剂也可用于静脉注射。

（1）脱水山梨醇脂肪酸酯（脂肪酸山梨坦）：商品名为司盘，多不溶于水，是常用的 W/O 型乳化剂。根据脂肪酸的不同，可将司盘分为司盘 20、司盘 40、司盘 60、司盘 65、司盘 80 和司盘 85 等。其 HLB 值为 1.8~3.8，常与吐温配合使用。

（2）聚氧乙烯脱水山梨醇脂肪酸酯（聚山梨酯）：商品名为吐温，多溶于水，可用作增溶剂、分散剂、润湿剂及 O/W 型乳化剂。与司盘的命名相对应，根据脂肪酸不同，有吐温（聚山梨酯）20、吐温 40、吐温 60、吐温 65、吐温 80、吐温 85 等多种。由于吐温的结构中增加了聚氧乙烯基团，使得其亲水性大大提高，HLB 值均在 8 以上。

（3）聚氧乙烯脂肪酸酯/醇醚：商品名为卖泽（Myrij）/苄泽（Brij），两类都具有较高的 HLB 值，亲水性较强，可作为增溶剂及 O/W 型乳化剂使用。

（4）聚氧乙烯—聚氧丙烯共聚物：又称泊洛沙姆，商品名普朗尼克，通式为 HO$(C_2H_4O)_a$—$(C_3H_6O)_b$—$(C_2H_4O)_a$H，相对分子量为 1 000~1 400。当聚氧乙烯—聚氧丙烯共聚物结构中的聚氧丙烯基团比例增加时，其亲水性增加。本品具有乳化、润湿、分散、起泡和消泡等作用，但增溶能力较弱。本品毒性低、刺激性小、不易过敏，可高压灭菌，常用于静脉注射用的脂肪乳剂中。Poloxamer188 是一种 O/W 型乳化剂，是目前可用于静脉乳剂的极少数乳化剂之一。

（5）其他：非离子型表面活性剂除以上品种外，尚有脂肪酸的蔗糖醚、蔗糖酯、烷基酚基聚醚醇类等。

（王　策）

第三节　微粒分散体系

一、微粒分散体系的定义与分类

分散体系是一种或几种物质高度分散在某种介质中所形成的体系。连续的介质称为分散介质，被分散的物质称为分散相。将微粒直径在 10^{-9}~10^{-4} nm 范围的分散相统称为微粒，由微粒构成的分散体系则统称为微粒分散体系。分散体系按分散相粒子的直径大小分为：真溶液，<1 nm；胶体分散体系，1~100 nm；粗分散体系，>100 nm；微粒分散体系，1 nm~100 μm。

二、微粒分散体系的主要性质与特点

微粒分散体系的性质包括其热力学性质、动力学性质、光学性质和电学性质等。这里主要介绍与其粒径大小和物理稳定性有关的基本性质。

1. 微粒大小

微粒大小是微粒分散体系的重要参数，对其体内外的性能有十分重要的影响。微粒大小完全均一的体系称为单分散体系，微粒大小不均一的体系称为多分散体系。微粒大小的测定方法有光学显微镜法、电子显微镜法、激光散射法、库尔特计数法、Stokes 沉降法、吸附法等。

2. 微粒大小与体内分布

不同大小的微粒分散体系在体内具有不同的分布特征。小于 50 nm 的微粒能够穿透肝内皮，通过毛细血管末梢或淋巴传递而进入骨髓组织。静脉或腹腔注射 0.1~3.0 μm 的微粒分散体系，能很快被网状内皮系统的巨噬细胞吞噬。最终，多数药物微粒将浓集于巨噬细胞丰富的肝和脾等组织，而血液中的微粒则逐渐被清除。若注射>50 μm 的微粒至肠系膜动脉、门静脉、肝动脉或肾动脉，则微粒可分别被截留在肠、肝、肾等相应组织。

3. 微粒的动力学性质和热力学性质

布朗运动是微粒扩散的微观基础，而扩散现象又是布朗运动的宏观表现。正是由于布朗运动，使得很小的微粒具有了动力学的稳定性。微粒分散体系是典型的多相分散体系，存在大量的相界面。随着微粒粒径的变小，表面积不断增加，表面张力降低。分散系中普遍存在微粒的絮凝、聚结、沉降等物理稳定性问题，属于热力学与动力学不稳定体系。

当微粒的半径>1 μm 后，在分散介质中受重力场作用而匀速运动，此时应按 Stoke's 定律，其沉降或上浮的速度 μ 以下式表示：

$$\mu = \frac{2\alpha^2 (\rho - \rho_0) g}{9\eta} \tag{1-5}$$

式中，α 为微粒的半径；g 为重力加速度；η 为分散介质的黏度；ρ 和 ρ_0 为微粒和分散介质的密度。由 Stoke's 定律可知，沉降速度 μ 与微粒半径 α 的平方成正比，所以，减小粒径是防止微粒沉降的最有效的方法。同时，沉降速度与 η 成反比，所以增加分散介质的黏度，也可降低微粒的沉降速度。

4. 微粒的光学性质

当微粒的半径大小适当时，对光的散射现象十分明显。当一束光线在暗室内通过微粒分散体系时，可在其侧面观察到明显的乳光，称为丁达尔现象。丁达尔现象是微粒散射光的宏观表现，同时也是判断纳米体系的一个简单的方法。同样条件下，粗分散体系由于以反射光为主，不能观察到丁达尔现象；而低分子的真溶液则是以透射光为主，同样也观察不到。可见，微粒大小不同，光学性质差异较大。

5. 微粒的电学性质

微粒的表面可因电离、吸附或摩擦等而带上电荷。如果将两个电极插入微粒分散体系的溶液中，再通以电流，则分散于溶液中的微粒可向阴极或阳极移动，这种在电场作用下微粒的定向移动就是电泳。微粒在电场作用下移动的速度与其粒径大小成反比，其他条件相同时，微粒越小，移动越快。

三、微粒分散体系在药剂学中的应用

在药剂学中，微粒分散体系已被发展成为微粒给药系统。属于粗分散体系的微粒给药系统主要包括微球、微囊、乳剂、混悬剂等，其粒径为 500 nm~100 μm。属于胶体分散体系的微粒给药系统主要包括纳米微乳、脂质体、纳米粒、纳米囊、纳米胶束等，其粒径一般都<1 000 nm。上述两者的粒径范围有一定交叉。微粒分散制剂可供静脉、动脉注射使用，也可用于口服、皮下注射或植入，还可供肌内注射、关节腔内注射、眼内及鼻腔用药等。

微粒分散体系在药剂学中具有重要的意义，如可以提高药物在分散介质中的溶解度和分散性；提高制剂稳定性及口服生物利用度；通过粒径和处方的设计，构建药物靶向载体，控制药物进入特定的靶器官或靶细胞；延长药物在体内的作用时间，减少剂量，降低不良反应等。在恶性肿瘤化疗中，可将较大微粒的分散体系用于动脉栓塞，治疗肝癌、肾癌等（40~200 μm）。含药的微粒一方面使肿瘤部位血管闭锁，切断对肿瘤的营养；另一方面，也使肿瘤细胞内的药物浓度较高且持久，而在体循环中的药物浓度相对较低，因而极大提高疗效，降低化疗药物的不良反应。脂质体静脉注射后，可优先被富含网状内皮系统的组织，如肝、脾等摄取。利用脂质体这一被动靶向性的特点，可将用于杀灭某特定生长周期且主要在网状内皮系统繁殖的寄生虫的药物及主要作用于网状内皮系统白细胞免疫调节的药物制备成脂质体，从而极大改善药物的疗效，降低不良反应。

微粒分散体系因具有诸多的优良性能，故在缓控释、靶向制剂等方面发挥着重要的作用。纳米药物载体的应用，为现代给药系统的研究提供了新途径，同时也对微粒分散体系的发展提出了更高、更新的要求。纳米药物载体的研究方向是开发智能化的给药系统：研究并制备可与药物特异性结合的纳米级载体，该载体需具有自动靶向和定量、定时释药的特点，以改善并提高疾病的诊断和治疗效果。随着纳米生物技术的发展，药剂工作者在未来将制备出更为理想且具有智能效果的纳米药物载体，围绕着微粒给药体系的研究和应用，必将有非常广阔的前景。

（李　琦）

第四节　药物制剂的稳定性

一、研究药物制剂稳定性的意义

药物制剂的基本要求是安全、有效、稳定。药物制剂的稳定性包括化学稳定性（如药物氧化、水解、异构化、聚合、脱羧等）、物理稳定性（如乳剂的乳析、破裂，混悬粒子的沉降、凝固、结块等）、生物活性稳定性（如微生物污染生长，引起药剂的霉败、分解、变质等）以及疗效稳定性和毒性稳定性等。药物制剂的稳定性研究主要指药物在体外的稳定性。研究药物制剂稳定性的任务，就是探讨影响药物制剂稳定性的因素与提高制剂稳定性的措施，同时研究药物制剂稳定性的试验方法，制定药物产品的有效期，保证药物产品的质量，为新产品提供稳定性依据。

药物若分解变质，不仅疗效降低，有些药物甚至可产生不良反应，故药物制剂稳定性对保证制剂的安全有效是非常重要的。药物产品在不断更新，一个新的产品，从原料合成、剂型设计到制剂研制，药物制剂的稳定性研究是其中最基本的内容。我国已有规定，新药申请必须呈报有关药物制剂稳定性的资料。因此，为了合理地进行剂型设计，提高制剂质量，保证药品疗效与安全，提高经济效益，必须重视药物制剂稳定性的研究。

二、化学动力学简介

化学动力学是研究化学反应速度和反应机制的科学。自从 20 世纪 50 年代初期，Higuchi 等用化学动力学的原理来评价药物的稳定性以来，化学动力学作为药物稳定性的预测理论即已得到了广泛应用。

研究药物降解的速率，首先需要解决的问题是浓度对反应速度的影响。反应速度常用单位时间内、单位体积中反应物浓度的减少或生成物浓度的增加来表示：

$$v = -dC/dt \qquad (1-6)$$

式中，C 为 t 时间反应物的浓度，负号表示反应物的浓度逐渐减少。

根据质量作用定律，反应速度与反应物浓度之间有下列关系：

$$-dC/dt = KC^n \qquad (1-7)$$

式中，K 为反应速度常数，是指各反应物为单位浓度时的反应速度，其大小与反应温度有。K 值越大，表示反应物的活跃程度越大，药物制剂越不稳定。n 为反应级数，表示反应速度随反应物浓度的变化而改变的方式。$n=0$ 为零级反应，$n=1$ 为一级反应，$n=2$ 为二级反应，以此类推。

零级反应速度与反应物浓度无关，但可受其他因素如反应物的溶解度或某些光化学反应中光强度、光照时间等因素影响。一级反应速率与反应物浓度的一次方成正比。如果反应速率与两种反应物浓度的乘积成正比，则称为二级反应。若其中一种反应物的浓度大大超过另一种反应物或保持其中一种反应物浓度恒定不变，则此反应表现出一级反应的特征，故称为伪一级反应。如在酸或碱的催化下，酯的水解可用伪一级反应处理。绝大多数药物的降解过程可以用零级、一级和伪一级反应来处理。药物的有效期，常用药物降解 10% 所需的时间，即 $t_{0.9}$ 来表示。

三、制剂中药物的降解途径

药物的降解途径主要有水解、氧化、异构化、脱羧、聚合等，最常见的是水解和氧化。

1. 水解

水解为药物的主要降解途径，酯类（包括内酯）和酰胺类（包括内酰胺）药物均易水解。与酯类药物比较，酰胺类药物稍稳定。

（1）酯类药物：含有酯键的药物在水溶液中或吸收水分后很易发生水解，生成相应的醇和酸，盐酸普鲁卡因、阿司匹林的水解即是此类药物水解反应的代表。酯类药物水解后可产生酸性物质，使溶液的 pH 下降。当某些酯类药物灭菌后 pH 下降时，即提示药物可能发生了水解反应。与酯类药物相同，内酯在碱性条件下很易水解开环，如毛果芸香碱、华法林均有内酯结构，易发生水解反应。

（2）酰胺类药物：酰胺类药物易水解生成相应的胺与酸（有内酰胺结构的药物，水解后易开环、失效），这类药物主要有氯霉素、青霉素类、头孢菌素和巴比妥类等。

2. 氧化

氧化也是导致药物变质最常见的反应。药物在催化剂、热或光等因素的影响下，易与氧形成游离基，然后产生游离基的链反应。所以，对于易氧化的药物，要特别注意光、氧和金属离子等对其的影响。氧化作用与药物的化学结构有关，酚类、烯醇类、芳胺类、吡唑酮类和噻嗪类药物较易氧化。药物氧化后，可发生变色、沉淀、失效，甚至产生有毒物质。

（1）酚类药物：肾上腺素、左旋多巴、吗啡、阿扑吗啡和水杨酸钠等药物分子中都含有酚羟基，极易被氧化。例如，肾上腺素氧化后，可先生成肾上腺素红，最后变成棕红色聚合物或黑色素；左旋多巴氧化后，可生成有色物质，最后产物为黑色素。

（2）烯醇类药物：分子中含有烯醇基的药物极易氧化，维生素 C 是这类药物的代表，其氧化过程较为复杂。在有氧条件下，维生素 C 先氧化成去氢抗坏血酸，然后经水解成为 2，3-二酮古罗糖酸，此化合物进一步氧化为草酸与 L-丁糖酸。pH 为 5.4 时，维生素 C 最稳定；无铜离子，pH 在 9 以上时，可发生明显的氧化反应，铁和铝离子对维生素 C 的氧化反应具有催化作用。

（3）其他：芳胺类（如磺胺嘧啶钠），吡唑酮类（如氨基比林、安乃近）和噻嗪类（如盐酸氯丙嗪、盐酸异丙嗪）等药物也易发生氧化降解反应。

3. 异构化

异构化一般分光学异构化和几何异构化两种。光学异构化又分为外消旋化和差向异构化。药物发生异构化后，通常其生理活性降低甚至消失。如左旋肾上腺素具有生理活性，其水溶液在 pH<4 时的外消旋化速度较快，生理活性可降低 50%；在碱性条件下，毛果芸香碱可发生差向异构化并生成活性较低的异毛果云香碱；维生素 A 的活性形式是全反式，可发生几何异构化，当全反式维生素 A 在 2、6 位形成顺式异构化时，此种异构体的维生素 A 活性比全反式低。

4. 脱羧

在光、热和水分等因素存在的条件下，对氨基水杨酸钠极易发生脱羧现象而生成间氨基酚，并可进一步氧化变色。

5. 聚合

聚合是指两个或多个药物分子结合在一起而形成复杂分子的过程。浓度较高的氨苄西林水溶液在储存过程中可发生聚合反应，形成二聚物。

四、影响药物制剂稳定性的因素与稳定化措施

药物制剂的处方组成比较复杂，除主药外，溶液的 pH、溶剂、离子强度、附加剂等处方因素均可影响主药的稳定性。环境因素中，温度对各种降解途径均有影响，而光线、空气、金属离子主要影响氧化反应，湿度、水分主要影响固体制剂。此外，包装材料对药物制剂稳定性的影响也是需要考虑的问题。

1. 处方因素

（1）酸—碱催化：许多药物的水解或氧化反应均受 pH 的影响，被 H^+ 和 OH^- 催化的反应，其速度在很大程度上随 pH 而改变。在 pH 较低时，主要受 H^+ 催化；在 pH 较高时，主要受 OH^- 催化；在 pH 近中性时，受 H^+、OH^- 共同催化，称为特殊酸—碱催化。有些药物的水解反应还受缓冲盐的影响，称广义酸—碱催化，如磷酸盐对青霉素 G 钾盐，醋酸盐、枸橼酸盐、磷酸盐对氯霉素的催化等。确定某种药物是否被所用的缓冲液催化，可在保持离子强度不变的条件下，改变缓冲盐的浓度，然后观察药物分解速度是否随缓冲盐的浓度增加而加快。为减少 pH 和缓冲液的催化作用，应将溶液的酸碱性控制在最稳定的 pH 或者调节成偏酸性，缓冲盐应保持在最低的浓度或选用无催化作用的缓冲体系。

（2）离子强度：在制剂处方中，为了调节 pH、维持等渗、抗氧化等，常需在溶液中加入电解质。电解质可产生离子强度，进而影响药物的降解速度。当药物带正电荷并受 H^+ 催化或药物带负电荷并受 OH^- 催化时，可因盐的加入，引起离子强度的增加，造成降解反应速度的加快；如果药物是中性分子，则离子强度的改变对药物降解的速度无较大影响。制剂制备过程中，控制溶液的离子强度，尽量避免加入外来离子，采用与主药具有相同酸根离子的酸或能产生水的碱，可提高制剂的稳定性。

（3）溶剂：溶剂的极性和介电常数均能影响药物的降解反应，尤其对药物的水解反应影响更大。离子与离子间的引力与溶剂的介电常数有关，介电常数越大，离子间的引力越弱，对反应速度影响越大。当以介电常数较低的溶剂全部或部分代替水时，可提高易水解药物的稳定性。如使用丙二醇、乙醇、甘油等可延缓酰胺类药物的水解；巴比妥类药物的水溶液中加入低介电常数的溶剂时，可使巴比妥类药物的水解速度减慢。

（4）表面活性剂：溶液中加入表面活性剂可影响药物稳定性。多数情况下，一些易水解的药物加入表面活性剂可使稳定性提高，药物被增溶在胶束内部，形成了所谓的"屏障"。但表面活性剂的加入，有时也可使某些药物的分解速度加快，如吐温 80（聚山梨酯80）可使维生素 D 的稳定性下降。因此，在不确定表面活性剂影响的情况下，应通过实验选用合适的表面活性剂。

（5）其他附加剂：一些半固体剂型的药物制剂，如软膏、霜剂，其稳定性与制剂处方的基质有关，如以聚乙二醇为基质会促进氢化可的松软膏中药物的降解。一些片剂的润滑剂对主药的稳定性也有一定影响，如硬脂酸镁可加速阿司匹林的降解。因此，进行处方研究时，应充分考虑附加剂对主药的影响，通过大量科学实验进行筛选、确定。

2. 环境因素

（1）温度：根据 Vant Hoff 规则，温度每升高 10 ℃，反应速度增加 2~4 倍。温度越高，药物的降解速度越快。例如，青霉素水溶液的水解，在 4 ℃ 储存时，7 日后损失效价 16%；而在 24 ℃ 贮存时，7 日后损失效价高达 78%。对于易水解或易氧化的药物，要特别注意控制工艺的温度。尤其是对注射剂、一些抗生素和生物制品等，要根据其药物性质，合理地设计处方；生产中采取特殊工艺，如无菌操作、冷冻干燥、低温储存等，在保证充分灭菌的前提下，适当降低灭菌的温度或缩短时间，避免不必要的长时间高温，以防止药物过快水解或氧化。

（2）光线：光是一种辐射能，波长较短的紫外线更易激发药物的氧化反应，加速药物的降解。药物的光解主要与药物的化学结构有关，酚类药物如肾上腺素、吗啡、苯酚、可待因和水杨酸等，以及分子中有双键的药物如维生素 A、维生素 D、维生素 B、维生素 B_2、维生素 B_{12}、维生素 K_1、维生素 K_4、叶酸、利舍平、硝苯地平和尼群地平等都对光线很敏感。光解反应较热反应更为复杂，光的强度、波长、灌装容器的组成、种类、形状、离光线的距离等，均可对光解反应的速度产生影响。对于易发生光解反应而氧化变质的药物，在生产过程和储存过程中，应尽量避免光线的照射，必要时需使用有色遮光容器保存。

（3）金属离子：原辅料中的微量金属离子可对自动氧化反应产生显著的催化作用，如 0.0002 mol/L 的铜离子即能使维生素 C 的氧化速度增加 1 万倍。金属离子主要来源于原辅料、溶剂、容器及操作工具等。为了避免金属离子的影响，除应选择纯度较高的原辅料并尽量不使用金属器具外，还需在药液中加入金属离子络合剂，如依地酸盐、枸橼酸、酒石酸等。上述金属络合剂可与溶液中的金属离子生成稳定的水溶性络合物，进而避免金属离子的催化作用。

（4）空气：空气中的氧是引起药物制剂氧化的重要因素，大多数药物的氧化是自动氧化反应。对于易氧化的药物，除去氧气是防止氧化的最根本措施。通入惰性气体（如氮气和二氧化碳等），可除去容器空间和药液中的绝大部分氧。另一重要的抗氧化措施是加入抗氧剂，常用的水溶性抗氧剂有焦亚硫酸钠和亚硫酸钠，油溶性抗氧剂有叔丁基对羟基茴香醚（BHA）、2，6-二叔丁基对甲酚（BHT）、生育酚等。酒石酸、枸橼酸和磷酸等可显著增强抗氧剂的效果，被称为协同剂。使用抗氧剂时，还应考察抗氧剂是否与主药发生相互作用。

（5）湿度与水分：空气中的湿度与原辅料的含水量主要影响固体制剂稳定性，如阿司匹林、青霉素 G、氨苄西林、对氨基水杨酸钠和硫酸亚铁等固体制剂。只要有微量水分存在，就能加速上述药物的分解。因此，制剂制备时应严格控制环境的湿度，降低原辅料的含水量（一般在 1% 以下）并采用合适的包装材料。

（6）包装材料：药物制剂最常用的容器材料是玻璃、金属、塑料和橡胶等。不适合的包装，可使稳定性好的制剂失效，包装材料的选用恰当与否、质量好坏对药物受外界环境因素的影响及药物自身的稳定都有直接关系。故在给产品选择包装材料时，必须以实验结果和实践经验为依据，经过"装样试验"，确定合适的包装材料。

五、药物制剂稳定性试验方法

1. 稳定性试验的目的

考察原料药或药物制剂在温度、湿度和光线等因素的影响下随时间变化的规律，为药品的生产、包装、储存、运输条件提供科学依据，同时通过试验确定药品的有效期。

2. 稳定性试验内容及方法

（1）影响因素试验（强化试验）：该试验是在相比加速试验更为剧烈的条件下进行的试验。①高温试验：供试品开口置于适宜的洁净容器中，60 ℃温度下放置 10 日，分别于第 5、第 10 日取样，按稳定性试验的重点考察项目进行检测（表 1-3）。同时，还需准确称量试验前后供试品的重量，以考察供试品风化失重的情况。若供试品的特性发生明显变化（如含量下降 5%），则需在 40 ℃条件下同法进行试验。②高湿度试验：供试品开口置于恒湿密闭容器中，在 25 ℃于相对湿度 90%±5% 条件下放置 10 日，于第 5、第 10 日取样，按稳定性重点考察项目要求检测（表 1-3），同时准确称量试验前后供试品的重量，以考察供试品的吸湿潮解性能。若吸湿增重 5% 以上，则在相对湿度 75%±5% 条件下，同法进行试验。③强光照射试验：供试品开口置于光照仪器内，于照度为（4 500±500）K 的条件下放置 10 日，于第 5、第 10 日取样，按稳定性试验的重点考察项目进行检测（表 1-3），特别要注意供试品的外观变化。

（2）加速试验：加速试验在超常条件下进行，其目的是通过加速药物的化学或物理变化，为药品审评、包装、运输及储存提供必要的资料。原料药和制剂均需进行此项试验。加速试验中的供试品要求 3 批，按市售包装，在温度（40±2）℃、相对湿度 75%±5% 的条件下放置 6 个月。加速试验期间，每月取样 1 次，按稳定性试验的重点考察项目检测（表 1-3）。如 6 个月内供试品经检测不符合制订的质量标准，则应在中间条件下，即在温度（30±2）℃、相对湿度 60%±5% 的情况下进行加速试验，时间仍为 6 个月。

（3）长期试验：长期试验是在接近药品的实际储存条件下进行的，其目的是为制订药物的有效期提供依据。原料药与制剂均需进行长期试验。长期试验中的供试品为 3 批，按市售包装，在温度（25±2）℃、相对湿度 60%±10% 的条件下放置 12 个月。每 3 个月取样 1 次，分别于 0、3、6、9、12 个月，按稳定性重点考察项目检测（表 1-3）。12 个月以后，仍需继续考察，分别于 18、24、36 个月取样进行检测，将结果与 0 月比较以确定药品的有效期。

表 1-3 中国药典 2020 年版规定的稳定性重点考察项目

剂型	稳定性重点考察项目	剂型	稳定性重点考察项目
原料药	性状、熔点、含量、有关物质、吸湿性以及根据品种性质选定的考察项目	片剂	性状、含量、有关物质、崩解时限或溶出度或释放度

剂型	稳定性重点考察项目	剂型	稳定性重点考察项目
胶囊剂	性状、含量、有关物质、崩解时限或溶出度或释放度、水分，软胶囊要检查内容物有无沉淀	气雾剂（非定量）	不同放置方位（正、倒、水平）有关物质、撒射速率、撒出总量、泄漏率
注射剂	性状、含量、pH、可见异物、有关物质，应考察无菌	气雾剂（定量）	不同放置方位（正、倒、水平）有关物质、递送剂量均一性、泄漏率
栓剂	性状、含量、融变时限、有关物质	喷雾剂	不同放置方位（正、水平）有关物质、每喷主药含量、递送剂量均一性（混悬型和乳液型定量鼻用喷雾剂）
软膏剂	性状、均匀性、含量、粒度、有关物质	吸入气雾剂	不同放置方位（正、倒、水平）有关物质、微细粒子剂量、递送剂量均一性、泄漏率
乳膏剂	性状、均匀性、含量、粒度、有关物质、分层现象	吸入喷雾剂	不同放置方位（正、水平）有关物质、微细粒子剂量、递送剂量均一性、pH、应考察无菌
糊剂	性状、均匀性、含量、粒度、有关物质	吸入粉雾剂	有关物质、微细粒子剂量、递送剂量均一性、水分
凝胶剂	性状、均匀性、含量、有关物质、粒度，乳胶剂应检查分层现象	吸入液体制剂	有关物质、微细粒子剂量、递送速率及递送总量、pH、含量、应考察无菌
眼用制剂	如为溶液，应考察性状、澄明度、含量、pH、有关物质；如为混悬液，还应考察粒度、再分散性；洗眼剂还应考察无菌；眼丸剂应考察粒度与无菌	颗粒剂	性状、含量、粒度、有关物质、溶化性或溶出度或释放度
丸剂	性状、含量、有关物质、溶散时限	贴剂（透皮贴剂）	性状、含量、有关物质、释放度、黏附力
糖浆剂	性状、含量、澄清度、相对密度、有关物质、pH	冲洗剂、洗剂、灌肠剂	性状、含量、有关物质、分层现象（乳状型）、分散型（混悬型），冲洗剂应考察无菌
口服溶液剂	性状、含量、澄清度、有关物质	搽剂、涂剂、涂膜剂	性状、含量、有关物质、分层现象（乳状型）、分散型（混悬型），涂膜剂应考察成膜性
口服乳剂	性状、含量、分层现象、有关物质	耳用制剂	性状、含量、有关物质，耳用散剂、喷雾剂与半固体制剂分别按相关剂型要求检查
口服混悬剂	性状、含量、沉降体积比、有关物质、再分散性	鼻用制剂	性状、pH、含量、有关物质、鼻用散剂、喷雾剂与半固体制剂分别按相关剂型要求检查
散剂	性状、含量、粒度、有关物质、外观均匀度		

注：有关物质（含降解产物及其他变化所生成的产物）应说明其生成产物的数目和量的变化。如有可能应说明有关物质中何者为原料中的中间体，何者为降解产物，稳定性试验重点考察降解产物。

（孙晓旭）

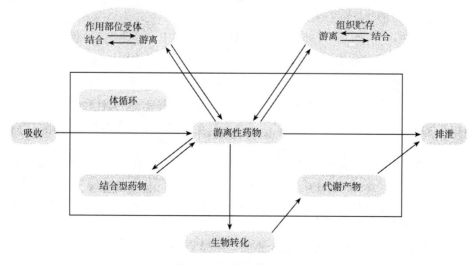

第二章

药物代谢动力学

药物代谢动力学是药理学的一个组成部分，简称药动学，主要研究药物进入机体后，机体对药物的处理，包括药物的吸收、分布、代谢和排泄4个过程以及体内药物浓度随时间变化的规律性。

第一节 药物的体内过程

药物的体内过程是指药物经各种途径进入机体到最终排出体外的过程。药物的体内过程包括药物的吸收、分布、代谢和排泄4个过程。药物对机体的作用取决于药物的吸收和药物在体内的分布，而药物在体内作用的消除则取决于药物的代谢和排泄。药物在体内的代谢和排泄统称为药物的消除，是指药物在体内逐渐减少消失的过程。药物在体内的分布和消除又称为药物的处置。药物的吸收、分布、排泄以及药物在体内没有经过化学结构变化的跨膜转运过程，称为转运。药物的体内过程见图2-1。

图 2-1 药物的体内过程

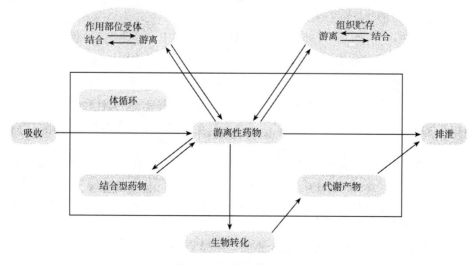

作用部位受体 结合 ⇌ 游离
组织贮存 游离 ⇌ 结合
体循环
吸收
游离性药物
排泄
结合型药物
代谢产物
生物转化

图 2-1 药物的体内过程

一、药物的跨膜转运

药物在体内的跨膜转运（从用药部位的吸收直到离开机体）均需要通过各种细胞膜，如胃肠上皮细胞膜、血管壁上的内皮细胞膜、肾小管上皮细胞膜等。实际上药物的跨膜转运过程就是通过细胞膜的过程。药物的跨膜转运方式主要有被动转运和主动转运两种。

（一）被动转运

被动转运又称下山转运，是指药物从细胞膜浓度高的一侧向浓度低的一侧转运，其转运的作用力来自于细胞膜两侧的药物浓度梯度。主要包括两种类型，即简单扩散和滤过。大多数药物在体内的转运（吸收、分布和排泄）均属被动转运。

被动转运的特点为：①药物从浓度高的一侧向浓度低的一侧扩散渗透，当药物分子在细胞膜两侧的浓度相等时即达到动态平衡；②不需要载体；③不消耗能量；④分子量小、脂溶性较高、极性较小、非解离型药物（原形药物）容易转运，反之则不容易转运。

药物的被动转运容易受到药物的溶解性和解离度的影响。因为细胞膜由脂质双分子组成，因而脂溶性强的药物容易跨膜转运，而水溶性强的药物不易跨膜转运。药物的解离度是指水溶性药物在体液 pH 改变的情况下可以解离生成离子型或非离子型。非离子型药物容易跨膜转运，而离子型药物由于携带有电荷不易跨膜转运。

临床所用药物多属弱酸性或弱碱性化合物，其离子化程度受其 pKa（药物解离常数的负对数值）及其所在溶液的 pH 大小的影响，这是影响药物跨膜被动转运的重要因素。

弱酸性药物在 pH 低的环境中解离度小，经膜转运容易，在酸性溶液中易被吸收，在酸化的尿液中也易被再吸收；而弱碱性药物则相反，在碱性溶液中易被吸收，在碱化的尿液中易被再吸收。如弱酸性药物在胃液中非离子型多，在胃中即可被吸收。弱碱性药物在酸性胃液中离子型多，主要在小肠吸收。碱性较强的药物如胍乙啶（pKa=11.4）及酸性较强的药物如色甘酸钠（pKa=2.0）在胃肠道基本都已离子化，由于离子障原因，吸收均较难。pKa 小于 4 的弱碱性药物如地西泮（pKa=3.4）及 pKa 大于 7.5 的弱酸性药物如异戊巴比妥（pKa=7.9）在胃肠道 pH 范围内基本都是非离子型，吸收快而完全。

（二）主动转运

又称上山转运，是指药物从细胞膜浓度低的一侧向浓度高的一侧转运，使药物在机体的某些部位形成高浓度聚集。少部分在体内跨膜转运的药物和一些具有重要生理作用的离子如 Na^+、Ca^{2+}、K^+ 等的转运属于主动转运。

主动转运的特点有：①逆浓度转运，即从浓度低的一侧向浓度高的另一侧转运（逆流或上山转运），当细胞膜一侧的药物转运完毕后转运即停止；②需要消耗能量；③需要载体，载体对药物有特异性和选择性；④具有饱和性，当两个或两个以上的药物同时需要同一载体转运，存在竞争性抑制现象。如丙磺舒可以竞争性地与青霉素竞争肾小管上皮细胞膜上的相同载体，抑制青霉素从体内排泄，从而维持青霉素在机体内最低有效浓度之上的时间。

（三）其他转运

除被动转运与主动转运以外，体内的药物转运还可以通过易化扩散、胞吞、胞饮、膜孔滤过和离子对转运等方式进行。

二、药物的体内过程

（一）吸收

药物的吸收是指药物从给药部位进入体循环的过程。血管内给药没有吸收过程，除此之外，其他的给药途径都有吸收过程，不同的给药途径有不同的吸收过程和特点。一般情况下，常用给药途径药物吸收的速度依次为：气雾吸入>腹腔注射>舌下含服>肌内注射>皮下注射>口服给药>皮肤给药。

1. 口服给药

是临床最安全、最简便和最常用的给药途径。小肠内 pH 接近中性，黏膜吸收面广，是主要的吸收部位。影响药物口服吸收的因素较多，如药物的剂型、药片的崩解速度、胃的排空速率、胃液的 pH 大小和胃肠道的食物等。药物经消化道吸收后经门静脉进入肝脏，最后进入体循环。药物在吸收过程中部分被肝脏和胃肠道黏膜的某些酶灭活代谢，使进入体循环的药物量减少，这种现象称为首过效应或第一关卡效应。舌下及直肠给药虽可避免首过效应，吸收也较迅速，但给药量有限，且有时吸收不完全。

2. 注射给药

静脉注射（i.v）可使药物迅速而准确地进入体循环，没有吸收过程。肌内注射（i.m）及皮下注射（s.c）药物可经肌肉间隙和皮下组织的毛细血管壁吸收，吸收完全且速度较快。注射剂中加入少量缩血管药则可延长药物在局部的作用时间。动脉注射（i.a）可将药物输送至该动脉分布部位发挥局部疗效以减少全身反应，如将溶解血栓的药物直接用导管注入冠状动脉以治疗心肌梗死。注射给药还可将药物注射至身体任何部位发挥作用，如局部麻醉。

3. 吸入给药

肺泡表面积大，与血液只隔肺泡上皮及毛细管内皮，而且血流量大，药物到达肺泡后，吸收迅速，气体及挥发性药物（如全身麻醉药）可直接通过肺泡而进入体循环。吸入给药也能用于鼻咽部的局部治疗，如抗菌、消炎、祛痰和通鼻塞等。

4. 经皮给药

药物可通过皮肤吸收而达到局部或全身。有机磷农药常经皮吸收进入机体而导致中毒。近年来有许多促皮吸收剂如氮酮等，与药物制成贴皮剂，如硝苯地平贴皮剂，以达到持久的全身疗效。对于容易经皮吸收的硝酸甘油也可制成缓释贴皮剂预防心绞痛发作。

（二）分布

药物吸收后经过体循环到达机体组织器官的过程称为药物的分布。药物进入体循环后首先与血浆蛋白结合。弱酸性药物多与清蛋白结合，弱碱性药物多与 α_1 酸性糖蛋白结合，还有少数药物与球蛋白结合。不同的药物因脂溶性的各异而有不同的结合率（血液中与蛋白结合的药物与总药量的比值），且药物的血浆蛋白结合率随药物剂量进入体内增大而减少。药物与血浆蛋白的结合是可逆性的，结合后药理活性暂时消失。同时，因结合型药物分子变大，不能通过毛细管壁而暂时"储存"于血液中，成为药物在体内的一种储藏形式。药物与血浆蛋白结合特异性低，而血浆蛋白质的总量有限，故两个以上药物可能与同一蛋白结合而发生竞争性抑制现象。如某药与血浆蛋白结合率达99%，当与另一药物竞争而置换使结合率下降1%时，则游离型（具有药理活性）药物浓度在理论上将增加100%，可能导致中毒。但一般药物在竞争中被置换时，游离型药物的消除会加速，血浆中游离型药物浓度难以持续增高。药物也可能与内源性代谢物竞争与血浆蛋白结合，如磺胺药与胆红素竞争血浆蛋白结合而导致游离胆红素浓度在血液中显著增加，新生儿可能导致核黄疸症。血浆蛋白过少（如营养不良或肝硬化）或变质（如尿毒症）时，药物血浆蛋白结合率下降，游离型药物浓度显著提高，容易发生毒性反应。

机体吸收的药物由静脉回到心脏，先从动脉向体循环血流量较大的器官分布，再向血流量较小的器官输送，最终达到各组织器官间分布的动态平衡。如脂溶性较高的静脉麻醉药硫喷妥钠先在血流量较大的大脑分布而发挥麻醉效应，然后向脂肪组织等转移，使大脑的药物浓度迅速下降，麻醉效应很快消失。这种药物首先向血流量较大的器官分布，然后向其他组织器官转移的现象称为药物的再分布。药物进入机体经过一段时间后血药浓度趋向"稳定"，分布达到"平衡"，但各组织器官中的药物并不均等，血浆药物浓度与组织内浓度也不相等，这是由于药物与组织蛋白亲和力不同所致。这时血浆药物浓度高低可以反映靶器官药物结合量的多少。药物在靶器官的浓度高低决定了药物效应的强弱，故测定血浆药物浓度可以估算药物的效应强弱。某些药物可以分布到脂肪、骨质等无生理活性组织中形成储库或结合于毛发指（趾）甲组织。

药物的pKa及体液pH是决定药物分布的另一重要因素，细胞内液pH（约7.0）略低于细胞外液（约7.4），弱碱性药物容易进入细胞内，在细胞内浓度略高，而弱酸性药物则不容易进入细胞内，在细胞外液浓度略高。根据这一原理，弱酸性药物苯巴比妥中毒时，用碳酸氢钠碱化血液及尿液可使脑细胞中的药物迅速向血浆转移并加速从尿液排泄，是重要救治措施之一。

血脑屏障（BBB）是血液—脑组织、血液—脑脊液及脑脊液—脑组织三种屏障的总称。大脑是血流量较大的器官，脑毛细血管内皮细胞间紧密连接，基底膜外还有一层星状细胞包围，药物较难穿透，这就是药物在脑组织的浓度一般较低的原因。脑脊液不含蛋白质，即使少量未与血浆蛋白结合的脂溶性药物可以穿透进入脑脊液，其后药物进入静脉的速度较快，故一般情况下脑内的药物浓度总是低于血药浓度，这是大脑的自我保护机制。只有脂溶性高、游离型分子多、分子量小的药物可以透过血脑屏障进入脑组织。但脑部有炎症时，血脑屏障的通透性可增高，这在临床上有重要意义。

胎盘屏障是胎盘绒毛与子宫血窦间的屏障。由于母体与胎儿间交换营养成分与代谢废物的需要，其通透性与一般毛细血管无显著差别。所有药物均能从母体通过胎盘进入胎儿体内，只是药物的量和进入的速度有差异而已。如母亲注射磺胺嘧啶2小时后才能与胎儿达到平衡。由于胎盘屏障的屏障作用较弱和胎儿的血脑屏障尚未发育完善，因而在妊娠期间应禁用对胎儿生长发育有影响的药物。

（三）生物转化

药物在体内经过某些酶的作用其化学结构发生改变称为药物的生物转化，又称药物的代谢。药物代谢是药物在体内作用消除的重要途径。

药物在体内经过生物转化后其药理活性将发生变化，大多数药物经过生物转化，其代谢产物的药理活性减弱或作用消失，即为灭活。少数药物经过生物转化后仍然具有药理活性或被活化而产生药理作用，也有的为前体药物，进入机体后需要经过生物转化才能成为有活性的药物。也有的药物经过生物转化后甚至产生有毒的代谢产物。故不能将药物在体内的生物转化理解为药物的解毒。

药物在体内进行生物转化的主要器官是肝脏，此外胃肠道黏膜、肾脏、肺脏、体液和血液等也可以参与重要的生物转化或代谢作用。药物的生物转化从本质上讲是药物在体内经过某些酶的作用而形成新的化合物。药物代谢通常包括两类反应：Ⅰ相反应包括氧化、还原和水解，主要是体内药物在某些酶，主要是肝药酶的作用下，引入或去除某些功能基团如羟基、羧基、巯基和氨基等，使原形药物成为极性增高的代谢产物；Ⅱ相反应为结合反应，主要是在某些酶的作用下，代谢产物分子结构中的极性基团与体内的某些化学物质如葡萄糖醛酸、甘氨酸、牛磺酸、谷胱甘肽、谷氨酰胺、硫酸、乙酰基和甲基等结合，生成极性高、水溶性强的代谢产物。Ⅱ相反应和部分Ⅰ相反应的代谢产物容易通过肾脏排泄。

药物在体内的生物转化是酶促反应，其催化酶主要有两大类：特异性酶与非特异性酶。特异性酶是指催化作用选择性很高、活性很强的酶，如胆碱酯酶（AChE）灭活乙酰胆碱（ACh）、单胺氧化酶（MAO）转化单胺类药物等。非特异性酶是指肝细胞微粒体混合功能氧化酶系统，又称肝药酶。肝药酶由许多结构和功能相似的肝脏微粒体的细胞色素 P450 同工酶组成。肝脏微粒体的细胞色素 P_{450} 酶系统是促进药物生物转化的主要酶系统，其基因和同工酶的多态性现象普遍，有很多亚型，并且有较大的种族差异性和个体差异。目前已分离出 70 余种，主要参与药物代谢的Ⅰ相反应。

肝药酶有以下特点：①选择性低，能催化多种药物；②个体差异大，受各种原因的影响，肝药酶代谢活性的个体差异可高达 1 万倍以上；③此酶系统活性有限，在药物间容易发生竞争性抑制现象；④肝药酶的活性可因药物等因素的影响而改变，且易受药物诱导或抑制。能够增强肝药酶活性的药物称为肝药酶诱导剂；反之，能够减弱或抑制肝药酶活性的药物称为肝药酶抑制剂。如苯巴比妥能促进滑面肌浆网增生，其中肝脏微粒体细胞色素 P_{450} 酶系统活性增加，加速药物生物转化，这是其自身耐受性及与其他药物交叉耐受性的原因；西咪替丁抑制肝药酶活性，可使其他药物效应敏化。

（四）排泄

药物在体内最后的过程是排泄，是指药物及其代谢产物经过机体的排泄或分泌器官排出体外的过程。肾脏是机体的主要排泄器官，其次是肺脏、胆道、肠道、唾液腺、乳腺和汗腺等。

1. 肾脏排泄

肾脏是最重要的排泄器官，机体内的绝大多数代谢产物都是通过肾脏排出体外的。药物及其代谢产物先是经过肾小球滤过和（或）肾小管上皮分泌进入肾小管内而排出体外。由于肾小球的通透性很高，因而血浆中除了血细胞、血浆蛋白以及与之结合的大分子外，绝大多数游离型药物和代谢产物都可以经过肾小球滤过。在肾小管中，随着原尿水分的重吸收，药物浓度逐渐上升，可显著高于血浆药物浓度。当超过血浆浓度时，那些极性低、脂溶性高的药物和代谢产物容易经肾小管上皮细胞重吸收入血，排泄较少也较慢。而那些经过生物转化的极性高、水溶性代谢物则不再被吸收而顺利排出。

药物在尿液中的被动转运可受尿液 pH 改变的影响，因而人为改变尿液 pH 的大小可以显著改变弱酸性或弱碱性药物的解离度，从而调节药物的重吸收程度。如弱酸性药物苯巴比妥中毒时，碱化尿液使酸性药物的解离度增加，减少药物的重吸收，加速其排泄，这是药物中毒常用的解毒方法之一。

有些药物在肾近曲小管由载体主动转运入肾小管，排泄较快。肾小管的主动分泌有两个主动分泌通道，一是弱酸类通道，二是弱碱类通道，分别由两类载体转运。同类药物间可能有竞争性抑制现象，如丙磺舒抑制青霉素的主动分泌，使后者排泄减慢而提高血浆药物浓度，延长并增强药物疗效。

2. 胆汁排泄

有些药物及其代谢产物以主动转运的方式从胆汁排泄，原理与肾脏排泄相似，但不是药物排泄的主要途径。有些药物在肝细胞与葡萄糖醛酸等结合后排入胆汁中，随胆汁排泄至小肠后又被水解为游离药物，并被小肠上皮细胞重新吸收进入门静脉，称为肝肠循环。在胆道引流的患者，药物的血浆半衰期将显著缩短，如氯霉素、洋地黄类等。

3. 肠道排泄

经肠道排泄的药物主要是口服未吸收的药物、随胆汁排泄到肠道的药物以及由胃肠道上皮细胞主动分泌到肠道的药物。由于胃液酸度高，某些生物碱（如吗啡等）注射给药也可向胃液扩散，因而洗胃也是该类药物中毒治疗的措施之一。

4. 其他途径排泄

许多药物可以通过乳汁、唾液、汗液和呼出气等途径排泄。乳汁 pH 略低于血浆，碱性药物可以自乳汁排泄，哺乳婴儿可能受累。药物也可自唾液及汗液排泄，临床上可以利用检测唾液中的药物浓度来监测血药浓度。肺脏是某些挥发性药物的主要排泄途径之一，检测呼出气中的乙醇含量是诊断酒后驾车快速简便的方法。

（梁　璇）

第二节　体内药量变化的时间过程

体内药量随时间变化而变化的过程是药动学研究的中心问题。体内不同组织器官和体液的药物浓度随时间变化而变化，这种动态的药物转运过程就称为药物动力学过程或速率过程。

一、药物浓度—时间曲线

给药后机体的血浆药物浓度随时间变化而变化，如以时间为横坐标，药物浓度为纵坐标所绘制的曲线图则称为药物浓度—时间曲线图，又称为时量关系曲线（图 2-2）。

由图可见，单次血管外给药的时量关系曲线图，所反映的是血浆药物浓度与时间之间的关系及其变化规律。给药后血药浓度逐渐上升而形成曲线的上升部分，称为药物的吸收分布相，当药物的吸收和药物的消除速度相等时达到峰浓度（C_{max}），从给药时至峰浓度的时间称为达峰时间（T_{max}），以后血浆药物浓度逐渐下降而形成曲线的下降部分，称为药物代谢排泄相，主要表示药物的消除过程；曲线中位于最低有效浓度（MEC）之上的时段称为药物的有效维持时间。从给药开始达到 MEC 的时间称为药物作用的潜伏期。由曲线可知，药物在体内的吸收、分布、代谢和排泄没有严格的界限，只是在某一时段以某一过程为主而已。由时量关系曲线与横坐标所形成的面积称为曲线下面积（AUC），其大小与药物吸收进入机体的药量成正比，反映药物进入体循环的相对量。

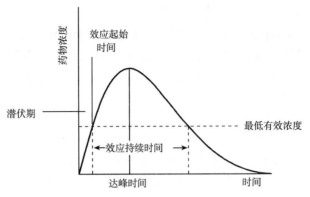

图 2-2　典型时量关系曲线图

二、药代动力学模型

在药代动力学中，房室模型是在药动学中按照药物在体内转运的速率的差异性，以实验与理论相结合而抽象设置的一种数学模型。由于药物进入体液循环后快速向组织分布，首先进入血流量较大的肺脏、肾脏、心脏、脑等器官，然后向其他组织分布，最后达到平衡（假平衡），因此设想机体由几个互相连通的房室组成。这个房室不是解剖学上分隔体液的房室，而是按药物分布速度以数学方法抽象划分的药动学概念。

目前常用的有一室模型、二室模型和非房室模型药动学分析。药动学模型是以实验获得的时量关系曲线为基础，根据药物在体内的变化速率来进行数学方程拟合而确定的（图 2-3）。

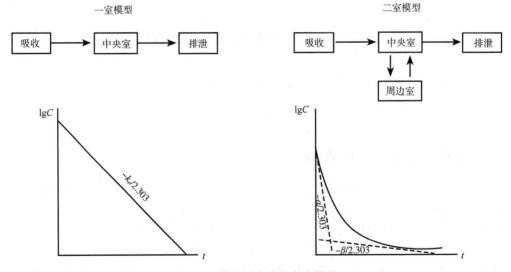

图 2-3　药物动力学的房室模型

三、药物消除动力学

药物在体内的消除动力学包括一级动力学和零级动力学。

药物在体内随时间变化过程可用下列基本通式表达：

$$dC/dt = kC_n$$

式中，C 为血药浓度，常用血浆药物浓度。k 为常数，t 为时间。由于 C 为单位血浆容积中的药量（A），故 C 也可用 A 代替：$dA/dt = kC_n$，式中，$n = 0$ 时为零级动力学，$n = 1$ 时为一级动力学，药物吸收时 C（或 A）为正值，消除时 C（或 A）为负值。

（一）一级消除动力学

单位时间内体内药物按照恒定的比例消除，称为一级消除动力学，又称恒比消除。公式为：

$$dC/dt = -kC_n$$

当 $n = 1$ 时，$-dC/dt = k_e C_1 = k_e C$，式中，k 用 k_e 表示消除速率常数。当机体的消除能力远远高于血药浓度时，药物从体内的消除按照一级动力学消除。其消除速度与血药浓度呈正相关，血药浓度越高，单位时间消除的药物越多，进入体内的药物大多数是按照一级动力学消除的，药物的 $t_{1/2}$ 是恒定的。

（二）零级消除动力学

单位时间内体内药物按照恒定的量消除，称为零级消除动力学，又称恒量消除。公式为：

$$dC/dt = -kC_n$$

当 $n = 0$ 时，$dC/dt = -k$。

其药物时量曲线的下降部分在半对数坐标上呈曲线，称为非线性动力学（图 2-4）。当体内药物浓度远远超过机体的最大消除能力时，机体只能以最大的消除速率消除体内药物，其消除速度与血药浓度高低无关，因此是恒速消除。如饮酒过量时，一般正常成年人只能以每小时 10 mL 乙醇恒速消除。当血药浓度下降至机体最大消除能力以下时，则转为按一级动力学消除。按照零级动力学消除的药物，其 $t_{1/2}$ 不是一个恒定的值，可随血药浓度变化而变化。

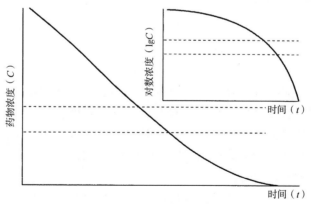

图 2-4　药物在体内消除过程的时量曲线

大多数药物从血浆消除是以浓度依赖性的方式，这就是一级动力学；按一级动力学消除的药物，单位时间里药物的消除百分率是恒定的，其 $t_{1/2}$ 固定不变。有些超过机体最大清除能力的药物从血浆消除是非浓度依赖性的，这就是零级动力学。按照零级动力学消除的药物，单位时间内消除的药物量是恒定的，但其 $t_{1/2}$ 不是恒定的，与血浆药物浓度高低有关。

四、药代动力学的重要参数

(一) 生物利用度 (F)

生物利用度是指血管外给药后，药物能够进入体循环的相对分量和相对速度。其公式为

绝对生物利用度： $F = \text{AUC} （血管外给药）/\text{AUC} （血管内给药）\times 100\%$

相对生物利用度： $F = \text{AUC} （供试药）/\text{AUC} （对照药）\times 100\%$

绝对生物利用度是血管外给药的 AUC 与静脉给药的 AUC 的比值的百分率；而相对生物利用度是以相同给药途径来比较测试药物的 AUC 与对照标准药物的 AUC 比值的百分率，常用于比较和评价不同厂家生产的同一剂型或同一厂家某一剂型的不同批号的吸收率。生物利用度是衡量药物制剂质量的一个重要指标。

(二) 血浆清除率 (CL)

血浆清除率是药物自体内消除的一个重要指标，是肝肾等的药物消除率的总和，即单位时间内机体能将多少容积血浆中的药物被全部消除干净，单位用 L/h。

其计算公式为： $CL = k_e V_d = C_0 V_d / \text{AUC} = A / \text{AUC}$

按照一级动力学消除的药物，V_d（表观分布容积）和 CL 都是很重要的药动学参数。V_d 可以由药物的理化性质所决定，而 CL 则由机体清除药物的主要组织器官的清除能力决定。因而：

$$CL_{总} = CL_{肝} + CL_{肾} + CL_{其他组织}$$

可见药物的血浆清除率受多个器官功能的影响，当某个重要脏器如肝脏或肾脏的功能下降时，CL 将下降，从而影响机体的血浆清除率。肝功能下降常影响脂溶性药物的清除率，而肾功能下降则主要影响水溶性药物的清除率。

(三) 表观分布容积 (V_d)

表观分布容积是指静脉注射一定量（A）药物进入达到动态平衡后，按测得的血浆药物浓度计算体内的药物总量应该占有体液的容积量。其计算公式为：

$$V_d = A / C_0 = FD / C_0$$

式中，A 为体内已知药物总量，C_0 为药物在体内达到平衡时测得的药物浓度，F 为生物利用度，D 为给药量（图 2-5）。根据 V_d 的大小可以推测药物在体内的分布情况。V_d 是表观数值，不是实际的体液间隔大小。除少数不能透出血管的大分子药物外，多数药物的 V_d 均大于血浆容积。与组织亲和力大的脂溶性药物其 V_d 可能比实际体重的容积还大。

V_d 与 CL 的关系由下式表明：

$$CL = k_e V_d = C_0 V_d / \text{AUC} = A / \text{AUC}$$

(四) 血浆半衰期 ($t_{1/2}$)

$t_{1/2}$ 是指血浆药物浓度下降一半所需要的时间。按照一级动力学消除的药物，其一级动力学的速率公式为：

$$\lg C_t = \lg C_{0-1} / 2.303 \times k_e$$

$t_{1/2}$ 的概念是当 $C_t / C_0 = 1/2$，也即 $C_t / C_0 = 2$ 代入上式得：

$$t_{1/2} = \lg 2 \times 2.303 / k_e = 0.693 / k_e$$

因此可知，按照一级动力学消除的药物，其$t_{1/2}$是一恒定的值，不会因为血药浓度的高低而变化，体内的药物总量每个$t_{1/2}$消除一半。

$t_{1/2}$在临床治疗中有非常重要的意义，包括：①$t_{1/2}$反映机体清除药物的能力和消除药物的快慢程度；②按照一级动力学消除的药物，一次用药后，经过5个$t_{1/2}$后体内的药物经过消除所剩无几（<5%），可以认为药物基本从体内排泄干净，而间隔一个$t_{1/2}$给药一次，则连续5个$t_{1/2}$后体内药物浓度可以达到稳态水平；③肝肾功能不良的患者，其药物的消除能力下降，药物的$t_{1/2}$将延长。

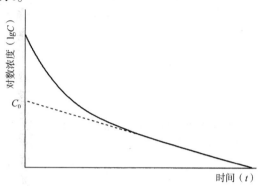

图 2-5　表观分布容积计算法

注：C_0是静注药量A在0时理论上的血药浓度。

五、连续多次给药的血药浓度变化

在临床治疗中，常需连续重复多次给药以维持有效血药浓度。按照一级动力学消除的药物，开始恒速给药时药物吸收快于药物消除，体内药物蓄积，药物浓度逐渐增加。按计算约需5个$t_{1/2}$达到血药稳态浓度（C_{ss}），此时给药速度（RA）与消除速度（RE）相等。

静脉恒速滴注时血药浓度可以平稳地到达C_{ss}。分次给药虽然平均血药浓度上升与静脉滴注相同，但实际上血药浓度上下波动，给药间隔时间越长波动越大。

药物吸收达到C_{ss}后，如果调整剂量，则从调整剂量时开始需再经过5个$t_{1/2}$方能达到需要的C_{ss}。

有些药物或在病情危重需要立即达到有效血药浓度时，可于开始给药时采用负荷剂量（D_1），每隔一个$t_{1/2}$给药一次时采用首剂加倍剂量的D_1可使血药浓度迅速达到C_{ss}。

理想的给药方案应该是使C_{ssmax}略小于最小中毒血浆浓度（MTC）而C_{ssmin}略大于MEC，即血药浓度波动于MTC与MEC之间（图2-6）。

在零级动力学药物中，体内药量超过机体的最大消除能力。如果连续恒速给药，体内药物大量蓄积，血药浓度将无限度增高，停药后药物消除时间也较长，常超过5个$t_{1/2}$。

临床用药可根据药动学参数如V_d、CL、k_e、$t_{1/2}$及AUC等计算剂量及设计给药方案以达到并维持有效血药浓度。除了少数$t_{1/2}$特长或特短的药物和按照零级动力学消除的药物外，一般可采用每一个$t_{1/2}$给予半个有效量并将首次剂量加倍，这是有效、安全、快速的给药方法。

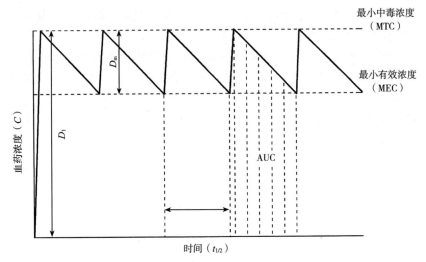

图 2-6 负荷剂量、维持剂量、给药间隔与血药浓度关系

D_m 是维持剂量所形成的 C，D_1 是负荷剂量所形成的 C

（谭文超）

第三章

影响药物效应的因素及合理用药原则

医师依据临床诊断选择药物、剂量和剂型，护士（或患者）按照医嘱用药后，药物在患者体内达到有效浓度并与靶点相互作用产生效应。医师、护士和患者之间对用药的言行配合，药物与机体之间相互作用及其所引起的任何变化都可以成为影响药物效应的因素。理解和熟悉药物剂型、药动学、药效学等众多因素对药物效应的影响，目的是在临床合理用药和强化用药监护，做到用药个体化和取得最佳疗效和最小不良反应。

第一节 药物方面的因素

一、药物剂型

药物可制成气雾剂、注射剂、溶液剂、糖浆剂、片剂、胶囊、颗粒剂、栓剂和贴皮剂等剂型，各适用于相应的给药途径。给药途径可影响药物吸收、效应产生的速度和维持时间。药物产生效应的速度通常是：静脉注射>气雾吸入>舌下含服>肌内注射>皮下注射>口服给药>皮肤给药。急救常用注射给药，门诊常用口服剂型。给药途径不同时治疗剂量可相差很大，如硝酸甘油常用量：舌下含服 0.2~0.4 mg，口服 2.5~5 mg，贴皮 10 mg，分别用于心绞痛的急救、常规治疗或长期防治。药物可有多种剂型，而相同的剂型常有多种剂量规格，适用于不同治疗目的。用药必须按照药典所规定的剂量使用，处方用药不可超过每日或每单位时间的最大用量（极量，maximum dose）。生物类药物所含的药量常用生物活性为单位，如青霉素用国际单位（IU），用 IU 为单位的各种药物包括抗毒素（血清）、干扰素等，比一般药物容易导致过敏反应，使用前需常规做皮肤过敏试验。

一些新药剂型及特点：肠溶制剂有肠溶衣外层，在酸性胃液中不溶解，而在碱性肠液中溶解，释出肠溶衣包裹的有效成分。肠溶阿司匹林片、肠溶胰酶片等药物可避免口服时对胃的直接刺激或在胃酸中分解失效。新的缓释剂型多为长效制剂，如缓释剂药物按一级速率缓慢释放，能较长时间维持有效血药浓度，产生较持久的药效；控释剂是指药物按零级速率释放，使血药浓度稳定在有效浓度水平，产生持久的效应。延迟释放剂是指缓释剂中药物缓慢释放而产生作用；持续释放剂是指缓释剂将不同释放速率的药物组合在一起，达到迅速生效和较长时间维持药效的效果。使用肠溶制剂或缓释剂型时一般需保持药物剂型的完整性，如嚼碎或研碎分次服用则药效降低、无效甚至产生不良反应。

二、联合用药及药物相互作用

临床上常需要联合应用两种或两种以上药物，同时达到多种治疗目的以及杀灭病原体、根治疾病或防止耐药性产生。另外，常依据药理作用机制联合用药，发挥药物的协同作用以增加疗效或利用药物的拮抗作用以减少不良反应或解救药物中毒。但不合理的多药联用也常导致药物间不良的相互作用而降低疗效，加重不良反应甚至产生药源性疾病。在联合用药时应注意可能发生以下的药物相互作用。

（一）配伍禁忌

配伍禁忌是药物在体外配伍时直接发生物理、化学的相互作用而降低药效，甚至产生毒性，严重影响药物的使用。当同时使用多种药物时，要认真审核药物的配伍禁忌表，避免发生配伍禁忌的差错或事故。使用新药时必须慎重，必要时应按规定做交叉配伍试验。注射剂在混合使用或大量稀释时易产生化学或物理变化，因此静脉滴注时应特别注意配伍禁忌，避免发生严重后果。

（二）影响药效学的相互作用

联合用药时，药物在不同的药效学作用机制上产生相反或相同的生理功能调节作用，综合表现为药物效应减弱（拮抗作用）或药物效应增强（协同作用）。主要表现如下。

1. 在生理水平的作用

药物可作用于不同的靶点或系统而产生拮抗作用或协同作用。如在维持血糖浓度上，胰岛素与肾上腺素或糖皮质激素起相互拮抗作用；中枢抑制药与中枢兴奋药有互相拮抗作用；不同的中枢抑制药之间常因相互协同而增强抑制作用。

2. 在受体方面的作用

药物可作用于不同或相同的受体而产生拮抗作用或协同作用。如阿片受体激动药吗啡与 M 受体阻滞药阿托品合用治疗胆绞痛，可起到镇痛和解除胆道痉挛的作用；静脉滴注 α 受体激动药去甲肾上腺素外漏时，可用 α 受体阻滞药拮抗其强烈收缩局部血管的作用，以防止局部组织坏死。

3. 在神经递质代谢环节上的作用

三环类抗抑郁药干扰神经递质的转运而抑制儿茶酚胺再摄取，可增加肾上腺素及其拟似药的升血压作用，减弱可乐定及甲基多巴的中枢性降压作用。

（三）影响药动学的相互作用

1. 吸收

药物主要在小肠吸收，受胃排空速度的影响。空腹服药比饭后服药吸收快，但饭后服药对胃刺激小且吸收较平稳。各种促进或延缓胃排空的因素都可影响药物吸收速度。

2. 血浆蛋白结合

血浆蛋白结合率高的药物合用时，因药物竞争与血浆蛋白结合，导致游离型药物增加而使药理作用加强甚至产生中毒作用。

3. 肝脏生物转化

肝药酶抑制药和肝药酶诱导药均可改变肝药酶的活性，使药物的血药浓度升高或降低而影响其效应。

4. 肾脏排泄

体液和尿液 pH 的改变，可影响药物的解离度，从而通过离子障作用影响药物的被动跨膜转运。如碱化尿液可加快弱酸性药物自肾脏排泄，但减慢弱碱性药物自肾脏排泄，反之亦然。弱碱性和弱酸性药物可通过竞争性抑制肾脏弱碱性和弱酸性药物的主动转运载体而减慢同类型药物的排泄。

三、药物对机体反应性的影响

在用药过程中，药物对患者有治疗作用和不良反应。此外，药物对机体的反应性可能发生的影响如下。

（一）致敏反应

药物进入机体后可诱发所有 I 型到 IV 型的变态反应，产生皮疹、药热甚至过敏性休克。

（二）耐受性

耐受性是指连续用药后机体对药物的效应逐渐减弱或无效。如药物在短时间内反复应用数次后药效可递减直至无效称为快速耐受性。如在较长期连续用药后机体对药物的效应逐渐减弱，但增加药物剂量还可维持原有的药效称为慢速或慢性耐受性。产生慢性耐受性的原因很多，涉及药物产生效应的生物细胞信息转导体系的所有方面或免疫系统对大分子药物产生特异性抗体（如对胰岛素耐药）。病原体包括病原微生物和肿瘤细胞在长期用药后产生的耐受性一般称为耐药性。耐受性或耐药性是严重影响药物效应的因素。

（三）药物依赖性和药物滥用

应用药物一段时间后停药，患者精神上有主观的不适感觉而没有其他生理功能的紊乱和危害，但有药物耐受性和要求反复连续用药，称为习惯性；患者在用药时产生欣快感，停药后出现严重的精神和生理功能紊乱的戒断症状，称为成瘾性。麻醉药品是具有成瘾性的药物，如阿片类镇痛药和海洛因等。由于习惯性及成瘾性都有主观需要连续用药，故统称药物依赖。药物滥用是指无病情根据的大量长期应用药物，尤其是自我应用麻醉药品，这是造成药物依赖性的主要原因。麻醉药品的贮存和使用应遵照《中华人民共和国药品管理法》严格管理。

（四）受体数量或敏感性的变化

在用药后机体的受体数量或敏感性可发生变化。长期应用受体拮抗药会发生受体的数量或敏感性增加的现象，称为受体上调；反之，长期应用受体激动药会发生受体的数量减少或敏感性减弱的现象，称为受体下调。如长期应用 β 受体阻滞药之后突然停药，常使原来的病症加重，如血压上升、心绞痛发作甚至导致急性心肌梗死或猝死，目前认为是 β 受体上调引起机体对内源性递质敏感性增高所致，因此应采用逐渐减量停药的方法避免停药反应的发生。

（五）药物导致的机体反应性变化

在临床用药，尤其是多种药物组合使用时，药物可通过药效学、药动学相互作用，也可通过药物与食物的相互作用而导致机体反应性变化。药物与食物的相互影响需要护理人员的知晓、重视和预防。

药物与食物相互影响，导致药物的效应或机体反应性改变，甚至出现毒性反应或致死。如双硫仑样反应是指由于应用药物（头孢类抗生素）后饮用含有酒精的饮品（或接触酒精）导致的体内"乙醛蓄积"中毒反应。除了头孢类抗生素之外，可引起双硫仑样反应的药物很多：其他抗生素如呋喃唑酮、酮康唑、复方磺胺甲噁唑、异烟肼等；咪唑类药物如甲硝唑、奥硝唑等；磺胺类降糖药如格列齐特、格列吡嗪等；其他药物如华法林、妥拉苏林等。处方应用上述药物，须要求用药者在用药期间禁饮酒和避免摄入各种含乙醇的食物和药酒。

（万　新）

第二节　机体方面的因素

一、年龄

儿童、老年人和高龄孕产妇的用药和护理是目前临床需要考虑和知晓的重点问题。儿童的超重或肥胖，以及由肥胖导致的高血糖、高脂血症和高血压等为表现的代谢综合征；随着老年化社会到来，年龄相关的老年性退行性疾病增多，如老年痴呆、心脑功能障碍或脑卒中瘫痪；国家放开二胎，高龄孕产妇，高危妊娠和早产儿势必增加：上述特殊疾病患者的用药安全，是目前面临和需研究解决的问题。

（一）儿童

儿童，特别是早产儿与新生儿，机体各系统生理功能尚未发育完全，个体差异较大，对药物常比较敏感，有时与成年人有巨大差别。由于缺乏儿童的药动学数据，临床用药量常由成年人的剂量估算。因此，对儿童用药剂量应该谨慎遵守儿科用药原则，同时加强用药后的药效观察和用药监护。儿童正处于身心发育阶段，对影响身体和大脑发育的药物如糖皮质激素或对甲状腺功能影响的药物应慎重使用。许多药物对儿童可产生不可逆性的不良影响，如儿童对大剂量氨基糖苷类抗生素非常敏感，常引起耳听力损害和导致聋哑症；服用四环素可引起牙齿变色和严重畸形等，必须引起重视。对儿童禁忌使用的药物，如新生儿使用氯霉素将导致灰婴综合征等，应严格遵守规定，谨慎用药。儿童对药物的异常或过敏反应，除了可检测性的葡萄糖-6-磷酸脱氢酶（G-6-PD）缺乏者的溶血反应（蚕豆病）等遗传性异常可检查预知，其他的过敏反应常不可预知。因此，儿童凡用新药必须注重观察和处理，并随时记录产生过敏反应的用药史。

（二）老年人

老年人生理功能的衰退，如肝肾功能的减退可引起药动学方面的变化。如血浆蛋白量较低，使药物血浆蛋白结合率偏低，药物的表观分布容积和游离型药量会发生改变，各种药物的清除率下降，$t_{1/2}$会有不同程度的延长。在药效学方面，老年人对许多药物敏感性增加甚至出现严重反应。如老年人使用中枢神经药物易引起精神错乱；使用心血管药物易致血压下降及心律失常；使用非甾类抗炎药易致胃肠出血；使用M受体阻滞药易产生尿潴留、大便秘结以及青光眼发作等不良反应。故对老年人用药应慎重，用药的剂量应适当减少，同时加强用药监护。此外，老年人因记忆力减退，用药的依从性较差，在联合用药时，应详细讲解服药方法或进行监护，防止错误使用造成药物无效或产生毒性。随着人口老龄化，对长者的护理需求将会越来越大，值得医护人员重视和研究。

（三）高龄孕产妇

年龄 35 岁或以上的孕妇称为高龄孕产妇，随着晚婚和二胎政策的实施，高龄孕产妇增多。高龄产妇的流产、早产，高危妊娠发生率增加，胎儿宫内发育迟缓、早产和难产的机会增大，这些都容易影响母胎健康和生命的安危。孕妇年龄越高，胎儿唐氏综合征等染色体畸形发生率越高。因此，对高危妊娠孕产妇和围生期妇女的用药与护理成为一个必须认真研究和慎重面对的专题。

二、性别

性别差异可导致某些药物的代谢差异和妇产科方面的问题。如一般男性对乙酰氨基酚及阿司匹林的清除率分别高于妇女 40% 及 60%。妇女月经期不宜应用抗凝血药，以免子宫出血过多。在 20 世纪 50 年代，曾出现因孕妇服用沙利度胺（反应停）制止妊娠呕吐而导致 1 万余例海豹畸形婴儿的震惊世界的严重药害事件。故对孕妇用药应警惕有无致畸的可能性，在妊娠早期严禁使用如锂盐、华法林、苯妥英钠及性激素等药物。另外，孕妇应用抗癫痫药物时，产前宜适当增量；临产前应禁用抗凝血药物如阿司匹林、抑制新生儿呼吸的镇痛药吗啡以及影响子宫收缩的药物。在妊娠晚期及授乳期还应考虑药物通过胎盘及乳汁对胎儿及婴儿发育的影响。

三、心理因素

患者的心理因素与药物疗效关系密切。安慰剂不具药理活性，但和临床试验药物具有相同形状的剂型，常用于药物临床实验的空白对照。安慰剂对有心理因素参与控制的自主神经系统功能如血压、心率、胃分泌、呕吐、性功能等的影响较大。有研究报道，安慰剂对于头痛、高血压、神经官能症等能获得 50% 甚至更高比率的"疗效"，在患者有疑虑时服用安慰剂还可引起"不良反应"。由安慰剂引起的临床"疗效"和"不良反应"主要是心理因素起作用的结果。医护人员的任何医疗或护理活动，包括言行举止等都可能发挥安慰剂作用，可适当利用这一"效应"作心理治疗，并严防由此产生的"不良反应"或信任危机而拒绝用药和护理。

四、遗传因素

遗传药理学研究的进展，目前已发现有 100 多种与药物效应有关的异常遗传基因，特异体质的药物反应现象已从遗传异常表型获得解释。已经明确遗传因素对药动学的影响主要表现在药物体内转化的差异，如可分为使药物快速灭活的强代谢型和使药物缓慢灭活的弱代谢型；而遗传因素对药效学的影响是在不影响血药浓度的条件下机体对药物的反应异常，如 G-6-PD 缺乏者服用伯氨喹、磺胺和砜类等药物后易发生溶血反应。

五、病理因素

病理因素包括疾病的严重程度或伴发其他疾病，可通过药效学和药动学过程影响药物效应。如患者在中枢神经系统抑制的病理状态下，能耐受较大剂量的中枢兴奋药而不发生过度兴奋的惊厥反应。反之，患者在中枢兴奋状态下则需要较大剂量药物才能产生中枢抑制效应。肝、肾功能低下时，药物的清除率降低，可致药物 $t_{1/2}$ 延长、血药浓度增加、效应增强以及产生严重不良反应。此外，一些药物可加重或诱发疾病，如糖皮质激素可诱发或加重溃疡病和糖尿病等，如患者伴发这些疾病则应慎用或禁忌使用。在抗菌治疗时，白细胞缺乏、未引流的脓肿和糖尿病等都会影响药物疗效。对于精神抑郁、情绪低落的患者，利舍平、糖皮质激素及中枢抑制性药物可能导致其悲观厌世甚至自杀的倾向或行动，处方用药时应慎重并加强用药监护。

（李　冬）

第三节　合理用药原则

应该指出，目前临床用药是以取得满意的近期疗效为主要目标的，而近年来循证医学在用药治疗方面更加注重远期疗效，即在用药物控制症状、促进康复的同时，必须对患者的生存质量和延长寿命有益。合理用药的原则就是要在个体化精准治疗、充分发挥药物疗效的同时，尽量避免或减少可能发生的不良反应。基本原则如下。

1. 明确诊断，慎重用药

选药时需要权衡疗效与不良反应，从用药指征和药物经济学等角度综合考虑患者用药的适应证、禁忌证和经济承受能力。

2. 选择合适的给药方案

根据药理学特点，尽量选用"高效、低毒、价廉和易用"的药物，规范用药疗程。在需要合并用药时，应发挥有益的药物协同作用，避免采用多种药物进行不合理预防给药的疗法，防止耐药性产生，避免有害的药物相互作用和浪费药物。

3. 因人制宜，用药个体化精准化

用药应该因人、因地、因时和因病情而定，要注意患者的个体差异，加强用药监护并及时优化个体的治疗用药。利用最新科技，实施个体化精准化设计药物和临床治疗。

4. 对因、对症治疗并重

在采用对因治疗和对症治疗的同时还要注重维持生命的支持疗法。如在治疗严重的感染中毒性休克时，要综合使用抗菌，抗休克和维持呼吸、循环等重要生命指征的支持疗法。

5. 及时调整药物治疗方案

确定诊断和开出处方仅是治疗的开始，在治疗过程中，医师、护士和患者必须适时交流，严密观察药物的疗效和不良反应，及时调整用药种类和剂量，使患者始终得到安全有效的治疗。

护理工作与用药监护：医院临床工作，三分治疗七分护理。护士是药物治疗和用药监护的执行和观察者，有用药监护的责任和义务，在执行医嘱中应监督和指导合理用药。在临床第一线的关键位置，护士对患者药物治疗效应和不良反应的察觉、处理和上报给医师通常是最及时的，并在一定程度上对合理用药起决定性作用。用药监护包括对药物的治疗效应和不良反应进行全程动态性的准确观察、信息通报和专业处理。医师常据此信息权衡利弊，作为坚持、改进或更换原治疗方案的参考依据。在发生突发事件时应控制局面，立即向上级医护人员汇报和请示处理方法。如遇到严重的不良反应先立即停药，过敏性休克应及时抢救并紧急求助。

（杨九勇）

第四章

抗菌药物与特殊药品管理

第一节　抗菌药物临床应用的基本原则

《抗菌药物临床应用指导原则》中对抗菌药物治疗性应用，预防性应用和在特殊病理、生理状况患者中应用3个方面进行了相应规定。

一、抗菌药物治疗性应用的基本原则

1. 诊断为细菌感染者，方有指征应用抗菌药物

根据患者症状，体征及血、尿常规等实验室检查结果，初步诊断为细菌性感染者以及经病原检查确诊为细菌性感染者方有指征应用抗菌药物。由真菌、支原体、衣原体、螺旋体、立克次体等病原微生物所致的感染也有指征应用抗菌药物。缺乏细菌及上述病原微生物感染的证据，诊断不能成立者，以及病毒性感染者，均无指征应用抗菌药物。

2. 尽早查明感染病原，根据病原种类及细菌药物敏感试验结果选用抗菌药物

抗菌药物品种的选用原则上应根据病原菌种类及病原菌对抗菌药物敏感或耐药，即细菌药物敏感试验（以下简称药敏）的结果而定。住院患者必须在开始抗菌治疗前，先留取相应标本，立即送细菌培养，以尽早明确病原菌和药敏结果；门诊患者可以根据病情需要开展药敏工作。

危重患者在未获知病原菌及药敏结果前，可根据患者的发病情况、发病场所、原发病灶、基础疾病等推断最可能的病原菌，并结合当地细菌耐药状况先给予抗菌药物经验治疗，获知细菌培养及药敏结果后，对疗效不佳的患者调整给药方案。如对入住 ICU 的社区获得性肺炎患者，有结构性肺疾病（如支气管扩张、肺囊肿、弥漫性泛细支气管炎等）、应用糖皮质激素（泼尼松>10 mg/d）、过去 1 个月中广谱抗生素应用>7 日、营养不良、外周血中性粒细胞计数<1×10^9/L 等情况时，应考虑有铜绿假单胞菌感染危险因素，可选用具有抗铜绿假单胞菌活性的抗菌药。

3. 按照药物的抗菌作用特点及其体内过程特点选择用药

各种抗菌药物的药效学（抗菌谱和抗菌活性）和人体药代动力学（吸收、分布、代谢和排泄过程）特点不同，各有不同的临床适应证。临床医师应根据各种抗菌药物的上述特点，按临床适应证正确选用抗菌药物。如第一代头孢菌素对革兰阳性菌具有良好的抗菌活性，适用于治疗革兰阳性菌感染及预防手术切口感染，第三代头孢菌素对革兰阴性菌具有良

好的抗菌活性，适用于治疗革兰阴性菌感染及预防阑尾手术、结肠直肠手术、肝胆系统手术、胸外科手术（食管、肺）等清洁—污染或污染手术后手术部位感染。

4. 抗菌药物治疗方案应综合患者病情、病原菌种类及抗菌药物特点制订

根据病原菌、感染部位、感染严重程度和患者的生理、病理情况制订抗菌药物治疗方案，包括抗菌药物的品种选择、给药剂量、给药途径、给药次数、疗程及联合用药等。在制订治疗方案时应遵循下列原则。

（1）品种选择：根据病原菌种类及药敏结果选用抗菌药物。如对甲氧西林耐药的金黄色葡萄球菌感染，首选糖肽类抗生素。

（2）给药剂量：按各种抗菌药物的治疗剂量范围给药。治疗重症感染（如败血症、感染性心内膜炎等）和抗菌药物不易达到部位的感染（如中枢神经系统感染等），抗菌药物剂量宜较大（治疗剂量范围高限）；而治疗单纯性下尿路感染时，由于多数药物尿药浓度远高于血药浓度，则可应用较小剂量（治疗剂量范围低限）。

（3）给药途径：①轻症感染可接受口服给药者，应选用口服吸收完全的抗菌药物，不必采用静脉或肌内注射给药；重症感染、全身性感染患者初始治疗应予静脉给药，以确保药效；病情好转能口服时应及早转为口服给药；②抗菌药物的局部应用宜尽量避免，皮肤黏膜局部应用抗菌药物后，很少被吸收，在感染部位不能达到有效浓度，反易引起过敏反应或导致耐药菌产生，因此治疗全身性感染或脏器感染时应避免局部应用抗菌药物。抗菌药物的局部应用只限于少数情况，如全身给药后在感染部位难以达到治疗浓度时可加用局部给药作为辅助治疗。此情况见于治疗中枢神经系统感染时某些药物可同时鞘内给药；包裹性厚壁脓肿脓腔内注入抗菌药物以及眼科感染的局部用药等。某些皮肤表层及口腔、阴道等黏膜表面的感染可采用抗菌药物局部应用或外用，但应避免将主要供全身应用的品种作局部用药。局部用药宜采用刺激性小、不易吸收、不易导致耐药性和不易致过敏反应的杀菌药，青霉素类、头孢菌素类等易产生过敏反应的药物不可局部应用。氨基糖苷类等耳毒性药物不可局部滴耳。

（4）给药次数：为保证药物在体内能最大地发挥药效，杀灭感染灶病原菌，应根据药代动力学和药效学相结合的原则给药。青霉素类、头孢菌素类和其他 β-内酰胺类、红霉素、克林霉素等消除半衰期短者，应每日多次给药。喹诺酮类、氨基糖苷类等可每日给药一次（重症感染者例外）。

（5）疗程：抗菌药物疗程因感染不同而异，一般宜用至体温正常、症状消退后 72～96 小时，特殊情况妥善处理。但是，败血症、感染性心内膜炎、化脓性脑膜炎、伤寒、布鲁菌病、骨髓炎、溶血性链球菌咽炎和扁桃体炎、深部真菌病、结核病等需较长的疗程方能彻底治愈，并防止复发。

（6）联合用药：抗菌药物的联合应用要有明确指征。单一药物可有效治疗的感染，不需联合用药，仅在下列情况时有指征联合用药。①病原菌尚未查明的严重感染，包括免疫缺陷者的严重感染。②单一抗菌药物不能控制的需氧菌及厌氧菌混合感染，2 种或 2 种以上病原菌感染。③单一抗菌药物不能有效控制的感染性心内膜炎或败血症等重症感染。④需长程治疗，但病原菌易对某些抗菌药物产生耐药性的感染，如结核病、深部真菌病。⑤由于药物协同抗菌作用，联合用药时应将毒性大的抗菌药物剂量减少，如两性霉素 B 与氟胞嘧啶联合治疗隐球菌脑膜炎时，前者的剂量可适当减少，从而减少其毒性反应。联合用药时宜选用

具有协同或相加抗菌作用的药物联合，如青霉素类、头孢菌素类等其他 β-内酰胺类与氨基糖苷类联合，两性霉素 B 与氟胞嘧啶联合。联合用药通常采用 2 种药物联合，3 种及 3 种以上药物联合仅适用于个别情况。此外必须注意联合用药后药物不良反应将增多。

二、抗菌药物预防性应用的基本原则

1. 内科及儿科预防用药

（1）用于预防一种或两种特定病原菌入侵体内引起的感染，可能有效。如目的在于防止任何细菌入侵，则往往无效。

（2）预防在一段时间内发生的感染可能有效。长期预防用药，常不能达到目的。

（3）患者原发疾病可以治愈或缓解者，预防用药可能有效。原发疾病不能治愈或缓解者（如免疫缺陷者），预防用药应尽量不用或少用。对免疫缺陷患者，宜严密观察其病情，一旦出现感染征兆，在送检有关标本作培养同时，首先给予经验治疗。

（4）以下情况通常不宜常规预防性应用抗菌药物：普通感冒、麻疹、水痘等病毒性疾病，昏迷、休克、中毒、心力衰竭、肿瘤、应用肾上腺皮质激素等患者。

2. 外科手术预防用药

（1）外科手术预防用药目的：预防手术后切口感染，以及清洁—污染或污染手术后手术部位感染及术后可能发生的全身性感染。

《外科手术部位感染预防与控制技术指南（试行）》根据外科手术切口微生物污染情况，将外科手术切口分为清洁切口、清洁—污染切口、污染切口、感染切口。①清洁切口：手术未进入感染炎症区，未进入呼吸道、消化道、泌尿生殖道及口咽部位。②清洁—污染切口：手术进入呼吸道、消化道、泌尿生殖道及口咽部位，但不伴有明显污染。③污染切口：手术进入急性炎症但未化脓区域；开放性创伤手术；胃肠道、尿路、胆道内容物及体液有大量溢出污染；术中有明显污染（如开胸心脏按压）。④感染切口：有失活组织的陈旧创伤手术；已有临床感染或脏器穿孔的手术。

（2）外科手术预防用药基本原则：根据手术野有无污染或污染可能，决定是否预防用抗菌药物。①清洁手术：手术野为人体无菌部位，局部无炎症、无损伤，也不涉及呼吸道、消化道、泌尿生殖道等人体与外界相通的器官。手术野无污染，通常不需预防用抗菌药物，仅在下列情况时考虑预防用药：手术范围大、时间长，污染机会增加；手术涉及重要脏器，一旦发生感染将造成严重后果者，如头颅手术、心脏手术、眼内手术等；异物植入手术，如人工心脏瓣膜植入、永久性心脏起搏器放置、人工关节置换等；高龄或免疫缺陷者等高危人群。②清洁—污染手术：上下呼吸道、上下消化道、泌尿生殖道手术或经以上器官的手术，如经口咽部大手术、经阴道子宫切除术、经直肠前列腺手术，以及开放性骨折或创伤手术。由于手术部位存在大量人体寄殖菌群，手术时可能污染手术野导致感染，故此类手术需预防用抗菌药物。③污染手术：由于胃肠道、泌尿道、胆道体液大量溢出或开放性创伤未经扩创等已造成手术野严重污染的手术。此类手术需预防用抗菌药物。④术前已存在细菌性感染的手术，如腹腔脏器穿孔腹膜炎、脓肿切除术、气性坏疽截肢术等，属抗菌药物治疗性应用，不属于预防应用范畴。

（3）外科预防用抗菌药物的选择：抗菌药物的选择视预防目的而定。为预防术后切口感染，应针对金黄色葡萄球菌（以下简称金葡菌）选用药物。预防手术部位感染或全身性感染，则需依据手术野污染或可能的污染菌种类选用，如结肠或直肠手术前应选用对大肠埃希菌和脆弱拟杆菌有效的抗菌药物。选用的抗菌药物必须是疗效肯定、安全、使用方便及价格相对较低的品种。

（4）外科预防用抗菌药物的给药方法：接受清洁手术者，在术前 0.5~2 小时内给药或麻醉开始时给药，使手术切口暴露时局部组织中已达到足以杀灭手术过程中入侵切口细菌的药物浓度。如果手术时间超过 3 小时或失血量>1 500 mL，手术中可给予第二剂。抗菌药物的有效覆盖时间应包括整个手术过程和手术结束后 4 小时，总的预防用药时间不超过 24 小时，个别情况可延长至 48 小时。手术时间较短（<2 小时）的清洁手术，术前用药一次即可。清洁—污染手术预防用药时间也为 24 小时，必要时延长至 48 小时。污染手术可依据患者情况适当延长。对手术前已形成感染者，抗菌药物使用时间应按治疗性应用而定。

三、抗菌药物在特殊病理、生理状况患者中应用的基本原则

1. 肾功能减退患者抗菌药物的应用

（1）基本原则：许多抗菌药物在人体内主要经肾脏排出，而某些抗菌药物具有肾毒性，肾功能减退的感染患者应用抗菌药物的原则如下。①尽量避免使用肾毒性抗菌药物，确有应用指征时，必须调整给药方案。②根据感染的严重程度、病原菌种类及药敏试验结果等选用无肾毒性或肾毒性低的抗菌药物。③根据患者肾功能减退程度以及抗菌药物在人体内消除途径调整给药剂量及方法。

（2）抗菌药物的选用及给药方案调整：根据抗菌药物体内过程特点及其肾毒性，肾功能减退时抗菌药物的选用有以下 3 种情况。①主要由肝胆系统排泄或由肝代谢或经肾和肝胆系统同时消除的抗菌药物用于肾功能减退者，维持原治疗量或剂量略减。②主要经肾脏排泄，药物本身并无肾毒性或仅有轻度肾毒性的抗菌药物，肾功能减退者可应用，但剂量需适当调整。③肾毒性抗菌药物避免用于肾功能减退者，如确有指征使用该类药物时，需进行血药浓度监测，据以调整给药方案，达到个体化给药；也可按照肾功能减退程度（以内生肌酐清除率为准）减量给药，疗程中需严密监测患者肾功能。

如肾功能不全患者使用左氧氟沙星时，其剂量需要调整。

2. 肝功能减退患者抗菌药物的应用

肝功能减退时抗菌药物的选用及剂量调整需要考虑肝功能减退对该类药物体内过程的影响程度以及肝功能减退时该类药物及其代谢物发生毒性反应的可能性。由于药物在肝代谢过程复杂，不少药物的体内代谢过程尚未完全阐明，根据现有资料，肝功能减退时抗菌药物的应用有以下 4 种情况。

（1）主要由肝清除的药物，肝功能减退时清除明显减少，但无明显毒性反应发生，肝病时仍可正常应用，但需谨慎，必要时减量给药，治疗过程中需严密监测肝功能。红霉素等大环内酯类（不包括酯化物）、林可霉素、克林霉素属此类。

（2）药物主要经肝或有相当量经肝清除或代谢，肝功能减退时清除减少，并可导致毒性反应的发生，肝功能减退患者应避免使用此类药物，氯霉素、利福平、红霉素酯化物等属于此类。

（3）药物经肝、肾两途径清除，肝功能减退者药物清除减少，血药浓度升高，同时有肾功能减退的患者血药浓度升高尤为明显，但药物本身的毒性不大。严重肝病患者，尤其

肝、肾功能同时减退的患者在使用此类药物时需减量。经肾、肝两途径排出的青霉素类、头孢菌素类均属此种情况。

（4）药物主要由肾排泄，肝功能减退者不需调整剂量。氨基糖苷类抗生素属于此类。

3. 老年患者抗菌药物的应用

由于老年人组织器官呈生理性退行性变，免疫功能也减退，一旦罹患感染，在应用抗菌药物时需注意以下事项。

（1）老年人肾功能呈生理性减退，按一般常用量接受主要经肾脏排泄的抗菌药物时，由于药物自肾脏排出减少，导致在体内积蓄，血药浓度增高，容易有药物不良反应发生。因此老年患者，尤其是高龄患者接受主要自肾脏排泄的抗菌药物时，应按轻度肾功能减退情况减量给药，可用正常治疗量的1/2~2/3。青霉素类、头孢菌素类和其他β-内酰胺类的大多数品种即属于此类情况。

（2）老年患者宜选用毒性低并具杀菌作用的抗菌药物，青霉素类、头孢菌素类等β-内酰胺类为常用药物，毒性大的氨基糖苷类、万古霉素、去甲万古霉素等药物应尽可能避免应用，有明确应用指征时在严密观察下慎用，同时应进行血药浓度监测，据此调整剂量，使给药方案个体化，以达到用药安全、有效的目的。

4. 新生儿患者抗菌药物的应用

新生儿期一些重要器官尚未完全发育成熟，在此期间其生长发育随日龄增加而迅速变化，因此新生儿感染使用抗菌药物时需注意以下事项。

（1）新生儿期肝、肾均未发育成熟，肝酶的分泌不足或缺乏，肾脏清除功能较差，因此新生儿感染时应避免应用毒性大的抗菌药物，包括主要经肾脏排泄的氨基糖苷类、万古霉素、去甲万古霉素等，以及主要经肝脏代谢的氯霉素。确有应用指征时，必须进行血药浓度监测，据此调整给药方案，个体化给药，以确保治疗安全有效。不能进行血药浓度监测者，不可选用上述药物。

（2）新生儿期避免应用或禁用可能发生严重不良反应的抗菌药物。可影响新生儿生长发育的四环素类、喹诺酮类禁用，可导致脑性核黄疸及溶血性贫血的磺胺类药和呋喃类药避免应用。

（3）新生儿期由于肾功能尚不完善，主要经肾脏排泄的青霉素类、头孢菌素类等β-内酰胺类药物需减量应用，以防止药物在体内蓄积导致严重中枢神经系统毒性反应的发生。

（4）新生儿的体重和组织器官日益成熟，抗菌药物在新生儿的药代动力学也随日龄增长而变化，因此使用抗菌药物时应按日龄调整给药方案。

5. 小儿患者抗菌药物的应用

（1）氨基糖苷类：该类药物有明显耳、肾毒性，小儿患者应尽量避免应用。临床有明确应用指征又无其他毒性低的抗菌药物可供选择时，方可选用该类药物，并在治疗过程中严密观察不良反应。有条件者应进行血药浓度监测，根据其结果个体化给药。

（2）万古霉素和去甲万古霉素：该类药也有一定肾、耳毒性，小儿患者仅在有明确指征时方可选用。在治疗过程中应严密观察不良反应，并进行血药浓度监测，个体化给药。

（3）四环素类：可导致牙齿黄染及牙釉质发育不良。不可用于8岁以下小儿。

（4）喹诺酮类：由于对骨骼发育可能产生不良影响，该类药物避免用于18岁以下未成年人。

6. 妊娠期和哺乳期患者抗菌药物的应用

（1）妊娠期患者抗菌药物的应用：妊娠期抗菌药物的应用需考虑药物对母体和胎儿两方面的影响。①对胎儿有致畸或明显毒性作用者，如四环素类、喹诺酮类等，妊娠期避免应用。②对母体和胎儿均有毒性作用者，如氨基糖苷类、万古霉素、去甲万古霉素等，妊娠期避免应用；确有应用指征时，须在血药浓度监测下使用，以保证用药安全有效。③药毒性低，对胎儿及母体均无明显影响，也无致畸作用者，妊娠期感染时可选用。青霉素类、头孢菌素类等β-内酰胺类和磷霉素等均属此种情况。

（2）哺乳期患者抗菌药物的应用：哺乳期患者接受抗菌药物后，药物可自乳汁分泌，通常母乳中药物含量不高，不超过哺乳期患者每日用药量的1%；少数药物乳汁中分泌量较高，如喹诺酮类、四环素类、大环内酯类、氯霉素、磺胺甲噁唑、甲氧苄啶、甲硝唑等。青霉素类、头孢菌素类等β-内酰胺类和氨基糖苷类等在乳汁中含量低。然而无论乳汁中药物浓度如何，均存在对乳儿潜在的影响，并可能出现不良反应，如氨基糖苷类抗生素可导致乳儿听力减退，氯霉素可致乳儿骨髓抑制，磺胺甲噁唑等可致核黄疸、溶血性贫血，四环素类可致乳齿黄染，青霉素类可致过敏反应等。因此治疗哺乳期患者时应避免选用氨基糖苷类、喹诺酮类、四环素类、氯霉素、磺胺类。哺乳期患者应用任何抗菌药物时，均宜暂停哺乳。

（关敬之）

第二节 抗菌药物调剂管理

《抗菌药物临床应用管理办法》中对抗菌药物的调剂管理有相应规定。

一、药师抗菌药物调剂资格的取得

药师经培训并考核合格后，方可获得抗菌药物调剂资格。二级以上医院应当定期对药师进行抗菌药物临床应用知识和规范化管理的培训；其他医疗机构从事处方调剂工作的药师，由县级以上地方卫生行政部门组织相关培训、考核。经考核合格的，授予相应的抗菌药物调剂资格。

抗菌药物临床应用知识、规范化管理培训和考核内容应当包括以下内容：①《药品管理法》《执业医师法》《抗菌药物临床应用管理办法》《处方管理办法》《医疗机构药事管理规定》《抗菌药物临床应用指导原则》《国家基本药物处方集》《国家处方集》和《医院处方点评管理规范（试行）》等相关法律、法规、规章和规范性文件；②抗菌药物临床应用及管理制度；③常用抗菌药物的药理学特点与注意事项；④常见细菌的耐药趋势与控制方法；⑤抗菌药物不良反应的防治。

二、药师抗菌药物调剂资格的取消与恢复

药师未按照规定审核抗菌药物处方与用药医嘱，造成严重后果的或者发现处方不适宜、超常处方等情况未进行干预且无正当理由的，医疗机构应当取消其药物调剂资格。

药师药物调剂资格取消后，在6个月内不得恢复其药物调剂资格。

（李 诗）

第三节 抗菌药物临床应用管理

《抗菌药物临床应用管理办法》中对抗菌药物的临床应用管理有相应规定。

一、明确责任人，设立管理机构并明确职责，充分发挥感染性疾病专业医师、临床药师和临床微生物室的作用

（1）医疗机构主要负责人是本机构抗菌药物临床应用管理的第一责任人。

（2）二级以上的医院、妇幼保健院及专科疾病防治机构应当在药事管理与药物治疗学委员会下设抗菌药物管理工作组。抗菌药物管理工作组由医务、药学、感染性疾病、临床微生物、护理、医院感染管理等部门负责人和具有相关专业高级技术职务任职资格的人员组成，医务、药学等部门共同负责日常管理工作。其他医疗机构设立抗菌药物管理工作小组或者指定专（兼）职人员，负责具体管理工作。

医疗机构抗菌药物管理工作机构或者专（兼）职人员的主要职责是：①贯彻执行抗菌药物管理相关的法律、法规、规章，制定本机构抗菌药物管理制度并组织实施；②审议本机构抗菌药物供应目录，制定抗菌药物临床应用相关技术性文件，并组织实施；③对本机构抗菌药物临床应用与细菌耐药情况进行监测，定期分析、评估、上报监测数据并发布相关信息，提出干预和改进措施；④对医务人员进行抗菌药物管理相关法律、法规、规章制度和技术规范培训，组织对患者合理使用抗菌药物的宣传教育。

（3）二级以上医院应当设置感染性疾病科，配备感染性疾病专业医师。感染性疾病科和感染性疾病专业医师负责对本机构各临床科室抗菌药物临床应用进行技术指导，参与抗菌药物临床应用管理工作。

二级以上医院应当配备抗菌药物等相关专业的临床药师。临床药师负责对本机构抗菌药物临床应用提供技术支持，指导患者合理使用抗菌药物，参与抗菌药物临床应用管理工作。

二级以上医院应当根据实际需要，建立符合实验室生物安全要求的临床微生物室。临床微生物室开展微生物培养、分离、鉴定和药物敏感试验等工作，提供病原学诊断和细菌耐药技术支持，参与抗菌药物临床应用管理工作。

二、严格控制抗菌药物供应目录的品种数量，建立抗菌药物遴选和定期评估制度

1. 关于抗菌药物供应目录的品种数量

《关于进一步开展全国抗菌药物临床应用专项整治活动的通知》（卫办医政发［2013］37号）中的《2013年抗菌药物临床应用专项整治活动方案》（以下简称"《2013年抗菌药物临床应用专项整治活动方案》"）中规定：三级综合医院抗菌药物品种原则上不超过50种，二级综合医院抗菌药物品种原则上不超过35种；口腔医院抗菌药物品种原则上不超过35种，肿瘤医院抗菌药物品种原则上不超过35种，儿童医院抗菌药物品种原则上不超过50种，精神病医院抗菌药物品种原则上不超过10种，妇产医院（含妇幼保健院）抗菌药物品种原则上不超过40种。同一通用名称注射剂型和口服剂型各不超过2种，具有相似或者相同药理学特征的抗菌药物不得重复采购。头霉素类抗菌药物不超过2个品规；第三代及第四

代头孢菌素（含复方制剂）类抗菌药物口服剂型不超过 5 个品规，注射剂型不超过 8 个品规；碳青霉烯类抗菌药物注射剂型不超过 3 个品规；喹诺酮类抗菌药物口服剂型和注射剂型各不超过 4 个品规；深部抗真菌类药物不超过 5 个品规。

《抗菌药物临床应用管理办法》规定：因特殊治疗需要，医疗机构需使用本机构抗菌药物供应目录以外抗菌药物的，可以启动临时采购程序。临时采购应当由临床科室提出申请，说明申请购入抗菌药物名称、剂型、规格、数量、使用对象和使用理由，经本机构抗菌药物管理工作组审核同意后，由药学部门临时一次性购入使用。严格控制临时采购抗菌药物的品种和数量，同一通用名抗菌药物品种启动临时采购程序原则上每年不得超过五例次。如果超过五例次，应当讨论是否列入本机构抗菌药物供应目录。调整后的抗菌药物供应目录总品种数不得增加。

2. 关于建立抗菌药物遴选和定期评估制度

医疗机构遴选和新引进抗菌药物品种，应当由临床科室提交申请报告，经药学部门提出意见后，由抗菌药物管理工作组审议。

抗菌药物管理工作组 2/3 以上成员审议同意，并经药事管理与药物治疗学委员会 2/3 以上委员审核同意后方可列入采购供应目录。

抗菌药物品种或者品规存在安全隐患、疗效不确定、耐药率高、性价比差或者违规使用等情况的，临床科室、药学部门、抗菌药物管理工作组可以提出清退或者更换意见。清退意见经抗菌药物管理工作组 1/2 以上成员同意后执行，并报药事管理与药物治疗学委员会备案；更换意见经药事管理与药物治疗学委员会讨论通过后执行。

清退或者更换的抗菌药物品种或者品规原则上 12 个月内不得重新进入本机构抗菌药物供应目录。

三、抗菌药物临床应用实行分级管理

根据抗菌药物的安全性、疗效、细菌耐药性、价格等因素，将抗菌药物分为三级：非限制使用级、限制使用级与特殊使用级。具体划分标准如下。

1. 非限制使用级抗菌药物

是指经长期临床应用证明安全、有效，对细菌耐药性影响较小，价格相对较低的抗菌药物。

2. 限制使用级抗菌药物

是指经长期临床应用证明安全、有效，对细菌耐药性影响较大或者价格相对较高的抗菌药物。

3. 特殊使用级抗菌药物

是指具有以下情形之一的抗菌药物。

（1）具有明显或者严重不良反应，不宜随意使用的抗菌药物。

（2）需要严格控制使用，避免细菌过快产生耐药的抗菌药物。

（3）疗效、安全性方面的临床资料较少的抗菌药物。

（4）价格昂贵的抗菌药物。

抗菌药物分级管理目录由各省级卫生行政部门制定，报卫生和计划生育委员会（原卫生部）备案。

《卫健委办公厅关于抗菌药物临床应用管理有关问题的通知》（卫办医政发〔2009〕38号）中要求，以下药物作为"特殊使用"类别管理。①第四代头孢菌素：头孢吡肟，头孢匹罗，头孢噻利等。②碳青霉烯类抗菌药物：亚胺培南/西司他丁，美罗培南，帕尼培南/倍他米隆，比阿培南等。③多肽类与其他抗菌药物：万古霉素，去甲万古霉素，替考拉宁，利奈唑胺等。④抗真菌药物：卡泊芬净，米卡芬净，伊曲康唑（口服液、注射剂），伏立康唑（口服剂、注射剂），两性霉素 B 含脂制剂等。

四、严格管理医师抗菌药物处方权与特殊使用级抗菌药物使用

二级以上医院应当定期对医师进行抗菌药物临床应用知识和规范化管理的培训。医师经本机构培训并考核合格后，方可获得相应的处方权。其他医疗机构依法享有处方权的医师、乡村医师，由县级以上地方卫生行政部门组织相关培训、考核。经考核合格的，授予相应的抗菌药物处方权。

具有高级专业技术职务任职资格的医师，可授予特殊使用级抗菌药物处方权；具有中级以上专业技术职务任职资格的医师，可授予限制使用级抗菌药物处方权；具有初级专业技术职务任职资格的医师，在乡、民族乡、镇、村的医疗机构独立从事一般执业活动的执业助理医师以及乡村医师，可授予非限制使用级抗菌药物处方权。

医疗机构应当对出现抗菌药物超常处方 3 次以上且无正当理由的医师提出警告，限制其特殊使用级和限制使用级抗菌药物处方权。医师出现下列情形之一的，医疗机构应当取消其处方权：①抗菌药物考核不合格的；②限制处方权后，仍出现超常处方且无正当理由的；③未按照规定开具抗菌药物处方，造成严重后果的；④未按照规定使用抗菌药物，造成严重后果的；⑤开具抗菌药物处方牟取不正当利益的。医师处方权取消后，在 6 个月内不得恢复。

严格控制特殊使用级抗菌药物使用。特殊使用级抗菌药物不得在门诊使用。临床应用特殊使用级抗菌药物应当严格掌握用药指征，经抗菌药物管理工作组指定的专业技术人员会诊同意后，由具有相应处方权医师开具处方。特殊使用级抗菌药物会诊人员由具有抗菌药物临床应用经验的感染性疾病科、呼吸科、重症医学科、微生物检验科、药学部门等具有高级专业技术职务任职资格的医师、药师或具有高级专业技术职务任职资格的抗菌药物专业临床药师担任。因抢救生命垂危的患者等紧急情况，医师可以越级使用抗菌药物。越级使用抗菌药物应当详细记录用药指征，并应当于 24 小时内补办越级使用抗菌药物的必要手续。

五、加大抗菌药物临床应用相关指标控制力度

《2013 年抗菌药物临床应用专项整治活动方案》中，对各类医院住院患者抗菌药物使用率、门诊和急诊患者抗菌药物处方比例、抗菌药物使用强度控制指标有相应规定。

六、严格控制 I 类切口手术预防用药

《2013 年抗菌药物临床应用专项整治活动方案》中规定，I 类切口手术患者预防使用抗菌药物比例不超过 30%，原则上不联合预防使用抗菌药物。其中，腹股沟疝修补术（包括补片修补术）、甲状腺疾病手术、乳腺疾病手术、关节镜检查手术、颈动脉内膜剥脱手术、颅骨肿物切除手术和经血管途径介入诊断手术，患者原则上不预防使用抗菌药物；I 类切口

手术患者预防使用抗菌药物时间原则上不超过 24 小时。

七、加强临床微生物标本检测并建立细菌耐药预警机制

临床微生物标本检测结果未出具前，可以根据当地和本机构细菌耐药监测情况经验选用抗菌药物，临床微生物标本检测结果出具后根据检测结果进行相应调整。

《2013 年抗菌药物临床应用专项整治活动方案》中规定，接受抗菌药物治疗的住院患者抗菌药物使用前微生物检验样本送检率不低于 30%；接受限制使用级抗菌药物治疗的住院患者抗菌药物使用前微生物检验样本送检率不低于 50%；接受特殊使用级抗菌药物治疗的住院患者抗菌药物使用前微生物送检率不低于 80%。

根据细菌耐药监测工作，建立细菌耐药预警机制，并采取下列相应措施：①主要目标细菌耐药率超过 30% 的抗菌药物，应当及时将预警信息通报本机构医务人员；②主要目标细菌耐药率超过 40% 的抗菌药物，应当慎重经验用药；③主要目标细菌耐药率超过 50% 的抗菌药物，应当参照药敏试验结果选用；④主要目标细菌耐药率超过 75% 的抗菌药物，应当暂停针对此目标细菌的临床应用，根据追踪细菌耐药监测结果，再决定是否恢复临床应用。

八、建立本机构抗菌药物临床应用情况排名、内部公示

对临床科室和医务人员抗菌药物使用量、使用率和使用强度等情况进行排名并予以内部公示；对排名后位或者发现严重问题的医师进行批评教育，情况严重的予以通报。按照要求对临床科室和医务人员抗菌药物临床应用情况进行汇总，并向核发其《医疗机构执业许可证》的卫生行政部门报告。非限制使用级抗菌药物临床应用情况，每年报告一次；限制使用级和特殊使用级抗菌药物临床应用情况，每半年报告一次。

九、充分利用信息化手段促进抗菌药物合理应用

如利用电子处方（医嘱）系统实现医师抗菌药物处方权限和药师抗菌药物处方调剂资格管理，控制抗菌药物使用的品种、时机和疗程等，实现抗菌药物临床应用全过程控制；开发利用电子处方点评系统加大抗菌药物处方点评工作力度，扩大处方点评范围和点评数量；开发相应统计功能软件实现抗菌药物临床应用动态监测、评估和预警。

十、异常情况的调查与处置

对以下抗菌药物临床应用异常情况开展调查，并根据不同情况做出处理。

（1）使用量异常增长的抗菌药物。
（2）半年内使用量始终居于前列的抗菌药物。
（3）经常超适应证、超剂量使用的抗菌药物。
（4）企业违规销售的抗菌药物。
（5）频繁发生严重不良事件的抗菌药物。

应当加强对抗菌药物生产、经营企业在本机构销售行为的管理，对存在不正当销售行为的企业，应当及时采取暂停进药、清退等措施。

（胡胜文）

第四节　抗菌药物的相关管理办法

抗菌药物的相关管理办法主要有以下 4 个。

（1）卫生和计划生育委员会（原卫生部）、国家中医药管理局和总后卫健委于 2004 年 8 月 19 日联合发布的《关于施行"抗菌药物临床应用指导原则"的通知》（卫医发〔2004〕285 号）。《抗菌药物临床应用指导原则》共分四部分，一是"抗菌药物临床应用的基本原则"，二是"抗菌药物临床应用的管理"，三是"各类抗菌药物的适应证和注意事项"，四是"各类细菌性感染的治疗原则及病原治疗"。其中抗菌药物临床应用的基本原则在临床治疗中必须遵循，其他 3 个部分供临床医师参考。

（2）卫生和计划生育委员会（原卫生部）办公厅于 2009 年 3 月 23 日下发的《关于抗菌药物临床应用管理有关问题的通知》（卫办医政发〔2009〕38 号）。主要有 4 项内容：①以严格控制 I 类切口手术预防用药为重点，进一步加强围手术期抗菌药物预防性应用的管理，改变过度依赖抗菌药物预防手术感染的状况；②严格控制喹诺酮类药物临床应用，规定喹诺酮类药物的经验性治疗用于肠道感染、社区获得性呼吸道感染和社区获得性泌尿系统感染，其他感染性疾病治疗要在病情和条件许可的情况下，逐步实现参照致病菌药敏试验结果或本地区细菌耐药监测结果选用该类药物，并严格控制喹诺酮类药物作为外科围手术期预防用药。对已有严重不良反应报告的喹诺酮类药物要慎重遴选，使用中密切关注安全性问题；③严格执行抗菌药物分级管理制度，规定第四代头孢菌素、碳青霉烯类抗菌药物、多肽类与利奈唑胺、抗真菌药物（卡泊芬净、米卡芬净、伊曲康唑、伏立康唑、两性霉素 B 含脂制剂等）作为特殊使用级抗菌药；④加强临床微生物检测与细菌耐药监测工作，建立抗菌药物临床应用预警机制。

（3）卫生和计划生育委员会（原卫生部）于 2012 年 4 月 24 日发布的《抗菌药物临床应用管理办法》，分总则、组织机构和职责、抗菌药物临床应用管理、监督管理、法律责任、附则共 6 章 59 条，自 2012 年 8 月 1 日起施行。

（4）卫生和计划生育委员会（原卫生部）于 2013 年 5 月 6 日发布的《关于进一步开展全国抗菌药物临床应用专项整治活动的通知》（卫办医政发〔2013〕37 号）。重点内容共 15 项：明确抗菌药物临床应用管理责任制；开展抗菌药物临床应用基本情况调查；建立完善抗菌药物临床应用技术支撑体系；严格落实抗菌药物分级管理制度；建立抗菌药物遴选和定期评估制度，加强抗菌药物购用管理；加大抗菌药物临床应用相关指标控制力度；定期开展抗菌药物临床应用监测与评估；加强临床微生物标本检测和细菌耐药监测；严格医师抗菌药物处方权限和药师抗菌药物调剂资格管理；落实抗菌药物处方点评制度；建立完善省级抗菌药物临床应用和细菌耐药监测网；充分利用信息化手段加强抗菌药物临床应用管理；建立抗菌药物临床应用情况通报和诫勉谈话制度；完善抗菌药物管理奖惩制度，严肃查处抗菌药物不合理使用情况；加大总结宣传力度，营造抗菌药物合理使用氛围。

（牛　奔）

第五章

呼吸系统常用药物

第一节　祛痰药

一、氯化铵

【其他名称】氯化铔、硇砂。

【药理作用】口服后刺激胃黏膜的迷走神经末梢，引起轻度的恶心，反射性地引起气管、支气管腺体分泌增加。部分氯化铵吸收入血后，经呼吸道排出，由于盐类的渗透压作用而带出水分，使痰液稀释，易于咳出。能增加肾小管氯离子浓度，因而增加钠和水的排出，具利尿作用。口服吸收完全，其氯离子吸收入血后可酸化体液和尿液，并可纠正代谢性碱中毒。

【适应证】

（1）用于急性呼吸道炎症时痰液黏稠不易咳出的病例。常与其他止咳祛痰药配成复方制剂应用。

（2）用于泌尿系统感染需酸化尿液时。

（3）用于重度代谢性碱中毒，应用足量氯化钠注射剂不能满意纠正者。

（4）氯化铵负荷试验可了解肾小管酸化功能，也用于远端肾小管性酸中毒的鉴别诊断。

【用法用量】成人常规剂量如下。

1. 口服给药

①祛痰：一次0.3~0.6 g，每日3次。②酸化尿液：每日0.6~2 g，每日3次。③重度代谢性碱中毒：一次1~2 g，每日3次。

2. 静脉滴注

本品用于重度代谢性碱中毒，必要时需静脉滴注，按1 mg/kg氯化铵能降低二氧化碳结合率（CO_2CP）0.45 mmol/L计算出应给氯化铵的剂量，以5%葡萄糖注射液将其稀释成0.9%（等渗）的浓度，分2~3次静脉滴入。

【不良反应】

（1）吞服片剂或剂量过大可引起恶心、呕吐、胃痛等胃刺激症状。

（2）少见口渴、头痛、进行性嗜睡、精神错乱、定向力障碍、焦虑、面色苍白、出汗等。

（3）偶见心动过速、局部和全身性抽搐、暂时性多尿和酸中毒。

（4）静脉给药，注射部位可产生疼痛，给药过快偶可出现惊厥和呼吸停止。

【禁忌】

（1）肝肾功能严重损害，尤其是肝性脑病、肾衰竭患者。

（2）代谢性酸中毒患者。

【注意事项】

（1）为减少对胃黏膜刺激，本药宜溶于水中，饭后服用。

（2）静脉给药速度应缓慢，以减轻局部刺激。

（3）过量可致高氯性酸中毒、低钾及低钠血症。

（4）用于远端肾小管性酸中毒的鉴别诊断时，已有酸中毒者不需再做氯化铵负荷试验，以免加重酸中毒。

（5）以下情况应慎用：①肝、肾功能不全者；②溃疡病；③镰状细胞贫血患者，可引起缺氧和（或）酸中毒。

【药物相互作用】

（1）本品与桔梗、远志等恶心性祛痰中药可制成各种制剂（如敌咳糖浆、小儿止咳糖浆、咳停片等），既能产生协同增效作用，又可减少不良反应。

（2）与阿司匹林合用，可减慢阿司匹林排泄而增加其疗效。

（3）本品可增强四环素和青霉素的抗菌作用。

（4）本品不宜与碱、碱土金属碳酸盐、银盐、铅盐、金霉素、新霉素、磺胺嘧啶、呋喃妥因、华法林及排钾利尿药等合用。

（5）本品可增强汞剂的利尿作用。

（6）与口服降糖药氯磺丙脲合用，可使后者作用明显增强，造成血糖过低。

（7）本品可使尿液呈酸性，可促进某些弱碱性药物（如哌替啶、苯丙胺、普鲁卡因）的排泄，使其血药浓度下降加快、显效时间缩短。

（8）本品可增加哌氟酰胺的肾脏排泄作用，从而降低后者的疗效。

（9）本品可加快美沙酮的体内清除，从而降低美沙酮的疗效。

（10）与伪麻黄碱合用，由于尿液酸化和肾脏重吸收率的降低，可使后者的临床疗效降低。

【规格】片剂：0.3 g。

二、溴己新

【其他名称】傲群、赛维、溴己铵、必嗽平、必消痰、溴苄环己铵。

【药理作用】本品是从鸭嘴花碱中得到的半成品，有减少和断裂痰液中黏多糖纤维的作用，从而使痰液黏度降低，痰液变薄，易于咳出。本品还能抑制黏液腺和杯状细胞中酸性糖蛋白的合成，从而使痰液中的唾液酸（酸性黏多糖成分之一）含量减少，痰液黏度降低，有利于痰液咳出。此外，本品的祛痰作用尚与其促进呼吸道黏膜的纤毛运动及具有恶心祛痰作用有关。

【适应证】用于慢性支气管炎、哮喘、支气管扩张、硅肺等有白色黏痰又不易咳出的患者。脓性痰患者需加用抗生素控制感染。

【用法用量】

1. 成人常规剂量

①口服给药：一次 8～16 mg，每日 3 次。②肌内注射：一次 4 mg，每日 8～12 mg，粉针剂需先用注射用水 2 mL 溶解。③静脉注射：一次 4 mg，每日 8～12 mg，用 0.9%氯化钠注射剂或 5%葡萄糖注射液稀释后使用。④静脉滴注：一次 4 mg，每日 8～12 mg，用 0.9%氯化钠注射剂或 5%葡萄糖注射液稀释后静脉使用。⑤气雾吸入：0.2%溶液，一次 2 mL，每日 1～3 次。

2. 儿童常规剂量

口服给药，一次 4～8 mg，每日 3 次。

【不良反应】

1. 轻微的不良反应

头痛、头晕、恶心、呕吐、胃部不适、腹痛、腹泻，减量或停药后可消失。可见血清转氨酶一过性升高。

2. 严重的不良反应

皮疹、遗尿。

3. 其他

本品对胃黏膜有刺激性，还可见本品注射剂致肌张力增高的个案报道。

【禁忌】对本品过敏者。

【注意事项】

（1）本品宜在餐后服用。

（2）以下情况应慎用：①过敏体质者；②胃炎或胃溃疡患者；③肝功能不全患者；④孕妇及哺乳期妇女。

【药物相互作用】本品可增加四环素类抗生素、阿莫西林在支气管的分布浓度，故合用可增强抗菌疗效。

【规格】片剂：4 mg；8 mg。注射剂：2 mg（1 mL）；4 mg（2 mL）。气雾剂：0.2%溶液。

三、氨溴索

【其他名称】溴环己胺醇、贝莱、沐舒坦、美舒咳、安布索、百沫舒、平坦、瑞艾乐、润津、维可莱。

【药理作用】本品为溴己新在体内的活性代谢产物，为黏液溶解药，作用较溴己新强。能促进呼吸道黏膜浆液腺的分泌，减少黏液腺分泌，减少和断裂痰液中的黏多糖纤维，使痰液黏度降低，痰液变薄，易于咳出。本品还可激活肺泡上皮Ⅱ型细胞合成表面活性物质，降低黏液的附着力，改善纤毛与无纤毛区的黏液在呼吸道中的输送，以利痰液排出，达到廓清呼吸道黏膜的作用，直接保护肺功能。此外，本品具有一定的镇咳作用，其作用相当于可待因的 1/2。

【适应证】

（1）用于急慢性支气管炎、支气管哮喘、支气管扩张、肺气肿、肺结核、肺尘埃沉着病、手术后的咳痰困难等。

（2）本品注射剂可用于术后肺部并发症的预发性治疗及婴儿呼吸窘迫综合征的治疗。

【用法用量】

1. 成人常规剂量

（1）口服给药：①片剂、胶囊剂、口服溶液、分散片、糖浆，一次 30 mg，每日 3 次，餐后服用；长期服用可减为每日 2 次；②口腔崩解片，一次 30 mg，每日 3 次；餐后服用，将口腔崩解片置于舌面（无须咀嚼，也无须用水），可迅速崩解，然后随唾液吞服；③缓释胶囊，一次 75 mg，每日 1 次，餐后服用。

（2）雾化吸入：一次 15~30 mg，每日 3 次。

（3）皮下注射：一次 15 mg，每日 2 次。

（4）肌内注射：同皮下注射。

（5）静脉注射：用于术后肺部并发症的预防性治疗，一次 15 mg，每日 2~3 次，严重者可增至一次 30 mg。

（6）静脉滴注：同静脉注射。

肾功能不全时应减量或延长两次用药的时间间隔。

2. 儿童常规剂量

（1）口服给药：①口服溶液、糖浆，12 岁以上儿童，一次 30 mg，每日 3 次；5~12 岁，一次 15 mg，每日 3 次；2~5 岁，一次 7.5 mg，每日 3 次；2 岁以下儿童，一次 7.5 mg，每日 2 次；餐后服用，长期服用者可减为每日 2 次；②缓释胶囊，每日 1.2~1.6 mg/kg。

（2）静脉注射：①术后肺部并发症的预防性治疗，12 岁以上，同成人用法用量；6~12 岁，一次 15 mg，每日 2~3 次；2~6 岁，一次 7.5 mg，每日 3 次；2 岁以下，一次 7.5 mg，每日 2 次；注射时均应缓慢；②婴儿呼吸窘迫综合征（IRDS），每日 30 mg/kg，分 4 次给药，应使用注射泵给药。静脉注射时间至少 5 分钟。

（3）静脉滴注：用于术后肺部并发症的预防性治疗，同静脉注射。

【不良反应】

1. 中枢神经系统反应

罕见头痛及眩晕。

2. 胃肠道反应

偶见恶心、呕吐、食欲缺乏、消化不良、腹痛、腹泻、便秘、胃部不适、胃痛、胃部灼热。

3. 过敏反应

①极少出现过敏反应，主要为皮疹，还可见皮肤肿胀、瘙痒、红斑，偶见过敏性休克，罕见血管神经性水肿；②有出现接触性皮炎的个案报道。

4. 呼吸系统反应

少数患者可出现呼吸困难。

5. 其他反应

①少数患者可出现面部肿胀、发热伴寒战、口腔及气道干燥、唾液分泌增加、鼻分泌物增加、排尿困难；②有报道，快速静脉注射可引起腰部疼痛和疲乏无力感。

【禁忌】对本品过敏者。

【注意事项】

（1）本品注射剂不宜与碱性溶液混合，在 pH 大于 6.3 的溶液中，可能会导致氨溴索游离碱沉淀。本品应避免与阿托品类药物联用。

（2）本品的祛痰作用可因补液而增强。

（3）如遗漏服药一次或较少剂量，只需在适当的时间服用下一次剂量。

（4）糖尿病患者及遗传性果糖不耐受者服用口服溶液时应注意选择无糖型。

（5）用药后如出现过敏反应须立即停药，并根据反应的严重程度给予对症治疗。如出现过敏性休克应给予急救。

（6）用药过量尚未发现中毒现象，偶有短时间坐立不安及腹泻的报道。胃肠道外给药每日剂量 15 mg/kg，口服给药每日剂量 25 mg/kg，本品仍具有较好的耐受性。根据临床前研究推测，用药极度过量时，可出现流涎、恶心、呕吐、低血压。如出现用药过量，建议给予对症治疗。除极度过量时，一般不考虑催吐、洗胃等急救措施。

（7）使用本品粉针剂时，每 15 mg 应用 5 mL 无菌注射用水溶解后缓慢注射，也可与葡萄糖注射液、0.9%氯化钠注射液或林格注射液混合后静脉滴注。采用静脉滴注给药时，可将本品用 5%葡萄糖注射液（或生理盐水）100~150 mL 稀释后，于 30 分钟内缓慢滴注。

（8）以下情况应慎用：①肝、肾功能不全者；②胃溃疡患者；③支气管纤毛运动功能受阻及呼吸道出现大量分泌物的患者（恶性纤毛综合征患者等，可能有出现分泌物阻塞气道的危险）；④青光眼患者；⑤妊娠早期妇女不要应用，妊娠中晚期妇女及哺乳期妇女慎用。

【药物相互作用】

（1）与 β$_2$ 肾上腺素受体激动剂、茶碱等支气管扩张药合用，具有协同作用。

（2）与抗生素（如阿莫西林、阿莫西林克拉维酸钾、氨苄西林、头孢呋辛、红霉素、强力霉素等）合用，可使抗生素在肺组织的分布浓度升高，具有协同作用。

（3）与镇咳药合用（如中枢镇咳药右美沙芬），因咳嗽反射受抑制有出现分泌物阻塞气道的危险，故本药应避免与镇咳药联用。

【规格】片剂：15 mg；30 mg。分散片、口腔崩解片：30 mg。胶囊剂：30 mg；75 mg。缓释胶囊：25 mg；75 mg。控释胶囊：75 mg。口服溶液：1 mL：3 mg；5 mL：15 mg；5 mL：30 mg；10 mL：30 mg；60 mL：180 mg。糖浆：100 mL：0.6 g。注射剂：2 mL：15 mg；4 mL：30 mg。气雾剂：2 mL：15 mg。

四、乙酰半胱氨酸

【其他名称】痰易净、易咳净、阿思欣泰、光安、赫舒、康益坦、麦可舒、莫咳、美可舒、富露施、易维适。

【药理作用】本品为黏液溶解剂，具有较强的黏痰溶解作用。其分子中所含的巯基能使痰液中糖蛋白多肽链中的二硫键断裂，从而降低痰液的黏滞性，并使痰液化而易咳出。本品还能使脓性痰液中的 DNA 纤维断裂，因此不仅能溶解白色黏痰，还能溶解脓性痰。对于一般祛痰药无效的患者，使用本品仍有效。

【适应证】

（1）用于大量黏痰阻塞而引起的呼吸困难，如急性和慢性支气管炎、支气管扩张、肺结核、肺炎、肺气肿以及手术等引起的痰液黏稠、咳痰困难。

（2）用于对乙酰氨基酚中毒的解救。

（3）用于环磷酰胺引起的出血性膀胱炎的治疗。

【用法用量】

1. 成人常规剂量

（1）喷雾吸入：用于黏痰阻塞的非急救情况下，以 0.9% 氯化钠溶液配成 10% 溶液喷雾吸入，一次 1~3 mL，每日 2~3 次。

（2）气管滴入：用于黏痰阻塞的急救情况下，以 5% 溶液经气管插管或气管套管直接滴入气管内，一次 1~2 mL，每日 2~6 次。

（3）气管注入：用于黏痰阻塞的急救情况下，以 5% 溶液用注射器自气管的环甲膜处注入气管腔内，一次 2 mL。

（4）口服给药：①祛痰，一次 200~400 mg，每日 2~3 次；②对乙酰氨基酚中毒，应尽早用药，在中毒后 10~12 小时内服用最有效。开始 140 mg/kg，每 4 小时 1 次，每次 70 mg/kg，共用 17 次。

（5）静脉给药：对乙酰氨基酚中毒病情严重时，可将药物溶于 5% 葡萄糖注射液 200 mL 中静脉给药。

2. 儿童常规剂量

（1）喷雾吸入：同成人用法用量。

（2）气管滴入：同成人用法用量。

（3）气管注入：用于祛痰的急救情况下，以 5% 溶液用注射器自气管的环甲膜处注入气管腔内，婴儿一次 0.5 mL，儿童一次 1 mL。

（4）口服给药：用于祛痰，一次 100 mg，每日 2~4 次，依年龄酌情增减。

【不良反应】

（1）本品水溶液有硫化氢臭味，部分患者可引起呛咳、支气管痉挛、恶心、呕吐、胃炎、皮疹等不良反应，一般减量即可缓解。

（2）本品直接滴入呼吸道可产生大量痰液，必要时需用吸痰器吸引排痰。

【禁忌】

（1）对本品过敏者。

（2）支气管哮喘患者。

（3）严重呼吸道阻塞患者。

（4）严重呼吸功能不全的老年患者。

【注意事项】

（1）本品与碘化油、糜蛋白酶、胰蛋白酶有配伍禁忌。

（2）本品水溶液在空气中易氧化变质，因此应临用前配制。剩余溶液应密封并贮于冰箱中，48 小时内使用。

（3）避免同时服用强力镇咳药。

（4）本品颗粒剂，可加少量温开水（禁用 80 ℃以上热水）或果汁溶解后混匀服用，也可直接口服。

（5）不宜与金属、橡胶、氧化剂、氧气接触，故喷雾器须用玻璃或塑料制作。

（6）用药后如遇恶心、呕吐可暂停给药，支气管痉挛可用异丙肾上腺素缓解。

（7）FDA 对本药的妊娠安全性分级为 B 级。

【药物相互作用】

（1）与异丙肾上腺素合用或交替使用可提高本药疗效，减少不良反应。

（2）与硝酸甘油合用，可增加低血压和头痛的发生。

（3）酸性药物可降低本品的作用。

（4）本品能明显增加金制剂的排泄。

（5）本品能减弱青霉素、四环素、头孢菌素类药物的抗菌活性，故不宜与这些药物合用，必要时可间隔 4 小时交替使用。

（6）本品对强力霉素、红霉素、羟氨苄青霉素的吸收无影响。

【规格】片剂：200 mg；500 mg。喷雾剂：0.5 g；1.0 g。颗粒剂：100 mg。泡腾片：600 mg。

五、羧甲司坦

【其他名称】百越、费立、卡立宁、康普利、美咳、木苏坦、强利灵、羧甲半胱氨酸。

【药理作用】本品为黏液稀化剂，作用与溴己新相似，主要在细胞水平影响支气管腺体的分泌，可使黏液中黏蛋白的双硫键断裂，使低黏度的涎黏蛋白分泌增加，而高黏度的岩藻黏蛋白产生减少，从而使痰液的黏滞性降低，有利于痰液排出。

【适应证】

（1）用于慢性支气管炎、支气管哮喘等疾病引起的痰液黏稠，咳痰困难和痰阻气管等。也可用于防治手术后咳痰困难和肺炎并发症。

（2）用于小儿非化脓性中耳炎，有预防耳聋效果。

【用法用量】

1. 成人常规剂量

①片剂：一次 250~750 mg，每日 3 次。②糖浆：一次 500~600 mg，每日 3 次。③泡腾散：首日一次 750 mg，每日 3 次，以后一次 500 mg，每日 3 次。④口服液：一次 250~750 mg，每日 3 次。⑤泡腾片：一次 500 mg，每日 3 次。用药时间最长 10 日。

2. 儿童常规剂量

①片剂：一次 10 mg/kg，每日 3 次。②片剂（小儿用）：2~4 岁，一次 100 mg，每日 3 次；5~8 岁，一次 200 mg，每日 3 次。③泡腾散：2~7 岁，一次 62.5~125 mg，每日 4 次；8~12 岁，一次 250 mg，每日 3 次。④口服液：每日 30 mg/kg，分多次服用。

【不良反应】偶有轻度头晕、食欲缺乏、恶心、腹泻、胃痛、胃部不适、胃肠道出血和皮疹等。

【禁忌】

（1）对本品过敏者禁用。

（2）消化性溃疡活动期患者禁用。

【注意事项】

（1）本品是一种黏液调节剂，仅对咳痰症状有一定作用，在使用时还应注意咳嗽、咳痰的病因。

（2）本品泡腾散或泡腾片宜用温开水溶解后服用。

（3）妇女用药应权衡利弊。

（4）以下情况应慎用：①有消化性溃疡病史患者；②哺乳期妇女；③2 岁以下儿童安全性尚未确定，应慎用。

【药物相互作用】

（1）与强镇咳药合用，会导致稀化的痰液堵塞气道。

（2）本品与氨基糖苷类、β-内酰胺类等抗生素同用，对其药效没有影响。

【规格】口服液：0.2 g（10 mL）；0.5 g（10 mL）。糖浆剂：2%（20 mg/mL）。片剂：0.25 g。泡腾剂：每包 0.25 g。

六、厄多司坦

【其他名称】阿多停、好舒丹、和坦、露畅、坦通。

【药理作用】本品为黏痰溶解剂，具有以下药理作用。①溶解黏痰作用：本品分子中含有封闭的巯基，在肝脏经生物转化成含有游离巯基的活性代谢产物，后者可使支气管分泌物中糖蛋白二硫键断裂而降低痰液黏稠度，从而有利于痰液排出。②抗氧化作用：肺泡组织中的 α_1 抗胰蛋白酶可抑制弹性蛋白酶水解弹性蛋白。本品可以保护 α_1 抗胰蛋白酶，以避免其因自由基氧化作用而失活。另外，本品还具有增强抗生素的穿透性、增加黏膜纤毛运动等功能。

【适应证】用于急慢性支气管炎及阻塞性肺气肿等疾病的咳嗽、咳痰，尤其适用于痰液黏稠不易咳出者。

【用法用量】成人常规剂量，口服给药，一次 300 mg，每日 2 次。

【不良反应】偶有轻微的头痛和胃肠道反应，如上腹部隐痛、恶心、呕吐、腹泻、口干等。

【禁忌】

（1）对本品过敏者禁用。

（2）严重肝肾功能不全者禁用。

（3）15 岁以下儿童禁用。

（4）孕妇及哺乳期妇女禁用。

【注意事项】

（1）应避免与可待因、复方桔梗片等强效镇咳药同时应用。

（2）虽大剂量给药未发现药物蓄积和中毒现象，但仍应避免过量服用本品。

（3）胃、十二指肠溃疡患者慎用。

【药物相互作用】本药与茶碱合用不影响各自的药动学。

【规格】片剂：150 mg。胶囊剂：100 mg；300 mg。

七、标准桃金娘油

【其他名称】吉诺通、强力稀化黏素、桃金娘油、稀化黏素、稀化黏质。

【药理作用】本品为桃金娘科树叶的标准提取物，是一种脂溶性挥发油，具有溶解黏液、刺激腺体分泌、促进呼吸道黏膜纤毛摆动、加速痰液流动、促进分泌物排出等作用。可改善鼻黏膜的酸碱环境，促进鼻黏膜上皮组织结构重建和功能的恢复。

此外，本品还具有消炎作用，能通过减轻支气管黏膜肿胀而舒张支气管，也有抗菌和杀菌作用。

【适应证】治疗急慢性鼻窦炎、急慢性支气管炎，也用于支气管扩张、慢性阻塞性肺疾病、肺部真菌感染、肺结核、硅肺等。还可用于支气管造影术后，有助于造影剂的排出。

【用法用量】

1. 成人

①急性炎症性疾病：一次 300 mg，每日 3~4 次。②慢性炎症性疾病：一次 300 mg，每日 2 次。③支气管造影术后：服用 240~360 mg 有助于造影剂的排出。

2. 4~10 岁儿童

①急性炎症性疾病：一次 120 mg，每日 3~4 次。②慢性炎症性疾病：一次 120 mg，每日 2 次。

【不良反应】

（1）偶有恶心、胃部不适等。

（2）肾结石和胆管结石患者服药后可引起结石移动。

【禁忌】对本品过敏者。

【注意事项】

（1）本药不可用热水送服，应用温凉水于餐前半小时空腹服用。最后一次剂量宜于晚上临睡前服用，以利于夜间休息。

（2）孕妇应慎用，尚无哺乳期妇女用药的资料报道。

【药物相互作用】尚不明确。

【规格】软胶囊：120 mg；300 mg。

八、糜蛋白酶

【其他名称】α 糜蛋白酶、胰凝乳蛋白酶。

【药理作用】本品是由牛胰中分离制得的一种蛋白分解酶类药，作用与胰蛋白酶相似，能促进血凝块、脓性分泌物和坏死组织等液化清除。本品具有肽链内切酶及脂酶的作用，可将蛋白质大分子的肽链切断，成为分子量较小的肽或在蛋白分子肽链端上作用，使氨基酸分离，并可将某些脂类水解。通过此作用能使痰中纤维蛋白和黏蛋白等水解为多肽或氨基酸，使黏稠痰液液化，便于咳出，对脓性或非脓性痰都有效。此外，本品还能松弛睫状韧带及溶解眼内某些组织的蛋白结构。

本品和胰蛋白酶都是强力蛋白水解酶，仅水解部位有差异。蛇毒神经毒含碱性氨基酸，易被本品和胰蛋白酶分解为无毒蛋白质，从而阻断毒素进入血流产生中毒作用。本品对蝮亚科蛇伤疗效优于胰蛋白酶，两种酶制剂联合应用效果更佳。

本品还有促进抗生素、化疗药物向病灶渗透的作用。

【适应证】

（1）用于眼科手术以松弛睫状韧带，减轻创伤性虹膜睫状体炎。

（2）用于创口或手术后伤口愈合、抗炎及防止局部水肿、积血、扭伤血肿、乳房手术后水肿、中耳炎、鼻炎等。

（3）用于慢性支气管炎、支气管扩张和肺脓肿等疾病的治疗，可使痰液液化而易于咳出。

【用法用量】

1. 肌内注射

通常一次 4 000 U，用前将本品以氯化钠注射液 5 mL 溶解。

2. 经眼给药

用于眼科酶性分解晶状体悬韧带，可局部采用 0.05% 的生理盐水酶溶液 1~2 mL 灌洗后房。用前将本品以氯化钠注射液适量溶解，一次 800 U，3 分钟后用氯化钠注射液冲洗前后房中遗留的药物。

3. 喷雾吸入

用于液化痰液，可制成 0.05% 溶液雾化吸入。

4. 局部用药

①在处理软组织炎症或创伤时，可用本品 800 U（1 mg）溶于 1 mL 的生理盐水中局部注射于创面。②毒蛇咬伤：本品 10~20 mg，每支用注射用水 4 mL 稀释后，以蛇牙痕为中心向周围做浸润注射，并在伤口中心区域注射 2 针，再在肿胀上方约 3cm 做环状封闭 1~2 层，根据不同部位每针 0.3~0.7 mL，至少 10 针，最多 26 针。

5. 外用

①寻常痤疮：局部涂搽，每日 2 次。②慢性皮肤溃疡：400 μg/mL 水溶液，湿敷创面，每次 1~2 小时。

【不良反应】

1. 血液

可造成凝血功能障碍。

2. 眼

眼科局部用药一般不引起全身不良反应，但可引起短期性的眼内压增高，导致眼痛、眼色素膜炎和角膜水肿，这种青光眼症状可持续 1 周；还可导致角膜线状浑浊、玻璃体疝、虹膜色素脱落、葡萄膜炎及创口裂开或延迟愈合等。

3. 其他

肌内注射偶可致过敏性休克。可引起组胺释放，导致局部注射部位疼痛、肿胀。

【禁忌】

（1）对本品过敏者禁用。

（2）20 岁以下的患者，由于晶状体囊膜与玻璃体韧带相连牢固，眼球较小，巩膜弹性大，应用本品可使玻璃体脱出，故禁用。

（3）眼压高或伴有角膜变性的白内障患者，以及玻璃体有液化倾向者禁用。

（4）严重肝肾疾病、凝血功能异常及正在应用抗凝药者禁用。

【注意事项】

（1）本品不可静脉注射，肌内注射前需做皮肤过敏试验。

（2）本品遇血液迅速失活，因此在用药部位不得有未凝固的血液。

（3）如引起过敏反应，应立即停止使用，并用抗组胺类药物治疗。

（4）本品对视网膜有较强的毒性，由于可造成晶状体损坏，应用时勿使药液透入玻璃体。

（5）本品在固体状态时比较稳定，但溶解后不稳定，室温放置 9 日可损失 50% 的活性，故应临用前配制。

【规格】注射用糜蛋白酶：800 U；4 000 U（每 1 mg 相当于 800 U）。

（林川茹）

第二节　镇咳药

一、可待因

【其他名称】甲基吗啡、尼柯康。

【药理作用】本品可选择性地抑制延髓的咳嗽中枢，镇咳作用迅速而强大。本品对咳嗽中枢的抑制作用为吗啡的 1/4，其呼吸抑制、便秘、耐受性及成瘾性等作用均比吗啡弱。本品可抑制支气管腺体的分泌，使痰液黏稠，难以咳出，故不宜用于痰多、痰液黏稠的患者。此外，本品尚具有中枢性镇痛、镇静作用，其镇痛作用为吗啡的 1/12～1/7，但强于一般解热镇痛药。

【适应证】

（1）用于各种原因引起的剧烈干咳和刺激性咳嗽（尤适用于伴有胸痛的剧烈干咳）。

（2）用于中度以上疼痛时的镇痛。

（3）用作局部麻醉或全身麻醉时的辅助用药，具有镇静作用。

【用法用量】

1. 成人

（1）口服给药：一次 15～30 mg，每日 30～90 mg；极量：一次 100 mg，每日 250 mg。缓释片一次 45 mg，每日 2 次，须整片吞服。

（2）皮下注射：一次 15～30 mg，每日 30～90 mg。

2. 儿童

口服给药，镇痛时一次 0.5～1 mg/kg，每日 3 次；镇咳时用量为镇痛剂量的 1/3～1/2。

【不良反应】

1. 较多见的不良反应

①心理变态或幻想。②呼吸微弱、缓慢或不规则。③心律失常。

2. 少见的不良反应

①惊厥、耳鸣、震颤或不能自控的肌肉运动等。②瘙痒、皮疹或颜面肿胀等过敏反应。③精神抑郁和肌肉强直等。

3. 长期应用可引起药物依赖性

常用量引起的药物依赖性倾向比其他吗啡类药弱，典型的戒断症状为食欲减退、腹泻、牙痛、恶心、呕吐、流涕、寒战、睡眠障碍、胃痉挛、多汗、衰弱无力、心率增加、情绪激动或原因不明的发热等。

【禁忌】

（1）对本品或其他阿片衍生物类药物过敏者。

（2）呼吸困难者。

（3）昏迷患者。

（4）痰多患者。

【注意事项】

（1）本品属麻醉药，使用应严格遵守国家麻醉药品管理条例。

（2）本品不能静脉给药。口服给药宜与食物或牛奶同服，以避免胃肠道反应。

（3）由于本品能抑制呼吸道腺体分泌和纤毛运动，故对有少量痰液的剧烈咳嗽，宜合用祛痰药。

（4）长期应用可引起便秘。单次口服剂量超过 60 mg 时，一些患者可出现兴奋及烦躁不安。

（5）FDA 对本药的妊娠安全性分级为 C 级，如在分娩时长期大量使用为 D 级。本品可透过胎盘，使胎儿成瘾，引起新生儿的戒断症状（如过度啼哭、打喷嚏、打哈欠、腹泻、呕吐等）。分娩期应用本品还可引起新生儿呼吸抑制。

（6）以下情况应慎用：①支气管哮喘患者；②诊断未明确的急腹症患者；③胆结石患者；④原因不明的腹泻患者；⑤颅脑外伤或颅内病变患者；⑥前列腺肥大患者；⑦癫痫患者；⑧慢性阻塞性肺疾病患者；⑨严重肝肾功能不全患者；⑩甲状腺功能减退症患者。

【药物相互作用】

（1）与甲喹酮合用，可增加本品的镇咳及镇痛作用，对疼痛引起的失眠也有协同疗效。

（2）与解热镇痛药合用有协同镇痛作用，可增强止痛效果。

（3）与抗胆碱药合用时，可加重便秘或尿潴留等不良反应。

（4）与美沙酮或其他吗啡类药合用时，可加重中枢性呼吸抑制作用。

（5）与肌松药合用，呼吸抑制作用更为显著。

（6）在服用本品 14 日内，若同时给予单胺氧化酶抑制剂，可导致不可预见的、严重的不良反应。

（7）与巴比妥类药物合用，可加重中枢抑制作用。

（8）与西咪替丁合用，能诱发精神错乱、定向力障碍和呼吸急促。

（9）与阿片受体激动剂合用，可出现戒断综合征。

（10）乙醇可增强本品的镇静作用。

（11）尼古丁可降低本品的止痛作用。

【规格】片剂：15 mg；30 mg。缓释片：45 mg。糖浆剂：10 mL；100 mL。注射剂：1 mL：15 mg；1 mL：30 mg。

二、喷托维林

【其他名称】维静宁、咳必清、托可拉斯。

【药理作用】本品为人工合成的非成瘾性中枢性镇咳药，对咳嗽中枢有选择性抑制作用。除对延髓的呼吸中枢有直接的抑制作用外，还有微弱的阿托品样作用，吸收后可轻度抑制支气管内感受器，减弱咳嗽反射，并可使痉挛的支气管平滑肌松弛，降低气道阻力，故兼有末梢镇咳作用。其镇咳作用强度约为可待因的1/3。

【适应证】适用于具有无痰干咳症状的疾病，急性支气管炎、慢性支气管炎及各种原因引起的咳嗽可应用。

【用法用量】

1. 成人

口服，一次 25 mg，每日 3~4 次。

2. 儿童

口服，5 岁以上，一次 6.25~12.5 mg，每日 2~3 次。

【不良反应】本品的阿托品样作用偶可导致轻度头晕、眩晕、头痛、嗜睡、口干、恶心、腹胀、腹泻、便秘及皮肤过敏等不良反应。

【禁忌】

（1）呼吸功能不全者。

（2）心力衰竭患者。

（3）因尿道疾病而致尿潴留者。

（4）孕妇及哺乳期妇女。

【注意事项】

（1）痰多者使用本品宜与祛痰药合用。

（2）使用本品后可能出现嗜睡，故驾驶及操作机械者工作期间禁用本品。

（3）以下情况应慎用：①青光眼患者；②心功能不全者（包括心功能不全伴肺瘀血者）；③痰量多者；④大咯血者。

【药物相互作用】与马来酸醋奋乃静、阿伐斯汀、阿吡坦、异戊巴比妥、安他唑啉、阿普比妥、阿扎他定、巴氯芬、溴哌利多、溴苯那敏、布克力嗪、丁苯诺啡、丁螺环酮、水合氯醛合用，可使本品的中枢神经系统和呼吸系统抑制作用增强。

【规格】片剂：25 mg。滴丸：25 mg。冲剂：10 g。糖浆剂：0.145%；0.2%；0.25%。

三、苯丙哌林

【其他名称】苯哌丙烷、法思特、杰克哌、科福乐、科特、咳速清、可立停、利福科。

【药理作用】本品为新型的非麻醉性中枢镇咳药，具有较强的镇咳作用。药理研究证明，实验犬口服或静注本品 2 mg/kg 可完全抑制多种刺激引起的咳嗽，其作用较可待因强 2~4 倍。本品除抑制咳嗽中枢外，还可阻断肺—胸膜的牵张感受器产生的肺迷走神经反射，并具有罂粟碱样平滑肌解痉作用，故其镇咳作用兼具中枢性和末梢性双重机制。

本品不抑制呼吸，不引起胆管及十二指肠痉挛或收缩，不引起便秘，未发现耐受性及成瘾性。

【适应证】用于治疗感染（包括急慢性支气管炎）、吸烟、刺激物、过敏等原因引起的咳嗽，对刺激性干咳效佳。

【用法用量】成人口服给药，一次 20~40 mg（以苯丙哌林计），每日 3 次。缓释片一次 40 mg（以苯丙哌林计），每日 2 次。儿童用药时酌情减量。

【不良反应】用药后可出现一过性口及咽部发麻感觉，偶有口干、头晕、嗜睡、食欲不振、胃部烧灼感、全身疲乏、胸闷、腹部不适、皮疹等。

【禁忌】对本品过敏者。

【注意事项】

（1）因本品对口腔黏膜有麻醉作用，故服用时宜吞服或用温开水溶化后口服，切勿嚼碎。

（2）用药期间若出现皮疹，应停药。

（3）以下情况应慎用：①严重肺功能不全患者；②痰液过多且黏稠的患者；③大咯血者；④妊娠期及哺乳期妇女。

【药物相互作用】 尚不明确。

【规格】 片（胶囊）剂：20 mg。分散片：20 mg。泡腾片：10 mg。缓释片：40 mg。口服液：10 mL：10 mg；10 mL：20 mg。冲剂：20 mg。

四、二氧丙嗪

【其他名称】 双氧异丙嗪、克咳敏。

【药理作用】 本品是异丙嗪的衍生物，为抗组胺药，其抗组胺作用较异丙嗪强，作用机制与异丙嗪相同。动物体内外试验证明，本品对组胺引起的离体平滑肌痉挛有缓解作用。此外，本品还具有一定的中枢镇静、镇咳以及平喘、黏膜表面局部麻醉等作用。研究表明，本品对血压、心率、呼吸、肝肾功能及血常规检查均无明显影响。用药3个月以上，未发现耐药性或成瘾性。

【适应证】

（1）用于慢性支气管炎，其镇咳疗效较好。

（2）用于哮喘、过敏性鼻炎、荨麻疹、皮肤瘙痒症等。

【用法用量】

1. 成人

（1）口服给药：一次5~10 mg，每日3次。极量：一次10 mg，每日30 mg。

（2）直肠给药：一次10 mg，每日2次。

2. 儿童

口服给药用量酌减。

【不良反应】 常见困倦、乏力等，部分患者可有嗜睡。

【禁忌】 尚不明确。

【注意事项】

（1）用药期间，不应从事高空作业及驾驶、操作机器等。

（2）本品治疗量与中毒量接近，不得超过极量使用。

（3）以下情况应慎用：①癫痫患者；②肝功能不全者。

【药物相互作用】

（1）与降压药合用时有协同作用。

（2）与三环类抗抑郁药合用，可使两者的血药浓度均增加。

【规格】 片剂：5 mg。栓剂：2.5 mg；10 mg。

五、右美沙芬

【其他名称】 贝泰、德可思、福喜通、佳通、剑可、降克、科宁、可乐尔、洛顺、迈生、普西兰、美沙芬、瑞凯平、瑞科平、舍得、圣太宝、舒得、双红灵、先罗可、消克、信力、右甲吗喃。

【药理作用】本品为中枢性镇咳药，是吗啡类左吗喃甲基醚的右旋异构体，同时也是N-甲基-D-天门冬氨酸受体拮抗剂。它通过抑制延髓咳嗽中枢而发挥中枢性镇咳作用，其镇咳强度与可待因相等或略强。本品无镇痛作用，长期应用未见耐受性和成瘾性。治疗剂量不抑制呼吸。

【适应证】主要用于上呼吸道感染、急性或慢性支气管炎、支气管哮喘、支气管扩张症、肺炎、肺结核等引起的咳嗽，也可用于胸膜腔穿刺术、支气管造影术及支气管镜检查时引起的咳嗽，尤其适用于干咳（如吸入刺激性物质引起的干咳）及手术后无法进食的咳嗽患者。

【用法用量】

1. 成人

（1）口服给药：①片剂，一次 10~20 mg，每日 3~4 次；②胶囊，一次 15 mg，每日 3~4 次；③分散片，一次 15~30 mg，每日 3~4 次；④缓释片，一次 30 mg，每日 2 次；⑤颗粒剂，一次 15~30 mg，每日 3~4 次；⑥口服液，一次 15 mg，每日 3~4 次；⑦咀嚼片，一次 15~30 mg，每日 3~4 次；⑧糖浆剂，一次 15 mL，每日 3 次；⑨缓释混悬液，一次 10 mL，每日 2 次。

（2）肌内注射：一次 5~10 mg，每日 1~2 次。

（3）皮下注射：一次 5~10 mg，每日 1~2 次。

（4）经鼻给药：一次 3~5 滴（轻症 3 滴，重症 5 滴），每日 3~4 次。

2. 老年人

剂量酌减。

3. 儿童

口服给药。①一般用法。2 岁以下：剂量未定；2~6 岁：一次 2.5~5 mg，每日 3~4 次；6~12 岁：一次 5~10 mg，每日 3~4 次。②咀嚼片。每日 1 mg/kg，分 3~4 次服用。③分散片。2~6 岁：一次 2.5~5 mg，每 4 小时 1 次或一次 7.5 mg，每 6~8 小时 1 次，24 小时不超过 30 mg。6~12 岁：一次 5~15 mg，每 4~8 小时 1 次，24 小时不超过 60 mg。④糖浆剂。用量、用法见表 5-1。⑤缓释混悬液。2~6 周岁：一次 2.5 mL，每日 2 次。6~12 岁：一次 5 mL，每日 2 次。12 岁以上：一次 10 mL，每日 2 次。

表 5-1　右美沙芬糖浆剂用量调整表

年龄（岁）	标准体重（kg）	每次用量（mL）	次数
2~3	12~14	4.5~5.25	每日 3 次
4~6	16~20	6~7.5	每日 3 次
7~9	22~26	7.5~9	每日 3 次
10~12	28~30	10.5~12	每日 3 次

【不良反应】

1. 中枢神经系统

常见亢奋，有时出现头痛、头晕、失眠，偶见轻度嗜睡。

2. 呼吸系统

偶见抑制呼吸现象。本品滴鼻偶有鼻腔刺激症状。

3. 消化系统

常见胃肠紊乱，少见恶心、呕吐、便秘、口渴，偶见丙氨酸氨基转移酶（ALT）轻微升高。

4. 过敏反应

偶见皮疹。

5. 其他

局部注射可有红肿、疼痛症状。

【禁忌】

（1）对本品过敏者。

（2）有精神病史者。

（3）妊娠早期妇女。

【注意事项】

（1）本品缓释片不要掰碎服用，缓释混悬液服用前充分摇匀。

（2）应避免在神经分布丰富部位注射，也应避免在同一部位反复注射。

（3）用药后的患者应避免从事高空作业和驾驶等操作。

（4）一旦出现呼吸抑制或过敏症状，应立即停药，并给予相应治疗措施。

（5）以下情况应慎用：①心肺功能不全者；②肝肾功能不全者；③痰多咳嗽及哮喘患者；④鼻炎患者慎用本品滴鼻剂；⑤糖尿病患者慎用本品糖浆剂；⑥妊娠中晚期孕妇及哺乳期妇女。

（6）FDA 对本药的妊娠安全性分级为 C 级。

【药物相互作用】

（1）胺碘酮可提高本品的血药浓度。

（2）奎尼丁可明显提高本品的血药浓度，合用可出现中毒反应。

（3）与氟西汀、帕罗西汀合用，可加重本品的不良反应。

（4）与中枢神经系统抑制药合用，可增强中枢抑制作用。

（5）与单胺氧化酶抑制剂合用时，可出现痉挛、反射亢进、异常发热、昏睡等症状。正在使用单胺氧化酶抑制剂的患者禁用本品。

（6）与阿片受体拮抗剂合用，可出现戒断综合征。

（7）乙醇可增强本品的镇静及中枢抑制作用。

【规格】 片剂：10 mg；15 mg。咀嚼片：5 mg；15 mg。咀嚼片（儿童型）：5 mg。分散片：5 mg；15 mg。缓释片：15 mg；30 mg。胶囊剂：15 mg。颗粒剂：5 g：7.5 mg；5 g：15 mg。糖浆剂：10 mL：15 mg；20 mL：15 mg；100 mL：150 mg。粉针剂：5 mg。注射剂：1 mL：5 mg。滴鼻剂：5 mL：75 mg。

（雷吉娜）

第三节 平喘药

一、沙丁胺醇

【其他名称】阿布叔醇、爱纳乐、爱纳灵、喘乐宁、喘宁蝶、达芬科闯、惠百适、康尔贝宁、优尔纾宁、舒喘灵、柳氨醇、律克、品川、其苏、全宁碟、全特宁、萨姆、赛比舒、沙博特、舒布托、舒喘宁、万托林。

【药理作用】本品为选择性肾上腺素 β_2 受体激动剂，能选择性地激动支气管平滑肌上的肾上腺素 β_2 受体，有较强的支气管扩张作用，其作用机制部分是通过激活腺苷酸环化酶，增强细胞内环磷腺苷（cAMP）的合成，从而松弛平滑肌，并可通过抑制肥大细胞等致敏细胞释放过敏反应介质，解除支气管痉挛。本品用于支气管哮喘患者时，其支气管扩张作用比异丙肾上腺素强约 10 倍。本品对心脏的肾上腺 β_1 受体的激动作用较弱，其增加心率作用仅为异丙肾上腺素的 1/10。

此外，本品可松弛其他器官（如子宫、血管等）的平滑肌，可降低子宫肌肉对刺激的应激性，抑制子宫收缩，有利于妊娠，还可降低眼内压。

【适应证】
(1) 用于防治支气管哮喘、喘息性支气管炎和肺气肿患者的支气管痉挛等。
(2) 本品雾化吸入溶液还可用于运动性支气管痉挛及常规疗法无效的慢性支气管痉挛。
(3) 用于改善充血性心力衰竭。
(4) 用于预防高危妊娠的早产、先兆流产、胎儿宫内生长迟缓。

【用法用量】
1. 成人
(1) 口服给药：一次 2~4 mg，每日 3 次。缓释及控释制剂，一次 8 mg，每日 2 次，早、晚服用。
(2) 气雾吸入：每 4~6 小时 200~500 μg，一次或分两次吸入，两次吸入时间隔 1 分钟。
(3) 喷雾吸入：①间歇性治疗，一次 2.5~5 mg，每日 4 次，从低剂量开始，以注射用生理盐水稀释至 2 mL 或 2.5 mL，喷雾可持续约 10 分钟；部分患者可能需要 10 mg 的较大剂量，可不经稀释，取 10 mg 直接置入喷雾装置中，雾化吸入，直至支气管扩张为止，通常需要 3~5 分钟；②连续性治疗，以注射用生理盐水稀释成 50~100 mg/mL 的溶液，给药速率通常为 1 mg/h，最大可增至 2 mg/h。
(4) 粉雾吸入：一次 0.2~0.4 mg，每日 4 次。
(5) 肌内注射：一次 0.4 mg，必要时 4 小时可重复注射。
(6) 静脉注射：一次 0.4 mg，用 5% 葡萄糖注射液或生理盐水 20 mL 稀释后缓慢注射。
(7) 静脉滴注：一次 0.4 mg，用 5% 葡萄糖注射液 100 mL 稀释后滴注。
2. 老人
老年人使用时从小剂量开始，逐渐加大剂量。

3. 儿童

（1）口服给药：一次 0.6 mg，每日 3~4 次。缓释及控释制剂，一次 4 mg，每日 2 次，早、晚服用。

（2）喷雾吸入：间歇性治疗，12 岁以下儿童，一次 2.5 mg，每日 4 次，从低剂量开始，以注射用生理盐水稀释至 2 mL 或 2.5 mL。部分儿童可能需要增至 5 mg，由于可能发生短暂的低氧血症，可考虑辅以氧气治疗。

（3）粉雾吸入：一次 0.2 mg，每日 4 次。

【不良反应】

（1）较常见的不良反应有震颤、恶心、心悸、头痛、失眠、心率增快或心搏异常强烈。

（2）较少见的不良反应有头晕、目眩、口咽发干。

（3）罕见肌肉痉挛、过敏反应（表现为异常支气管痉挛、血管神经性水肿、荨麻疹、低血压和晕厥）。

（4）可见低钾血症（剂量过大时）及口咽刺激感。长期用药也可形成耐受性，不仅疗效降低，而且可能使哮喘加重。

【禁忌】

（1）对本品或其他肾上腺素受体激动药过敏者禁用。

（2）对氟利昂过敏的患者禁用本品气雾剂。

【注意事项】

（1）通常预防用药时口服给药，控制发作时用气雾或粉雾吸入。

（2）本品缓释及控释制剂应用温水整片吞服，不可咀嚼。

（3）本品雾化吸入溶液一般剂量无效时，不能随意增加药物剂量或使用次数，反复过量使用可导致支气管痉挛，如有发生应立即停药，更改治疗方案。

（4）增加使用吸入的 β_2 受体激动剂可能是哮喘恶化的征象，若出现此情况，需重新评估对患者的治疗方法，考虑合用糖皮质激素治疗。

（5）用药期间应监测血钾浓度。

（6）使用本品预防早产的妇女，有患肺水肿的危险，应密切监测心肺功能。

（7）以下情况应慎用：①高血压患者；②糖尿病患者；③冠状动脉供血不足患者；④甲状腺功能亢进症患者；⑤老年人；⑥孕妇及哺乳期妇女，FDA 对本药的妊娠安全性分级为 C 级；⑦惊厥患者慎用本品雾化吸入溶液。

【药物相互作用】

（1）与其他肾上腺素受体激动剂或茶碱类药物合用时，可增强对支气管平滑肌的松弛作用，但也可能增加不良反应。

（2）可增强泮库溴铵、维库溴铵所引起的神经肌肉阻滞的程度。

（3）单胺氧化酶抑制剂、三环类抗抑郁药、抗组胺药、甲状腺素等可增加本品的不良反应。

（4）与磺胺类药物合用时，可降低磺胺类药物的吸收。

（5）肾上腺素 β 受体阻滞剂（如普萘洛尔）能拮抗本品的支气管扩张作用，故两者不宜合用。

（6）与氟烷在产科手术中合用时，可加重子宫收缩无力，导致大出血。

（7）与洋地黄类药合用时，可增加洋地黄类药物诱发心律失常的危险性。

（8）与皮质类固醇、利尿剂等合用时，可加重血钾浓度降低的程度。

（9）与甲基多巴合用时，可出现严重的急性低血压反应。

【规格】片剂：2 mg。胶囊剂：2 mg；4 mg；8 mg。缓释片（胶囊）：4 mg；8 mg。控释片（胶囊）：4 mg；8 mg。糖浆剂：10 mL：4 mg。气雾剂：0.1 mg×200 喷。粉雾剂（胶囊）：0.2 mg；0.4 mg。雾化吸入溶液：20 mL：100 mg。注射剂：2 mL：0.4 mg。

二、特布他林

【其他名称】比艾、别力康纳、博利康尼、博力康尼都保、布瑞平、川婷、喘康速、菲科坦、慧邦、间羟舒丁肾上腺素、间羟舒喘灵、间羟嗽必妥、叔丁喘宁、苏顺、特林、伊坦宁。

【药理作用】本品是选择性肾上腺素 β_2 受体激动剂，与肾上腺素 β_2 受体结合后，可使细胞内 cAMP 升高，从而舒张支气管平滑肌。并能抑制内源性致痉挛物质的释放及内源性介质引起的水肿，提高支气管黏膜纤毛廓清能力。对于哮喘患者，本品 2.5 mg 的平喘作用与 25 mg 麻黄碱相当。

试验证明，本品对心脏肾上腺素 β_1 受体的作用极小，对心脏的兴奋作用仅及异丙肾上腺素的 1/100、硫酸沙丁胺醇（喘乐宁）的 1/10。但临床应用时（特别是大量或注射给药）仍有明显心血管系统不良反应，因本品能激动血管平滑肌肾上腺素 β_2 受体，舒张血管，使血流量增加，通过压力感受器反射地兴奋心脏。

此外，连续静滴本品可激动子宫平滑肌肾上腺素 β_2 受体，抑制自发性子宫收缩和催产素引起的子宫收缩。

【适应证】

（1）用于治疗支气管哮喘、慢性喘息性支气管炎、阻塞性肺气肿和其他伴有支气管痉挛的肺部疾病。

（2）静脉滴注可用于预防早产及胎儿窒息。

【用法用量】

1. 成人

（1）口服给药。①平喘。片剂：一次 2.5~5 mg，每日 3 次。每日最大量不超过 15 mg。胶囊剂、颗粒剂：一次 1.25 mg，每日 2~3 次，1~2 周后可加至一次 2.5 mg，每日 3 次。口服溶液：一次 1.5~3 mg，每日 3 次。②预防早产及胎儿窒息。用于静脉滴注后维持治疗。在停止静脉滴注前 30 分钟给予 5 mg，以后每 4 小时口服 1 次。每日极量为 30 mg。

（2）静脉注射。必要时每 15~30 分钟注射 0.25 mg，4 小时内总剂量不能超过 0.5 mg。

（3）静脉滴注。①平喘，每日 0.5~0.75 mg，分 2~3 次给药。使用本品注射剂时，需先将注射剂 0.25 mg 或 0.5 mg 用生理盐水 100 mL 稀释后缓慢（2.5 µg/min）滴注。②预防早产及胎儿窒息，开始时滴速为每分钟 2.5 µg，以后每 20 分钟增加 2.5 µg/min，直至宫缩停止或滴速达到每分钟 17.5 µg，以后可每 20 分钟减 2.5 µg/min，直至最低有效滴速，维持 12 小时。若再出现宫缩，可再按上述方法增加滴速控制。

（4）皮下注射。一次 0.25 mg，如 15~30 分钟无明显临床改善，可重复注射 1 次，但 4 小时内总量不能超过 0.5 mg。每日最大剂量为 1 mg。

（5）雾化吸入：一次 5 mg（2 mL）加入雾化器中，24 小时内最多给药 4 次。如雾化器中药液未一次用完，可在 24 小时内使用。

（6）粉雾吸入：一次 0.25~0.5 mg，每 4~6 小时 1 次，严重者可增至一次 1.5 mg，每日最大量不超过 6 mg。需要多次吸入时，每吸间隔时间为 2~3 分钟。

2. 老年人

老年患者应从小剂量开始用药。

3. 儿童

（1）口服给药：12 岁以上儿童：每日 65 μg/kg，分 3 次服用。

（2）雾化吸入：①体重大于 20 kg 者，雾化溶液，一次 5 mg（2 mL）加入雾化器中，24 小时内最多给药 4 次；如雾化器中药液未一次用完，可在 24 小时内使用；②体重小于 20 kg 者，雾化溶液，一次 2.5 mg（1 mL），24 小时内最多给药 4 次。如雾化器中药液未一次用完，可在 24 小时内使用。

（3）粉雾吸入：5~12 岁，一次 0.25~0.5 mg，每 4~6 小时 1 次，严重者可增至一次 1 mg，每日最大量不超过 4 mg。需要多次吸入时，每吸间隔时间为 2~3 分钟。

4. 肾功能不全者

中度肾功能不全患儿用量为常规用量的 1/2。轻度肾功能不全者不必调整剂量。

【不良反应】本品引起的不良反应发生率低，多为轻度，可耐受，不影响继续治疗。

1. 中枢神经系统

可见震颤（连续用药数日后自行消失）、神经质、情绪变化、失眠、头晕、头痛，偶见嗜睡。

2. 心血管系统

可见心悸（减量后会好转）、心动过速。

3. 代谢及内分泌系统

偶见高血糖和乳酸过多，并可能使血钾浓度降低。大剂量用药可使有癫痫病史者发生酮症酸中毒。大剂量静脉给药可使糖尿病和酮症酸中毒加重。

4. 呼吸系统

可见鼻塞、胸部不适，少见呼吸困难，偶有超敏反应及支气管痉挛发作的报道。

5. 肌肉骨骼系统

可见肌肉痉挛，偶见肌张力增高。

6. 肝脏

偶见氨基转移酶升高。

7. 胃肠道

可见口干、恶心、呕吐等。

8. 过敏反应

偶见皮疹、荨麻疹、过敏性脉管炎。

9. 其他

可见疲乏、面部潮红、出汗及注射局部疼痛。长期应用可形成耐药，使疗效降低。

【禁忌】

（1）对本品过敏者。

（2）对其他拟交感胺类药过敏者。

【注意事项】

（1）用于治疗哮喘时推荐短期间断应用，以吸入为主，只在重症哮喘发作时才考虑静脉给药。使用本品的同时应注意使用肾上腺皮质激素等抗炎药。

（2）以下情况应慎用：①心血管疾病患者（包括冠心病、原发性高血压、心律失常）；②糖尿病患者；③癫痫患者；④对拟交感胺类药物敏感性增加者（如未经适当控制的甲亢患者）；⑤老年患者慎用本品粉雾剂和气雾剂；⑥孕妇及哺乳期妇女，FDA对本药的妊娠安全性分级为 C 级；⑦12 岁以下儿童不推荐使用除吸入粉雾剂外的其他制剂。

【药物相互作用】

（1）与肾上腺素受体激动剂合用，可使疗效增加，但不良反应也可能加重。

（2）单胺氧化酶抑制药、三环类抗抑郁药、抗组胺药、甲状腺素等可增加本品的不良反应。正使用单胺氧化酶抑制药及三环类抗抑郁药或停用 2 周以内的患者应慎用本品。

（3）与拟交感胺类药合用，对心血管系统会产生有害影响，故不推荐两者联用。

（4）与咖啡因或缓解充血药合用，可能增加心脏的不良反应。

（5）与琥珀酰胆碱合用，可增强后者的肌松作用。

（6）肾上腺素 β 受体阻滞药（如醋丁洛尔、阿替洛尔、拉贝洛尔、美托洛尔、纳多洛尔、吲哚洛尔、普萘洛尔、噻吗洛尔等）能拮抗本品的作用，使疗效降低，还可能使哮喘患者发生严重的支气管痉挛。

（7）与茶碱合用时，可降低茶碱的血药浓度，增强舒张支气管平滑肌作用，但可能加重心悸等不良反应。

（8）使用非保钾利尿药（如噻嗪类利尿药）能引起心电图改变和低钾血症，服用（尤其是超剂量服用）肾上腺素 β 受体激动药可使症状急性恶化，其结果的临床意义尚不明确，故本品与非保钾利尿药联用时需谨慎。

【规格】片剂：2.5 mg；5 mg。胶囊剂：1.25 mg；2.5 mg。颗粒剂：1.25 mg。口服溶液：100 mL：30 mg。注射剂：1 mL：0.25 mg；2 mL：0.5 mg。硫酸特布他林氯化钠注射剂：100 mL（硫酸特布他林 0.25 mg、氯化钠 900 mg）。注射用硫酸特布他林：0.25 mg；1 mg。气雾剂：2.5 mL：25 mg；2.5 mL：50 mg；10 mL：100 mg。吸入粉雾剂：0.5 mg（每吸）。雾化溶液：2 mL：5 mg。

三、班布特罗

【其他名称】奥多利、邦尼、帮备、贝合健、啡爽、孚美特、汇杰、罗利。

【药理作用】本品为支气管扩张药，在体内转化为特布他林，可提高药物的吸水性以及在首过效应中水解代谢时的稳定性，从而延长作用维持时间。特布他林通过激动肾上腺素 β₂ 受体，使支气管产生松弛作用；并抑制内源性致痉挛物质释放，抑制由内源性介质引起的水肿；还可提升支气管纤毛的廓清能力。

【适应证】用于治疗支气管哮喘、哮喘性支气管炎、阻塞性肺气肿及其他伴有支气管痉挛的肺部疾病。

【用法用量】成人口服给药，推荐起始剂量为 10 mg，每晚睡前服用。根据临床疗效，在 1~2 周后可增加到 20 mg。肾小球滤过率（GFR）小于 50 mL/min 的患者，建议初始剂量用 5 mg。老年患者应减小初始剂量。

【不良反应】本药不良反应较其他同类药物轻,可见有震颤、头痛、精神紧张、强直性肌肉痉挛、心悸和心动过速等,其严重程度与剂量正相关,大部分在治疗 1~2 周后会自然消失。极少数患者可能出现氨基转移酶轻度升高以及口干、头晕和胃部不适等。

【禁忌】

(1) 对本品、特布他林及其他拟交感胺类药过敏者。

(2) 特发性肥厚性主动脉瓣下狭窄患者。

(3) 快速型心律失常患者。

(4) 肝硬化或肝功能不全患者。

【注意事项】

(1) 肝硬化患者或严重肝功能不全患者本品转化为特布他林时有严重阻碍,应直接给予特布他林或其他肾上腺素 β_2 受体激动药。

(2) 下列情况应慎用:①新近发生过心肌梗死者;②高血压患者;③糖尿病患者;④甲状腺功能亢进症患者;⑤对拟交感胺类药物敏感性增加者;⑥孕妇及哺乳期妇女。

【药物相互作用】

(1) 本品可能延长琥珀胆碱对肌肉的松弛作用。

(2) 与皮质激素、利尿药合用,可加重血钾浓度降低的程度。

(3) 肾上腺素 β_2 受体激动药会增加血糖浓度,从而降低降糖药物作用,因此患有糖尿病者,服用本品时应调整降糖药物剂量。

(4) 肾上腺素 β 受体阻滞剂(醋丁洛尔、阿替洛尔、拉贝洛尔、美托洛尔、纳多洛尔、吲哚洛尔、普萘洛尔、噻吗洛尔)能拮抗本品的作用,使其疗效降低。

(5) 单胺氧化酶抑制剂、三环类抗抑郁药、抗组胺药、甲状腺素等可能增加本品的不良反应。

(6) 与其他支气管扩张药合用时,可增加不良反应。

【规格】片剂:10 mg;20 mg。胶囊剂:10 mg。颗粒剂:2 g:100 mg。口服液:100 mL:100 mg。

四、丙卡特罗

【其他名称】川迪、曼普特、美喘清、美普清、普鲁卡地鲁、普鲁喹醇、异丙喹喘宁、希思宁。

【药理作用】本品为肾上腺素 β_2 受体激动剂,对支气管的 β_2 受体具有高度选择性,其支气管扩张作用强而持久。同时具有较强的抗过敏作用,抑制速发型的气道阻力增加,抑制迟发型的气道反应性增高。豚鼠肺切片试验显示,本品对用白蛋白诱发组胺释放的抑制作用比异丙肾上腺素强 10 倍,比舒喘灵强 100 倍。人体试验表明,本品能抑制哮喘患者以乙酰胆碱喷雾剂诱发的支气管收缩反应,并有轻微增加支气管纤毛运动的作用。

【适应证】适用于支气管哮喘、哮喘性支气管炎、伴有支气管反应性增高的急性支气管炎和慢性阻塞性肺疾病所致的喘息症状。

【用法用量】

1. 成人

（1）口服给药：一次 50 μg，每日 1 次，临睡前服用或一次 50 μg，每日 2 次，早晨及临睡前口服。

（2）气雾吸入：一次吸入 10~20 μg，每日 3 次，10 日为一疗程，可连续使用 3 个疗程或视病情需要而定。

（3）直肠给药：以栓剂 100 μg 塞肛，每晚 1 次或早晚各 1 次。

2. 老年人

一般高龄患者生理功能降低，注意减量。

3. 儿童

（1）口服给药：6 岁以上儿童：每晚睡前一次服 25 μg 或一次 25 μg，早晚（睡前）各服 1 次。6 岁以下儿童：一次 1.25 μg/kg，每日 2 次。可依据年龄和症状的严重程度调整剂量。

（2）气雾吸入：一次 10 μg。

【不良反应】本品引起的不良反应较少。

1. 心血管系统

可引起面部潮红、血压升高、室性心律不齐、心动过速。偶有心电图改变。

2. 精神神经系统

可引起紧张、头痛、震颤、嗜睡、眩晕、失眠、肌肉颤动、耳鸣等。

3. 呼吸系统

有时出现气管、咽喉异常感，偶见鼻塞，较少发生呼吸困难。

4. 胃肠道

可引起恶心、胃部不适、口渴等。

5. 血液

偶见血小板减少。

6. 过敏反应

偶见皮疹。

7. 其他

可见一过性血钾降低。长期应用可形成耐药性，疗效降低。

【禁忌】对本品及肾上腺素受体激动药过敏者禁用。

【注意事项】

（1）本品对变应原引起的皮肤反应有抑制作用，故进行皮肤试验时，应提前 12 小时停止服用本品。

（2）下列情况应慎用：①甲状腺功能亢进症患者；②高血压患者；③冠心病等心脏病患者；④糖尿病患者；⑤孕妇及哺乳期妇女。

【药物相互作用】

（1）本药与肾上腺素及异丙肾上腺素等儿茶酚胺类合用时会引起心律失常、心率增加，故应避免与上述药物合用。

（2）合用茶碱类药时，可增加舒张支气管平滑肌作用，但不良反应也增加。

（3）与单胺氧化酶抑制剂及三环类抗抑郁药合用，可增加本品的不良反应。

（4）与黄嘌呤衍生物、甾类激素及利尿药合用时有增加肾上腺素 β_2 受体激动剂降低血钾的作用，对重症哮喘患者应特别注意。低氧血症在血钾低下时增加了对心率的作用，在这种情况下要对血清钾进行监测。

（5）非选择性肾上腺素 β_2 受体阻滞药可部分或全部拮抗本品的作用。

【规格】片剂：25 μg；50 μg。胶囊剂：25 μg。口服溶液：500 mL：2.5 mg。气雾剂：2 mg（每揿）。

五、沙美特罗

【其他名称】喘必灵、祺泰、强力安喘通、司多米、施立碟、施立稳。

【药理作用】本品为长效选择性肾上腺素 β_2 受体激动剂。其作用机制是通过刺激细胞内的腺苷酸环化酶提高 cAMP 水平，从而使支气管平滑肌松弛，并抑制细胞（特别是肥大细胞）的速发型超敏反应介质释放。本品能够持续停留在作用部位，可产生 12 小时的支气管扩张作用。吸入本品 25 μg 引起的支气管扩张程度与吸入沙丁胺醇 200 μg 相当。作用特点：①直接作用于呼吸道平滑肌受体，使平滑肌扩张，并增强其纤毛的黏液清除功能；②作用于炎症细胞表面的 β_2 受体，如肺泡巨噬细胞、肥大细胞、嗜酸性粒细胞、中性粒细胞和淋巴细胞，对该类炎症细胞的激活具有抑制作用；且有阻止肺组织释放组胺和白介素的作用，从而抑制炎症递质；③抑制哮喘患者吸入抗原诱发的气道反应性增高，和 IgE 引起的皮肤红斑反应。

【适应证】

（1）慢性支气管哮喘（包括夜间哮喘和运动型哮喘）的预防和维持治疗，特别适用于防治夜间哮喘发作。

（2）慢性阻塞性肺疾病（包括肺气肿和慢性支气管炎）伴气道痉挛时的治疗。

【用法用量】

1. 成人

（1）气雾吸入：一次 50 μg，每日 2 次；严重病例一次 100 μg，每日 2 次；甚至可用至一次 200 μg，每日 2 次。

（2）粉雾吸入：一次 50 μg，每日 2 次。

2. 儿童

（1）气雾吸入：一次 25 μg，每日 2 次。

（2）粉雾吸入：一次 25 μg，每日 2 次。

【不良反应】本品耐受性好，不良反应轻微。

（1）最常见恶心、呕吐、倦怠、不适、肌痉挛、颤抖。

（2）可见血钾过低、心动过速、速发型过敏反应（如皮疹、气道痉挛）、异常的支气管痉挛（这时须改用其他治疗方法）。

（3）较少见头痛、心悸。

（4）极少见震颤反应（常是暂时性的，与剂量有关，经定期使用后即可减弱），极少数患者在吸入本品后可发生咽喉痉挛、刺激或肿胀，表现为喘鸣和窒息等。

【禁忌】对本品过敏者、主动脉瓣狭窄者、心动过速者、严重甲状腺功能亢进者禁用。

【注意事项】

（1）由于起效相对较慢，故不适用于急性哮喘发作患者，不适用于重度或危重哮喘发作患者。

（2）不适用于冠心病、高血压、心律失常、惊厥、甲状腺毒症的哮喘患者及对所有拟交感神经药物高度敏感的哮喘患者。

（3）虽然本品具有抗炎作用，但不能取代糖皮质激素口服及吸入制剂的使用，临床常需与糖皮质激素类抗炎药物合用，以增强疗效。

（4）与其他吸入性药物相同，使用本品治疗后可出现异常的支气管痉挛反应，使喘鸣加剧，须立即停药，并使用短效肾上腺素 β_2 受体激动药（如沙丁胺醇）。

（5）FDA 对本药的妊娠安全性分级为 C 级。

【药物相互作用】

（1）本品与茶碱类等支气管扩张药合用可产生协同作用，合用时应注意调整剂量。

（2）与黄嘌呤衍生物、激素、利尿药合用，可加重血钾浓度降低。

（3）与单胺氧化酶抑制药合用，可增加心悸、激动或躁狂发生的危险性，两者不宜合用。

（4）与三环类抗抑郁药合用可增强心血管兴奋性，故两者不宜合用。

（5）与非选择性肾上腺素 β 受体阻滞剂合用，可降低本药疗效，故两者不宜合用。

（6）与保钾利尿药合用，尤其本品超剂量时，可使患者心电图异常或低血钾加重，合用时须慎重。

【规格】羟萘酸沙美特罗气雾剂：25 $\mu g \times 200$ 揿。沙美特罗气雾剂：25 $\mu g \times 60$ 揿；25 $\mu g \times 120$ 揿。蝶式吸入剂：每个药泡含本药 50 μg。粉雾剂胶囊：50 μg。

六、福莫特罗

【其他名称】安通克、安咳通、奥克斯都保、福莫待若。

【药理作用】本品结构类似延胡索素，为长效选择性肾上腺素 β_2 受体激动药，具有强力而持续的支气管扩张作用，且呈剂量依赖关系。能使第 1 秒用力呼气量（FEV₁）、用力肺活量（FVC）和呼气峰流速（PER）增加。并在吸入数分钟后扩张支气管，减少气道阻力，此作用明显比同等剂量的沙丁胺醇和特布他林强。本品还有抗过敏及抑制毛细血管通透性作用，能抑制肺肥大细胞释放组胺，其作用与组胺 H₁ 受体拮抗药、肥大细胞稳定药酮替芬类似。

【适应证】用于缓解支气管哮喘、急性支气管炎、喘息性支气管炎或肺气肿等气道阻塞性疾病所引起的呼吸困难。尤其适用于需要长期服用肾上腺素 β_2 受体激动药的患者和夜间发作的哮喘患者。

【用法用量】

1. 成人

（1）吸入给药：吸入给药剂量应个体化，常规剂量为一次 4.5~9 μg，每日 1~2 次。严重患者，一次 9~18 μg，每日 1~2 次。早晨或（和）晚间给药，哮喘夜间发作可于晚间给药 1 次。每日最大剂量为 36 μg。

（2）口服给药：一次 40~80 μg，每日 2 次。也可根据年龄、症状的不同适当增减。

2. 老年人

高龄患者通常伴有生理功能性低下，应适当减量。

3. 儿童

口服给药，每日 4 μg/kg，分 2~3 次口服。

【不良反应】

1. 心血管系统

常见心悸，偶见心动过速、室性期前收缩、面部潮红、胸部压迫感等。

2. 神经系统

常见头痛，偶见震颤、兴奋、发热、嗜睡、盗汗等，罕见耳鸣、麻木感、不安、头昏、眩晕等。

3. 消化系统

偶见恶心、呕吐、嗳气、腹痛、胃酸过多等。

4. 肌肉骨骼系统

偶见肌肉痉挛。

5. 呼吸道

罕见支气管痉挛。

6. 过敏反应

偶见瘙痒，罕见皮疹，出现时应停药。

7. 其他

偶见口渴、疲劳、倦怠感等，罕见低钾（或高钾）血症。

【禁忌】

（1）对本品过敏者。

（2）对吸入乳糖过敏者禁用本品干粉吸入剂。

【注意事项】

（1）本品不宜用于治疗急性支气管痉挛。

（2）正确使用本品无效时应停药。

（3）以下情况应慎用：①肝功能不全患者；②肾功能不全患者；③低钾血症患者；④糖尿病患者；⑤嗜铬细胞瘤患者；⑥甲状腺功能亢进症患者；⑦肥厚性梗阻性心脏病、特发性主动脉瓣狭窄、高血压、颈内动脉—后交通动脉动脉瘤或其他严重心血管疾病（如心肌缺血、心动过速、严重心衰、QT 间期延长等）患者。

（4）FDA 对本药的妊娠安全性分级为 C 级。

【药物相互作用】

（1）与皮质类固醇类药、利尿药合用可能因低钾血症而导致心律不齐，应监测血钾值。

（2）与肾上腺素及异丙肾上腺素等儿茶酚胺类药物合用时，容易引起心律不齐，甚至可能导致心脏停搏，应通过减量等方法慎重给药。

（3）可增强由泮库溴铵、维库溴铵产生的神经肌肉阻滞作用。

（4）与黄嘌呤衍生物（茶碱、氨茶碱等）合用，可能因低钾血症而导致心律不齐，应监测血钾值。

（5）与单胺氧化酶抑制药合用，可增加出现室性心律失常、轻度躁动的危险性，并可加重高血压反应。

(6) 与洋地黄类药物合用可增加后者诱导的心律失常的易患性，合用应谨慎。

(7) 与呋喃唑酮、甲基苯肼合用可加重高血压反应。

(8) 与抗组胺药（特非那定）、三环类抗抑郁药合用可延长 QT 间期，增加出现室性心律失常的危险性。

(9) 与左旋多巴、甲状腺素、缩宫素合用，可降低心脏对 β_2 拟交感神经药物的耐受性。

(10) 乙醇可降低心脏对 β_2 拟交感神经药物的耐受性。

【规格】干粉吸入剂：1 g：10 mg（4.5 μg×60 吸）；1 g：20 mg（9.0 μg×60 吸）。片剂：20 μg；40 μg。干糖浆：500 mg：20 μg；500 mg：40 μg。

七、妥洛特罗

【其他名称】喘舒、阿米迪、丁氯喘、氯丁喘胺、叔丁氯喘通、妥布特罗、息克平。

【药理作用】本品为选择性肾上腺素 β_2 受体激动剂，对支气管平滑肌具有较强而持久的扩张作用。对心脏兴奋作用较弱。离体动物试验表明，其松弛气管平滑肌作用是氯丙那林的 2~10 倍，作用维持时间较异丙肾上腺素长 10 倍多，而对心脏的兴奋作用是异丙肾上腺素的 1/1 000。临床试验表明，本品除有明显平喘作用外，还有一定的止咳、祛痰作用。

【适应证】主要用于防治支气管哮喘及喘息型支气管炎等。

【用法用量】成人口服给药，一次 0.5~2 mg，每日 3 次。

【不良反应】

(1) 偶有心悸、手指震颤、心动过速、头晕、恶心、胃部不适等反应，一般停药后即可消失。

(2) 偶有过敏反应，表现为皮疹，发现后须立即停药。

【禁忌】对本品过敏者禁用。

【注意事项】以下情况应慎用：①肝功能不全患者；②肾功能不全患者；③甲状腺功能亢进症患者；④心血管疾病如高血压、心律失常、冠状动脉病变及特发性肥厚性主动脉瓣狭窄患者；⑤糖尿病患者；⑥使用洋地黄者；⑦低钾血症患者；⑧嗜铬细胞瘤患者；⑨孕妇。

【药物相互作用】

(1) 与肾上腺素、异丙肾上腺素合用，可加强本品的心脏兴奋作用，易致心律失常，故应避免合用。

(2) 与单胺氧化酶抑制药合用，可出现心动过速、躁狂等不良反应，应避免同用。

【规格】片剂：0.5 mg；1 mg。

八、甲氧那明

【其他名称】克之、阿斯美、奥索克新、喘咳宁、甲氧苯丙胺、甲氧非那明、哮喘宁。

【药理作用】本品为肾上腺素 β 受体激动药，作用类似于麻黄碱，主要激动肾上腺素 β 受体，对肾上腺素 α 受体作用极弱，能舒张支气管平滑肌，平喘作用较麻黄碱强，对心血管系统和中枢神经系统的影响较弱。此外尚具有轻度抗组胺、镇静和抑制咳嗽中枢的作用。

【适应证】

（1）用于咳嗽以及支气管哮喘，适用于不能耐受麻黄碱者。

（2）用于过敏性鼻炎和荨麻疹。

【用法用量】

1. 成人

（1）口服给药：一次 50~100 mg，每日 3 次。

（2）肌内注射：一次 20~40 mg。

（3）灌肠给药：一次 20 mg。

2. 儿童

（1）口服给药：5 岁以上儿童，一次 25~50 mg，每日 3 次。

（2）灌肠给药：一次 5~10 mg。

【不良反应】偶有口干、恶心、眩晕、头痛、失眠、心悸等。

【禁忌】尚不明确。

【注意事项】甲状腺功能亢进症、糖尿病、高血压、冠心病患者慎用。

【药物相互作用】

（1）本品与可待因、茶碱、水合氯醛等药物合用，有协同作用，可增强疗效。

（2）本品与单胺氧化酶抑制药合用，可引起血压过度升高，甚至产生高血压危象，应禁止合用。

【规格】片剂：50 mg。注射剂：2 mL：40 mg。

九、氯丙那林

【其他名称】喘通、氯喘、氯喘通。

【药理作用】本品为肾上腺素 β_2 受体激动剂，对支气管有明显的扩张作用，平喘效果比异丙肾上腺素略弱，但对心脏的毒性明显降低，对心脏的兴奋作用仅为异丙肾上腺素的 $1/10~1/3$。

【适应证】用于缓解支气管哮喘、喘息型支气管炎、慢性支气管炎合并肺气肿患者的支气管痉挛，起到平喘并改善肺功能的作用。

【用法用量】成人常规剂量：①口服给药，一次 5~10 mg，每日 3 次。预防哮喘夜间发作可于睡前加服 5~10 mg；②气雾吸入，一次 6~10 mg。

【不良反应】少数患者可见口干、轻度心悸、手指震颤、头晕等。

【禁忌】对本品过敏者。

【注意事项】

（1）用药初期 1~3 日，个别患者可见心悸、手指震颤、头痛及胃肠道反应，继续服药多能自行消失。

（2）避免与单胺氧化酶抑制剂及三环类抗抑郁药同时应用。

（3）本品有抑制过敏引起的皮肤反应作用，故评估皮肤试验反应时，应考虑到本药对反应的影响。

（4）以下情况应慎用：①心律失常患者；②高血压患者；③甲状腺功能亢进患者；④心肾功能不全患者；⑤老年患者。

【药物相互作用】

（1）本品与肾上腺素及异丙肾上腺素等儿茶酚胺类并用时会引起心律失常、心率增加，故应避免与上述药物并用。

（2）并用茶碱类药时，可增加舒张支气管平滑肌作用，但不良反应也增加。

【规格】片剂：5 mg。气雾剂：2%。

十、异丙托溴铵

【其他名称】异丙阿托品、爱喘乐定量喷雾剂、溴化异丙托品、异丙托品、爱喘乐。

【药理作用】本品为抗胆碱类药，具有较强的支气管平滑肌松弛作用，对慢性阻塞性肺疾病有平喘作用，其作用较明显，起效快，持续时间较长。本品还具有控制黏液腺体分泌及改善纤毛运动的作用，从而减少痰液阻塞以改善通气，同时痰液的减少也减轻对支气管的刺激所引起的支气管痉挛。与肾上腺素 β 受体激动剂（如异丙基肾上腺素）相比，本品对心血管的不良反应小，与 β_2 受体激动剂（如舒喘灵）相比，本品对痰量的调节作用较强。

【适应证】

（1）用于缓解慢性阻塞性肺疾病（如慢性支气管炎、肺气肿等）引起的支气管痉挛、喘息症状，并可作为维持用药。

（2）用于防治支气管哮喘，尤其适用于因不能耐受肾上腺素 β 受体激动药所致肌肉震颤、心动过速患者。

【用法用量】

1. 成人

（1）气雾吸入：①一般用法，一次 40 μg，每日 3~4 次或每隔 4~6 小时 1 次；②严重发作，一次 40~60 μg，每 2 小时可重复 1 次。

（2）雾化吸入：一次 100~500 μg，用生理盐水稀释至 3~4 mL，置雾化器中吸入，至症状缓解，剩余的药液应废弃。

2. 儿童

（1）气雾吸入：14 岁以上儿童同成人。

（2）雾化吸入：应用本品溶液剂。14 岁以下者：一次 50~250 μg，用生理盐水稀释至 3~4 mL，置雾化器中吸入，一般每日 3~4 次，必要时每隔 2 小时重复 1 次。14 岁以上者：同成人。

【不良反应】

1. 心血管系统

少见心动过速、心悸。

2. 中枢神经系统

常见头痛，可有头晕、神经质。

3. 呼吸系统

可见咳嗽、局部刺激，极少见支气管痉挛。

4. 肌肉骨骼系统

可有震颤。

5. 泌尿生殖系统

少见尿潴留（已有尿道梗阻的患者发生率增加）。

6. 胃肠道

常见口干，可有恶心、呕吐，少见口苦、胃肠动力障碍（尤其对于纤维囊泡症的患者，停药后可恢复正常）。

7. 眼

可有视物模糊，少见眼部调节障碍。

8. 过敏反应

极少见过敏反应，表现为恶心、头晕、皮疹、荨麻疹、皮肤或黏膜肿胀、喉痉挛、血压下降、舌唇和面部神经血管性水肿及过敏症等，大多数患者对其他药物或食物尤其是大豆有既往过敏史。

【禁忌】

（1）对本品及阿托品和其衍生物过敏者。

（2）幽门梗阻者。

【注意事项】

（1）本品雾化溶液不能与含有防腐剂苯扎氯铵的色苷酸钠雾化吸入液在同一个雾化器中使用，可以与祛痰药盐酸氨溴索雾化吸入液、盐酸溴己新雾化吸入液和非诺特罗雾化吸入液共同使用。

（2）有青光眼易患性的患者应用本品时应使用眼罩保护眼睛。与眼结膜充血和角膜水肿相关的眼痛或不适、视物模糊、虹视或有色成像等可能是急性闭角型青光眼的征象，若上述症状加重，需用缩瞳药。

（3）气雾剂含有大豆卵磷脂，故对上述物质过敏者不能使用本品气雾剂。

（4）本品误入眼内时，会出现瞳孔散大和轻度、可逆的视力调节紊乱，一旦出现此症状以及其他严重的眼部并发症，可予以缩瞳治疗。

（5）以下情况应慎用：①闭角型青光眼患者；②前列腺增生患者；③膀胱颈梗阻患者。

（6）FDA对本药的妊娠安全性分级为B级。

【药物相互作用】

（1）本品与非诺特罗、色苷酸钠、茶碱、沙丁胺醇等合用，可相互增强疗效。

（2）金刚烷胺、吩噻类抗精神病药、三环类抗抑郁药、单胺氧化酶抑制药以及某些抗组胺药可增强本品的作用。

（3）肾上腺素 β 受体激动药或黄嘌呤制剂可增强本品的支气管扩张作用。有闭角型青光眼病史的患者合用本品与 β 受体激动药时，可增加急性青光眼发作的危险性。

（4）本品与其他治疗慢性阻塞性肺疾病的常用药物包括拟交感神经性支气管扩张药、甲基黄嘌呤、类固醇、色苷酸钠等合用，药物间无不良相互作用。

【规格】气雾剂：10 mL（20 μg×200喷）。雾化溶液剂：2 mL：0.5 mg；2 mL：0.5 mg；20 mL：5 mg（0.025%）。

（袁　杰）

第六章

循环系统常用药物

第一节　钙通道阻滞药

一、维拉帕米

【其他名称】异搏定、戊脉安、凡拉帕米、异搏停、Iproveratril。

【药理作用】本品为钙离子拮抗剂，通过调节心肌传导细胞、心肌收缩细胞以及动脉血管平滑肌细胞细胞膜上的钙离子内流，发挥其药理学作用，但不改变血清钙浓度。

（1）维拉帕米扩张心脏正常部位和缺血部位的冠状动脉主干和小动脉，拮抗自发的或麦角新碱诱发的冠状动脉痉挛，增加冠状动脉痉挛患者心肌氧的递送，解除和预防冠状动脉痉挛；减少总外周阻力，降低心肌耗氧量。可用于治疗变异型心绞痛和不稳定型心绞痛。

（2）维拉帕米减少钙离子内流，延长房室结的有效不应期，减慢传导，可降低慢性心房颤动和心房扑动患者的心室率，减少阵发性室上性心动过速发作的频率。通常不影响正常的窦性心律，但可导致病窦综合征患者窦性停搏或窦房传导阻滞；不改变正常心房的动作电位或室内传导时间，但降低被抑制的心房纤维去极化的振幅、速度以及传导的速度，可能缩短附加旁路通道的前向有效不应期，加速房室旁路并发心房扑动或心房颤动患者的心室率，甚至会诱发心室颤动。

（3）维拉帕米通过降低体循环的血管阻力产生降低血压作用，一般不引起直立性低血压或反射性心动过速。

（4）维拉帕米减轻后负荷，抑制心肌收缩，可改善左室舒张功能。在心肌等长或动力性运动中，维拉帕米不改变心室功能正常患者的心脏收缩功能。器质性心脏疾病的患者，维拉帕米的负性肌力作用可被降低后负荷的作用抵消，心脏指数无下降。但在严重左心室功能不全的患者（如肺楔嵌压大于 20 mmHg 或射血分数小于 30%）或服用 β 受体阻滞剂或其他心肌抑制药物的患者，可能出现心功能恶化。

（5）动物实验提示维拉帕米的局部麻醉作用，是普鲁卡因等摩尔的 1.6 倍。在人体该作用及剂量尚不清楚。

【适应证】

1. 固体制剂

（1）心绞痛：用于变异型心绞痛、不稳定型心绞痛、慢性稳定型心绞痛。

（2）心律失常：与地高辛合用控制慢性心房颤动和（或）心房扑动时的心室率，预防阵发性室上性心动过速的反复发作。

（3）原发性高血压。

2. 注射剂

（1）快速阵发性室上性心动过速的转复：应用维拉帕米之前应首选抑制迷走神经的手法（如 Valsalva 法）治疗。

（2）心房扑动或心房颤动心室率的暂时控制：心房扑动或心房颤动并发房室旁路通道（预激综合征和 LGL 综合征）时除外。

【用法用量】

1. 口服

通过调整剂量达到个体化治疗。安全有效的剂量为不超过 480 mg/d。

（1）心绞痛：一般剂量为口服维拉帕米一次 80～120 mg，每日 3 次。肝功能不全者及老年人的安全剂量为一次 40 mg，每日 3 次，口服。在药后 8 小时根据疗效和安全评估决定是否增量。

（2）心律失常：慢性心房颤动服用洋地黄类药物治疗的患者，每日总量为 240～320 mg，分 3～4 次口服。预防阵发性室上性心动过速（未服用洋地黄类药物的患者）成人的每日总量为 240～480 mg，分 3～4 次口服。年龄 1～5 岁：每日量 4～8 mg/kg，每日分 3 次口服或每隔 8 小时口服 40～80 mg。超过 5 岁：每隔 6～8 小时口服 80 mg。

（3）原发性高血压：一般起始剂量为 80 mg，口服，每日 3 次。使用剂量可达每日 360～480 mg。对低剂量即有反应的老年人或体型瘦小者，应考虑起始剂量为 40 mg，口服，每日 3 次。

2. 注射

必须在持续心电监测和血压监测下，缓慢静脉注射至少 2 分钟。本品注射剂与林格液、5% 葡萄糖注射液或氯化钠注射液均无配伍禁忌。无法确定重复静脉给药的最佳给药间隔，必须个体化治疗。

一般起始剂量为 5～10 mg（或按 0.075～0.15 mg/kg 给药），稀释后缓慢静脉推注至少 2 分钟。如果初反应不令人满意，首剂 15～30 分钟后再给一次 5～10 mg（或 0.15 mg/kg）。静脉滴注给药，每小时 5～10 mg，加入氯化钠注射液或 5% 葡萄糖注射液中静脉滴注，每日总量为 50～100 mg。

【不良反应】以推荐的单剂量和每日总量为起始剂量并逐渐向上调整剂量用药，严重不良反应少见。

发生率在 1%～10% 的不良反应：便秘（7.3%）；眩晕、轻度头痛（3.5%）；恶心（2.7%）；低血压（2.5%）；头痛（2.2%）；外周水肿（2.1%）；充血性心力衰竭（1.8%）；窦性心动过缓；Ⅰ度、Ⅱ度或Ⅲ度房室传导阻滞；皮疹（1.2%）；乏力；心悸；转氨酶升高，伴或不伴碱性磷酸酶（ALP）和胆红素的升高，这种升高有时是一过性的，甚至继续使用维拉帕米仍可消失。

发生率小于 1% 的不良反应：低血压、心动过速、面部潮红、溢乳、牙龈增生、非梗阻性麻痹性肠梗阻等。

【禁忌】

（1）严重左心室功能不全禁用。

（2）低血压（收缩压小于 90 mmHg）或心源性休克禁用。

（3）病窦综合征（已安装并行使功能的心脏起搏器患者除外）禁用。

（4）Ⅱ或Ⅲ度房室传导阻滞（已安装并行使功能的心脏起搏器患者除外）禁用。

（5）心房扑动或心房颤动患者并发房室旁路通道禁用。

（6）已知对本品过敏的患者禁用。

【注意事项】

1. 心力衰竭

维拉帕米的负性肌力作用可因其减轻后负荷（降低循环血管阻力）而代偿，净效应不损害心室功能。但是严重左心室功能不全（肺楔嵌压大于 20 mmHg 或射血分数小于 30%）、中重度心力衰竭、已接受 β 受体阻滞剂治疗的任何程度的心室功能障碍的患者，避免使用维拉帕米。必须使用维拉帕米的轻度心功能不全的患者，治疗之前需已有洋地黄类或利尿剂控制临床症状。

2. 预激综合征

维拉帕米会加速房室旁路前向传导。房室旁路通道并发心房扑动或心房颤动患者静脉用维拉帕米治疗，会通过加速房室旁路的前向传导，引起心室率加快，甚至诱发心室颤动。虽然口服维拉帕米未见上述报道，但这种患者接受口服维拉帕米可能有危险，因此禁止使用。

3. 传导阻滞

维拉帕米可能导致房室结和窦房结传导阻滞，与血浆浓度增高相关，尤其是在治疗早期的增量期。引起Ⅰ度房室传导阻滞、一过性窦性心动过缓，有时伴有结性逸搏。高度房室传导阻滞不常见（0.8%）。当出现显著的Ⅰ度房室传导阻滞或逐渐发展成Ⅱ或Ⅲ度房室传导阻滞时，需要减量或停药。

4. 肝功能损害

因维拉帕米在肝内广泛代谢，肝功能损害的患者慎用。严重肝功能不全时维拉帕米的清除半衰期延长至 14~16 小时，该类患者只需服用正常剂量的 30%。

5. 肾功能损害

肾功能损害的患者慎用维拉帕米。血液透析不能清除维拉帕米。

6. 神经肌肉传导减弱

有报道维拉帕米减弱肌肉萎缩患者的神经肌肉传导，该类患者可能需要减量。

7. 血清钙

维拉帕米不改变血清钙浓度，但也有高于正常范围的血钙水平可能影响维拉帕米疗效的报道。

8. 肝功能异常

因维拉帕米可引起转氨酶增高，为慎重起见，接受维拉帕米治疗的患者应定期监测肝功能。

9. 低血压

静脉注射维拉帕米引起的血压下降一般是一过性和无症状的，但也可能发生眩晕。静脉注射维拉帕米之前静脉给予钙剂可预防该血流动力学反应。

10. 其他

FDA 对本药的妊娠安全性分级为 C 级。

【药物相互作用】

（1）环磷酰胺、长春新碱、甲基苄肼、强的松、长春碱酰胺、阿霉素、顺铂等细胞毒性药物可减少维拉帕米的吸收。

（2）苯巴比妥、乙内酰脲、维生素 D、苯磺唑酮和雷米封通过增加肝脏代谢降低维拉帕米的血浆浓度。

（3）西咪替丁可能提高维拉帕米的生物利用度。

（4）维拉帕米抑制乙醇消除，导致血中乙醇浓度增加，可能延长乙醇的毒性作用。

（5）有少数病例报道，维拉帕米和阿司匹林合用，出血时间较单独使用阿司匹林延长。

（6）与 β 受体阻滞剂联合使用，可增强对房室传导的抑制作用。

（7）长期服用维拉帕米，可使地高辛血药浓度增加 50%～75%。维拉帕米明显影响肝硬化患者地高辛的药代动力学，使地高辛的总清除率和肾外清除率分别减少 27% 和 29%。因此服用维拉帕米时，须减少地高辛的剂量。

（8）与血管扩张剂、血管紧张素转化酶抑制剂、利尿剂等抗高血压药合用时，降压作用叠加，应适当监测联合降压治疗的患者。

（9）与胺碘酮合用可能增加心脏毒性。

（10）肥厚性心肌病主动脉瓣狭窄的患者，最好避免联合用药。

（11）维拉帕米与氟卡尼合用，可使负性肌力作用叠加，房室传导延长。

（12）维拉帕米可增加卡马西平、环孢素、阿霉素、茶碱的血药浓度。

（13）有报道维拉帕米增加患者对锂的敏感性（神经毒性）。

（14）动物实验提示吸入性麻醉剂与维拉帕米同时使用时，需仔细调整两药剂量，避免过度抑制心脏。

（15）避免维拉帕米与丙吡胺同时使用。

【规格】 片剂：40 mg。缓释片：120 mg。注射剂：2 mL：5 mg。

二、硝苯地平

【其他名称】硝苯吡啶、心痛定、利心平、欣然、纳欣同、欣乐平、拜新同、Adalat、Unidipine。

【药理作用】本品为二氢吡啶类钙通道阻滞药，可选择性抑制钙离子进入心肌细胞和平滑肌细胞的跨膜转运，并抑制钙离子从细胞内释放，而不改变血浆钙离子浓度。

本品能同时舒张正常供血区和缺血区的冠状动脉，拮抗自发的或麦角新碱诱发的冠状动脉痉挛，增加冠状动脉痉挛患者心肌氧的递送，解除和预防冠状动脉痉挛。并可抑制心肌收缩，降低心肌代谢，减少心肌耗氧量。另外能舒张外周阻力血管，降低外周阻力，使收缩压和舒张压降低，减轻心脏后负荷。

本品可延缓离体心脏的窦房结功能和房室传导。整体动物和人的电生理研究未发现本品有延缓房室传导、延长窦房结恢复时间和减慢窦房结率的作用。

【适应证】

1. 固体制剂

适用于高血压（单独或与其他降压药合用）；心绞痛，尤其是变异型心绞痛。

2. 注射剂

适用于高血压危象。

【用法用量】

1. 口服

（1）空腹整粒吞服，不得嚼碎或掰开服用。

（2）从小剂量开始服用。初始剂量为一次 20 mg，最大剂量为一次 60 mg，每日 1 次。日服最大剂量不超过 120 mg。

（3）硝苯地平的剂量应视患者的耐受性和对心绞痛的控制情况逐步调整。增加剂量前需监测患者血压。如患者症状明显，可根据患者对药物的反应，缩短剂量调整期。

（4）停药时未观察到反跳症状，但是仍需逐步减量，并严密观察患者情况。

（5）普通制剂的剂量可安全地替换成缓释制剂的剂量。如普通制剂一次 30 mg，每日 3 次，可替换为缓释制剂一次 90 mg，每日 1 次。

2. 注射

遮光、静脉滴注。一次 2.5~5 mg，加 5% 葡萄糖注射液 250 mL 稀释后在 4~8 小时内缓慢滴入，根据病情调整滴速及用量，最大剂量 15~30 mg/24 h，可重复使用 3 日，不宜超越。以后治疗建议使用口服制剂。

【不良反应】

（1）常见服药后出现外周水肿（外周水肿与剂量相关，服用 60 mg/d 时的发生率为 4%，服用 120 mg/d 的发生率则为 12.5%）；头晕；头痛；恶心；乏力和面部潮红（10%）。一过性低血压（5%），多不需要停药（一过性低血压与剂量相关，在剂量<60 mg/d 时的发生率为 2%，而 120 mg/d 的发生率为 5%）。个别患者发生心绞痛，可能与低血压反应有关。还可见心悸、鼻塞、胸闷、气短、便秘、腹泻、胃肠痉挛、腹胀、骨骼肌发炎、关节僵硬、肌肉痉挛、精神紧张、颤抖、神经过敏、睡眠紊乱、视物模糊、平衡失调等。

（2）少见贫血、白细胞减少、血小板减少、紫癜、过敏性肝炎、齿龈增生、抑郁、偏执、血药浓度峰值时瞬间失明、红斑性肢痛、抗核抗体阳性关节炎等。

（3）可能产生的严重不良反应有心肌梗死和充血性心力衰竭（发生率 4%）、肺水肿（发生率 2%）、心律失常和传导阻滞（发生率各小于 0.5%）。

（4）本品过敏者可出现过敏性肝炎、皮疹甚至剥脱性皮炎等。

【禁忌】

（1）对硝苯地平过敏者禁用。

（2）孕妇禁用。

（3）心源性休克及严重主动脉狭窄患者禁用。

【注意事项】

1. 低血压

绝大多数患者服用硝苯地平后仅有轻度低血压反应，个别患者出现严重的低血压症状。这种反应常发生在剂量调整期或加量时，特别是合用 β 受体阻滞剂时。在此期间需监测血压，尤其合用其他降压药时。

2. 外周水肿

患者发生轻中度外周水肿与服用剂量成正比，与动脉扩张有关。水肿多初发于下肢末端，可用利尿剂治疗。对于伴充血性心力衰竭的患者，需分辨水肿是否由于左心室功能进一步恶化所致。

3. 对诊断的干扰

应用本品时偶见碱性磷酸酶、肌酸磷酸激酶、乳酸脱氢酶、门冬氨酸氨基转移酶和丙氨酸氨基转移酶升高，一般无临床症状，但曾有报道胆汁淤积和黄疸；血小板聚集度降低，出血时间延长；直接 Coomb 试验阳性伴或不伴溶血性贫血。

4. 慎用人群

肝肾功能不全、正在服用 α 受体阻滞剂者应慎用，宜从小剂量开始，以防诱发或加重低血压，增加心绞痛、心力衰竭甚至心肌梗死的发生率。慢性肾衰竭患者应用本品时偶有可逆性血尿素氮和肌酐升高，与硝苯地平的关系不够明确。

5. FDA 分级

FDA 对本药的妊娠安全性分级为 C 级。

【药物相互作用】

（1）与硝酸酯类合用，控制心绞痛发作，有较好的耐受性。

（2）与 β 受体阻滞剂合用，绝大多数患者对本品有较好的耐受性和疗效，但个别患者可能诱发和加重低血压、心力衰竭和心绞痛。

（3）与洋地黄类合用，可能增加地高辛血药浓度，提示在初次使用、调整剂量或停用本品时应监测地高辛的血药浓度。

（4）与血清蛋白结合率高的药物合用，如双香豆素类、苯妥英钠、奎尼丁、奎宁、华法林等，这些药的游离浓度常发生改变。

（5）与西咪替丁合用，本品的血浆峰浓度增加，注意调整剂量。

（6）葡萄柚汁与本品同服时，本品的 C_{max} 及 AUC 增加。

【规格】普通片剂、胶囊剂：5 mg；10 mg。缓释片：30 mg。胶丸剂：5 mg。注射剂：5 mL：2.5 mg。

三、尼卡地平

【其他名称】硝苯苄胺啶、佩尔地平、硝苯苄啶、Perdipine。

【药理作用】本品为钙离子通道阻滞药，通过抑制钙离子流入血管平滑肌细胞内而发挥血管扩张作用，从而使血压下降。本品具有高度的血管选择性，对血管平滑肌的钙离子拮抗作用强于心肌作用的 30 000 倍。在狗和大白鼠试验中显示了排钠利尿作用；在麻醉狗试验中还显示扩张椎动脉、冠状动脉、股动脉和肾动脉作用。本品可增加脑、心、肾等主要脏器的血流量，降压作用确切、持久，长期用药不会产生耐药性，并可抑制因高血压引起的心肌肥大的进展和预防脑中风的发生。

【适应证】

1. 固体制剂

用于原发性高血压。

2. 注射剂

用于手术时异常高血压的急救处置及高血压急症。

【用法用量】

1. 固体制剂

成人口服，一次 10~20 mg，每日 3 次。

2. 注射剂

（1）手术时异常高血压的急救处置：本品用生理盐水或5%葡萄糖注射液稀释成0.01%~0.02%（1 mL 中的含量为 0.1~0.2 mg）的溶液静脉滴注，以每分钟 2~10 μg/kg 的滴注速度开始给予，将血压降到目的值后，边监测血压边调节滴注速度。如有必要迅速降低血压时，则用本品以 10~30 μg/kg 的剂量进行静脉给予。

（2）高血压急症：本品用生理盐水或5%葡萄糖注射液稀释成 0.01%~0.02%（1 mL 中的含量为 0.1~0.2 mg）的溶液静脉滴注，以每分钟 0.5~6 μg/kg 的滴注速度给予，从每分钟 0.5 μg/kg 开始，将血压降到目标值后，边监测血压边调节滴注速度。

【不良反应】

（1）常见者有足踝部水肿、头晕、头痛、面部潮红等。

（2）有时出现 GOT、GPT、γ-GTP 升高，偶有胆红素升高。

（3）较少见心悸、乏力、心动过速。

（4）有时出现便秘、腹痛，偶有食欲不振、腹泻、恶心、呕吐。

（5）其他：偶有乳酸脱氢酶、胆固醇、尿素氮、肌酐升高，偶见粒细胞减少。

【禁忌】

（1）对本品过敏者禁用。

（2）颅内出血尚未完全止血的患者禁用。

（3）中风急性期颅内压增高的患者禁用。

（4）重度主动脉瓣狭窄患者禁用。

【注意事项】

（1）肝肾功能障碍、低血压、心力衰竭、青光眼患者，孕妇，哺乳期妇女，儿童慎用本品。肝功能不全者宜从低剂量开始。

（2）脑梗死和脑缺血患者应慎用，以防发生低血压。

（3）应用本药时需观察血压、心率。

（4）停用本品时应逐渐减少剂量，并密切观察病情。

（5）为了使静脉刺激的危险降低到最小，建议每 12 个小时改变一次注射部位。

（6）FDA 对本药的妊娠安全性分级为 C 级。

【药物相互作用】

（1）本品与 β 受体阻滞剂合用，耐受性良好。

（2）本品与西咪替丁合用，本品血药浓度增高。

（3）本品与其他降压药联合用药时，有可能产生相加作用，使用时应多加注意。

（4）本品与地高辛联合用药时，应监测地高辛血药浓度。

（5）本品与环孢素合用时环孢素血药浓度增高。

（6）在体外，治疗浓度的呋塞米、普萘洛尔、双嘧达莫、华法林、奎尼丁等加于人体血浆中不改变本品的蛋白结合率。

【规格】片剂：10 mg；20 mg；40 mg。注射剂：2 mL：2 mg；10 mL：10 mg。

四、尼群地平

【其他名称】硝苯甲乙吡啶、洛普思。

【药理作用】本品为钙通道阻滞药，选择性作用于血管平滑肌，可降低总外周阻力，使血压下降。并能降低心肌耗氧量，对缺血性心肌有保护作用。

【适应证】用于治疗高血压。

【用法用量】成人常用量，口服，开始一次 10 mg，每日 1 次，以后可随反应调整为一次 10 mg，每日 2~3 次。

【不良反应】较少见的不良反应有头痛、面部潮红。少见的反应有头晕、恶心、低血压、足踝部水肿、心绞痛发作。上述反应多为血管扩张的结果，在降压时可有反射性心动过速，由此诱发心绞痛。多数不良反应轻微，不影响治疗。

【禁忌】对本品过敏者和严重主动脉瓣狭窄者禁用。

【注意事项】

（1）少数病例可能出现血碱性磷酸酶升高。

（2）肝功能不全时血药浓度可增高，肾功能不全时对药代动力学影响较小，以上情况慎用本品。

（3）绝大多数患者服用此药后仅有可以耐受的轻度低血压反应，但个别患者可出现严重的体循环低血压症状。这种反应常发生在初期调整药量期间或者增加药物用量的时候，特别是合用 β 受体阻滞剂时。故服用本品期间须定期测量血压。

（4）已经证明，极少数的患者，特别是严重冠状动脉狭窄的患者，在服用此药或者增加剂量期间，心绞痛或心肌梗死的发生率增加，其机制尚不明了。故服用本品期间须定期做心电图检查。

（5）少数接受 β 受体阻滞剂的患者在开始服用此药后可发生心力衰竭，有主动脉狭窄的患者这种危险性更大。

【药物相互作用】

1. β 受体阻滞剂

绝大多数患者合用此药可加强降压作用，并可减轻本品降压后发生的心动过速。然而，个别患者有可能诱发和加重体循环低血压、心力衰竭和心绞痛。

2. 血管紧张素转化酶抑制剂

合用耐受性较好，降压作用加强。

3. 长效硝酸盐类

合用有较好的耐受性，但尚缺乏评价这种合用控制心绞痛的有效性文献。

4. 洋地黄类

部分研究提示，服用本药，能够增加合用的地高辛血药浓度，平均增加 45%。部分研究认为，不增加地高辛血药浓度和毒性。提示在初次使用、调整剂量或停用尼群地平时应监测地高辛的血药浓度，以防地高辛过量或不足。

5. 香豆素类抗凝药

尚无报道表明合用尼群地平能够增加香豆素类抗凝药物的凝血因子时间。目前，还不能肯定它们之间的相互作用。

6. 西咪替丁

由于西咪替丁可介导抑制肝脏细胞色素 P_{450} 酶，使尼群地平的首过效应发生改变，建议对正在服用西咪替丁治疗的患者合用尼群地平时，注意药物剂量的调整。

【规格】片剂：10 mg。

五、尼莫地平

【其他名称】硝苯甲氧乙基异丙啶、尼膜同。

【药理作用】本品是一种钙离子通道阻滞药。正常情况下，平滑肌的收缩依赖于钙离子进入细胞内，引起跨膜电流的去极化。尼莫地平通过有效地阻止钙离子进入细胞内抑制平滑肌收缩，达到解除血管痉挛之目的。动物实验证明，尼莫地平对脑动脉的作用较全身其他部位动脉的作用强许多，并且由于它具有很高的嗜脂性特点，易透过血脑屏障。当用于蛛网膜下隙出血的治疗时，脑脊液中的浓度可达 12.5 ng/mL。由此推论，临床上可用于预防蛛网膜下隙出血后的血管痉挛，然而人体应用该药的作用机制仍不清楚。此外尚具有保护和促进记忆、促进智力恢复的作用，所以可选择性地作用于脑血管平滑肌，扩张脑血管，增加脑血流量，显著减少血管痉挛引起的缺血性脑损伤。

【适应证】适用于各种原因的蛛网膜下隙出血后的脑血管痉挛和急性脑血管病恢复期的血液循环改善。

【用法用量】

1. 普通片

口服：急性脑血管病恢复期，一次 30~40 mg，每日 4 次。

2. 缓释片

口服：一次 60~120 mg，每日 2 次。

3. 注射剂

蛛网膜下隙出血，应尽早开始静脉滴注本品，每剂 25 mg，速度 0.5 μg/（kg·min），监测血压，以血压不下降或略有下降为宜，以后改口服，一次 30~60 mg，每日 3 次。

急性脑缺血应尽早用药，用量、速度同上，以后改口服。

【不良反应】大量临床实践证明，蛛网膜下隙出血者应用尼莫地平治疗时约有 11.2% 的患者出现不良反应。最常见的不良反应有：①血压下降，血压下降的程度与药物剂量有关；②肝炎；③皮肤刺痛；④胃肠道出血；⑤血小板减少；⑥偶见一过性头晕、头痛、面部潮红、呕吐、胃肠道不适等。此外，口服尼莫地平以后，个别患者可发生碱性磷酸酶、乳酸脱氢酶、血糖升高以及血小板数升高。

【禁忌】严重肝功能损害的患者禁用。

【注意事项】

（1）脑水肿及颅内压增高患者须慎用。

（2）尼莫地平的代谢产物具有毒性反应，肝功能损害者应慎用。

（3）本品可引起血压降低。在高血压并发蛛网膜下隙出血或脑卒中患者中，应注意减少或暂时停用降血压药物或减少本品的用药剂量。

（4）可产生假性肠梗阻，表现为腹胀、肠鸣音减弱。当出现上述症状时应当减少用药剂量并密切观察。

（5）避免与β受体阻断剂或其他钙通道阻滞药合用。

（6）FDA对本药的妊娠安全性分级为C级。

【药物相互作用】

（1）与其他作用于心血管的钙通道阻滞药联合应用时可增加其他钙通道阻滞药的效用。

（2）尼莫地平90 mg/d与西咪替丁1 000 mg/d联合应用1周以上者，尼莫地平血药浓度可增加50%，这可能与肝内细胞色素P_{450}被西咪替丁抑制影响尼莫地平代谢有关。

（3）镇静药和抗抑郁药：合并应用抗抑郁药氟西汀可使尼莫地平的稳态血浆浓度提高50%，氟西汀血药浓度显著降低，而其活性代谢产物去甲氟西汀则不受影响。去甲替林与尼莫地平同时给药，将使尼莫地平血药浓度稍有增加，而去甲替林的血浆浓度不受影响。长期定量服用尼莫地平与氟哌啶醇，并不出现相互作用。

（4）不推荐尼莫地平与抗癫痫药物同时服用。

【规格】普通片：30 mg。缓释片：60 mg。注射剂：50 mL：10 mg；50 mL：25 mg；100 mL：20 mg。

六、非洛地平

【其他名称】费乐地平、二氯苯吡啶、压喜定、波依定。

【药理作用】本品为二氢吡啶类钙通道阻滞药，可逆性竞争二氢吡啶结合位点，可阻断血管平滑肌和人工培养的兔心房细胞的电压依赖性Ca^{2+}电流，并阻断K^+诱导的鼠门静脉挛缩。

体外研究表明，本品对血管平滑肌选择性抑制作用强于对心肌的作用；在体外可检测到负性肌力作用，但是在整体动物中未观察到此作用。

本品可使外周血管阻力下降而导致血压降低，该药理作用与用药剂量相关，并有伴随反射性心率增加。在动物和人体内观察到本品因降低外周血管阻力而有轻度利尿作用。

【适应证】用于轻中度原发性高血压的治疗（可单独使用或与其他抗高血压药物合并使用）。

【用法用量】

1. 普通片

口服，起始剂量2.5 mg，每日2次。常用维持剂量为每日5 mg或10 mg，必要时剂量可进一步增加或加用其他降压药。

2. 缓释片

最初剂量一次5 mg，每日1次，可根据患者反应将剂量减少至每日2.5 mg或增加至每日10 mg。剂量调整间隔一般不少于2周。建议剂量范围为每日2.5~10 mg。

【不良反应】

（1）本品与其他钙通道阻滞药相同，在某些患者身上会导致面部潮红、头痛、头晕、心悸和疲劳，这些反应大部分具有剂量依赖性，而且是在剂量增加后开始的短时间内出现，是暂时的，应用时间延长后消失。

（2）本品与其他二氢吡啶类药物相同，可引起与剂量有关的足踝部水肿，牙龈炎或牙周炎患者用药后可能会引起轻微的牙龈肿大。

（3）可见皮疹、瘙痒。

（4）在极少数患者中可能会引起显著的低血压伴心动过速，在易感个体可能会引起心肌缺氧。

【禁忌】对本品过敏者禁用。

【注意事项】

（1）本品可引发严重低血压和晕厥，产生反射性心动过速，在敏感人群中可能引发心绞痛，低血压患者慎用。

（2）本品慎用于心力衰竭和心功能不全患者，须注意本品的负性肌力作用，特别是在与 β 受体阻滞剂合用时。

（3）本品慎用于孕妇、哺乳期妇女和儿童。老年人（65 岁以上）或肝功能不全患者宜从低剂量（一次 2.5 mg，每日 1 次）开始治疗，并在调整剂量过程中密切监测血压。FDA 对本药的妊娠安全性分级为 C 级。

（4）临床试验表明，剂量超过每日 10 mg 可增加降压作用，但同时增加周围性水肿和其他血管扩张不良事件的发生率。肾功能不全患者一般不需要调整建议剂量。

（5）本品应空腹口服或食用少量清淡饮食后口服，应整片吞服，勿咬碎或咀嚼。保持良好的口腔卫生可减少牙龈增生的发生率和严重性。

【药物相互作用】

（1）本品与 β 受体阻滞剂合用时耐受性良好，但有报道本品与美托洛尔合用时可使美托洛尔的药时曲线下面积和峰浓度分别增加31%和38%。

（2）本品与西咪替丁合用可使本品的药时曲线下面积和峰浓度增加50%，故与西咪替丁合用时应调整本品剂量。

（3）本品与地高辛合用未见到心力衰竭患者的地高辛药动学发生显著改变。

（4）抗癫痫药物苯妥因、卡马西平或苯巴比妥可使本品在癫痫患者体内的血药峰浓度降低，药时曲线下面积降低6%，因此应调整在这些患者中的治疗方案。

（5）其他药物：如吲哚美辛或螺内酯与本品无明显相互作用。

【规格】普通片：5 mg；10 mg。缓释片：2.5 mg；5 mg；10 mg。

七、氨氯地平

【其他名称】阿莫洛地平、安洛地平、丽珠优可、络活喜、Istin、Norvasc。

【药理作用】本品是二氢吡啶类钙通道阻滞药。心肌和平滑肌的收缩依赖于细胞外钙离子通过特异性离子通道进入细胞。本品选择性抑制钙离子跨膜进入平滑肌细胞和心肌细胞，对平滑肌的作用大于心肌。其与钙通道的相互作用取决于它和受体位点结合和解离的渐进性速率，因此药理作用逐渐产生。本品是外周动脉扩张剂，直接作用于血管平滑肌，降低外周血管阻力，从而降低血压。治疗剂量下，体外试验可观察到负性肌力作用，但在整体动物实验中未见。本品不影响血浆钙浓度。轻中度高血压患者每日服药一次，可以 24 小时降低卧位和立位血压，长期使用不引起心率或血浆儿茶酚胺显著改变。降压效果平稳。降压效果和剂量相关，降压幅度与治疗前血压相关，中度高血压患者（舒张压105~114 mmHg）的疗效比轻度高血压患者（舒张压 90~104 mmHg）好，血压正常者服药后没有明显作用。本品降低舒张压的作用在老年人和年轻人中相似，降低收缩压的作用对老年人更强。

本品缓解心绞痛的准确机制尚不明确，但可能在运动时，本品通过降低外周阻力（后负荷）减少心脏做功和心率血压乘积，减少心肌氧需，治疗劳力性心绞痛；通过抑制钙离子、肾上腺素、5-羟色胺和血栓素 A2 引起的冠状动脉和小动脉收缩，恢复缺血区血供治疗自发性心绞痛。8 项临床试验中有 5 项显示，本品显著延长运动诱发劳力型心绞痛的时间；部分研究显示本品延长 ST 段下降 1 mm 的时间，并减少心绞痛发作频率。该作用具有持续性，并且不显著影响血压和心率。在一项 50 例自发性心绞痛患者中进行临床试验显示，本品每周可以减少 4 次心绞痛发作（安慰剂每周减少 1 次）。

本品不影响窦房结功能和房室传导。高血压或心绞痛患者合用本品和 β 受体阻滞剂，未发现心电图异常。本品不改变心绞痛患者的心电图，不加重房室传导阻滞。

肾功能正常的高血压患者用药后，肾血管阻力降低，肾小球滤过率和肾血流增加，但滤过分数或尿蛋白不变。

【适应证】

（1）高血压（单独或与其他药物合并使用）。

（2）心绞痛，尤其是自发性心绞痛（单独或与其他药物合并使用）。

（3）经血管造影证实的冠心病。

【用法用量】通常口服起始剂量为 5 mg，最大不超过 10 mg，每日 1 次。瘦小者、体质虚弱者、老年患者或肝功能受损者从每次 2.5 mg，每日 1 次开始用药；合用其他抗高血压药者也从此剂量开始用药。

用药剂量根据个体需要进行调整，调整期应不少于 7~14 日，以便医师充分评估患者对该剂量的反应。但在临床有保障的前提下，可以加快调整速度。

治疗心绞痛的推荐剂量是 5~10 mg，老年患者或肝功能受损者需减量。

【不良反应】本品在 10 mg/d 的剂量范围内有良好的耐受性，大多数不良反应是轻中度的。本品因不良反应而停药的发生率仅为 1.5%，与安慰剂没有明显差别（约 1%）。最常见的不良反应是头痛和水肿。

发生率超过 1% 的剂量相关性不良反应有水肿、头晕、面部潮红和心悸。

与剂量关系不明确，但发生率超过 1% 的不良反应有头痛、疲倦、恶心、腹痛和嗜睡。

以上不良反应中，水肿、面部潮红、心悸和嗜睡在女性中的发生率超过男性。

【禁忌】对二氢吡啶类钙通道阻滞药过敏者禁用。

【注意事项】

1. 心绞痛和（或）心肌梗死

罕见。有严重的阻塞性冠状动脉疾病的患者，在开始应用钙通道阻滞药治疗或加量时，会出现心绞痛发作频率、时程和（或）严重性增加或发展为急性心肌梗死，机制不明。

2. 低血压

由于本品逐渐产生扩血管作用，口服一般很少出现急性低血压。但本品与其他外周扩血管药物合用时仍需谨慎，特别是对于有严重主动脉瓣狭窄的患者。

3. 心力衰竭

钙通道阻滞药应慎用于心力衰竭患者。

4. 肝功能不全

严重肝功能不全患者应慎用本品。

5. 肾衰竭

肾衰竭患者的起始剂量可以不变。

6. β 受体阻滞剂

本品对突然停用 β 受体阻滞剂所产生的反跳症状没有保护作用，因此，停用 β 受体阻滞剂需逐渐减量。

7. 慎用人群

孕妇和哺乳妇女慎用。哺乳妇女如服本品，应停止哺乳。FDA 对本药的妊娠安全性分级为 C 级。

【药物相互作用】

（1）与西咪替丁、葡萄柚汁、制酸剂合用时不改变本品的药代动力学。

（2）本品不影响阿托伐他汀、地高辛、乙醇的药代动力学。

（3）原发性高血压患者单剂服用昔多芬对本品的药代动力学没有影响。两药合用时独立产生降压效应。

（4）本品不改变华法林的凝血因子作用时间。

（5）地高辛、苯妥英钠和华法林与本品合用对血浆蛋白结合率没有影响。

（6）吸入烃类麻醉药与本品合用可引起低血压。

（7）非甾类抗炎药，尤其是吲哚美辛可减弱本品的降压作用。

（8）β 受体阻滞剂与本品合用耐受性良好，但可引起过度低血压，罕见加重心力衰竭。

（9）与雌激素合用可引起体液潴留而增高血压。

（10）与磺吡酮合用可增加本品的蛋白结合率，产生血药浓度变化。

（11）与锂剂合用可引起神经中毒，出现恶心、呕吐、腹泻、共济失调、震颤和（或）麻木，需慎重。

（12）拟交感胺可减弱本品降压作用。

（13）硝酸甘油和长效硝酸酯制剂与本品合用可加强抗心绞痛效应。虽未报告有反跳作用，但停药时应在医师指导下逐渐减量。

【规格】 片剂：2.5 mg；5 mg；10 mg。

八、左氨氯地平

【其他名称】 施慧达。

【药理作用】 药理作用同氨氯地平。

【适应证】 高血压（单独或与其他药物合并使用）；心绞痛，尤其是自发性心绞痛（单独或与其他药物合并使用）。

【用法用量】 通常口服起始剂量为 2.5 mg，每日 1 次，最大不超过 5 mg，每日 1 次。瘦小者、体质虚弱者、老年患者或肝功能受损者从每次 2.5 mg，每日 1 次开始用药，合用其他抗高血压药患者也从此剂量开始用药。

【不良反应】 不良反应同氨氯地平，但不良反应较轻。

【禁忌】 同氨氯地平。

【注意事项】同氨氯地平。

【药物相互作用】同氨氯地平。

【规格】片剂：2.5 mg；5 mg。

九、乐卡地平

【其他名称】再宁平、Masnidipine、Zanedip。

【药理作用】本品是新一代的二氢吡啶类钙通道阻滞药，具有较强的血管选择性，起效平缓，降压作用强，作用时间长，负性肌力作用少。体外研究发现，乐卡地平对血管平滑肌有直接的舒张作用，因而在体内具有较强的降压作用，但对心率和心排血量的影响较小。由于具有较大的疏水基因，脂溶性强，乐卡地平进入体内后迅速分布至组织器官中，与血管平滑肌细胞膜结合紧密，释放缓慢，所以，虽然该药血清消除半衰期短，但作用持久。

【适应证】治疗轻中度原发性高血压。

【用法用量】推荐剂量为每次 10 mg，每日 1 次，餐前 15 分钟口服，必要时 2 周以后增至每次 20 mg，每日 1 次。

【不良反应】本品耐受性良好。可能出现的不良反应同其扩血管作用有关，如面部潮红、踝部水肿、心悸、心动过速、头痛、眩晕。偶见胃肠道反应、皮疹、疲劳、嗜睡、肌肉痛，极偶然出现低血压。

【禁忌】对二氢吡啶类药物过敏、左心室传出通道阻滞、未经治疗的充血性心力衰竭、不稳定型心绞痛、严重肾脏或肝脏疾病以及在 1 个月内发生过心肌梗死的患者禁用。

【注意事项】对患有轻度至中度肝脏或肾脏疾病，正在进行透析治疗者，患有其他心脏病或需安装起搏器者，需适当调整剂量。

【药物相互作用】

（1）本品可安全地与 β 受体阻滞剂、利尿剂或 ACE 抑制剂同时服用。但值得注意的是，乐卡地平与 β 受体阻滞剂同在肝脏代谢，有协同作用。

（2）同时服用地高辛或西咪替丁（高于 800mg/d）需注意观察。

（3）同其他二氢吡啶类钙通道阻滞药一样，应慎与酮康唑、伊曲康唑、红霉素、氟西汀、利福平、特非那定、阿司咪唑、环孢素、胺碘酮、奎尼丁、某些苯二氮䓬类（如地西泮和咪达唑仑）、普萘洛尔和美托洛尔同时服用。

（4）同时服用抗惊厥药，如苯妥英或卡马西平，需要谨慎。

（5）西柚汁可增强本品的作用，应避免同时使用。

（6）乙醇可能强化其抗高血压的作用，建议服用本品时严格限制含乙醇饮料的摄入。

【规格】片剂：10 mg。

十、拉西地平

【其他名称】司乐平、乐息平、Lacidil。

【药理作用】本品为二氢吡啶类钙通道阻滞药，高度选择性作用于平滑肌的钙离子通道，主要扩张周围动脉，减少外周阻力，降压作用强而持久。对心脏传导系统和心肌收缩功能无明显影响。可改善受损肥厚左心室的舒张功能，以及具有抗动脉粥样硬化作用。使肾血流量增加而不影响肾小球滤过率，产生一过性但不明显的利尿和促尿钠排泄作用，因此能防止移植患者出现环孢素 A 诱发的肾脏灌注不足。本品为高度脂溶性，它在脂质部分沉积并在清除阶段不断释放到结合部位，这一特点使本品明显不同于其他钙通道阻滞药，其他钙通道阻滞药脂溶性低因而作用时间短。

【适应证】高血压。

【用法用量】

（1）成人起始剂量每次 4 mg，每日 1 次，应在每日的同一时间服用，在早晨服用较好。饭前饭后均可。如需要 3~4 周可增加至每次 6~8 mg，每日 1 次。除非临床需要更急而超前投药。

（2）肝病患者初始剂量为每次 2 mg，每日 1 次。

【不良反应】

（1）最常见的有头痛、皮肤潮红、水肿、眩晕和心悸。

（2）少见无力、皮疹（包括红斑和瘙痒）、胃纳不佳、恶心、多尿。

（3）极少数有胸痛和齿龈增生。

【禁忌】对本品成分过敏者禁用。

【注意事项】

（1）肝功能不全者需减量或慎用，因其生物利用度可能增加，而加强降血压作用。

（2）本品不经肾脏排泄，肾病患者无须调整剂量。

（3）一般不显著影响实验室检查，但曾有一例可逆性碱性磷酸酶增加的报道。

（4）虽然本品不影响传导系统和心肌收缩，但理论上钙通道阻滞药影响窦房结活动及心肌储备，应予注意。窦房结活动不正常者尤应关注，心脏储备较弱患者也应慎用。

（5）本品有引起子宫肌肉松弛的可能性，临近分娩妇女应慎用。

【药物相互作用】

（1）与 β 受体阻滞剂、利尿药合用，降压作用可加强。

（2）与西咪替丁合用，可使本品血药浓度增高。

（3）与地高辛合用，地高辛峰值水平可增加 17%，对 24 小时平均地高辛水平无影响。

（4）与普萘洛尔合用，可轻度增加两者药时曲线下面积。

（5）与华法林、甲苯磺丁脲、双氯芬酸、环孢素、安替比林等无特殊交叉反应。

【规格】片剂：2 mg；4 mg。

十一、法舒地尔

【其他名称】川威。

【药理作用】本品是一种蛋白激酶抑制剂，即细胞内钙离子拮抗剂。血管平滑肌的收缩是由于平滑肌细胞内钙离子浓度显著增高激活了关键酶的缘故。当钙离子达到一定浓度时，与钙离子结合蛋白钙调素结合，激活肌球蛋白轻链磷酸化酶，将肌球蛋白轻链磷酸化，引起肌肉收缩。蛛网膜下隙出血时，血管中释放出的各种血管收缩物质参与血管痉挛，最终通过肌球蛋白轻链磷酸化造成血管收缩。盐酸法舒地尔通过阻断血管收缩过程的最终阶段即肌球蛋白轻链磷酸化，扩张血管，抑制血管痉挛。

【适应证】用于蛛网膜下隙出血后脑血管痉挛等引起的缺血性脑血管疾病症状的改善。

【用法用量】成人每日 2~3 次，每次 30 mg，以适量的电解质液稀释后静脉点滴，每次需 30 分钟。本品给药应在蛛网膜下隙出血术后早期开始，连用 2 周。

【不良反应】

（1）由于本品使血管扩张，可引起低血压、面部潮红、反射性心动过速及出血。

（2）应用本品有时发生 GOT、GPT 升高，有时出现皮疹、排尿困难或多尿、嗳气、呕吐，并可出现头痛、发热、意识水平下降和呼吸抑制等不良反应。

【禁忌】正在出血的患者尤其是颅内出血的患者和低血压患者禁用。

【注意事项】

（1）本品使用时，应密切注意临床症状及 CT 检查改变，若发现颅内出血，应立即停药并进行适当处理。

（2）本品可引起低血压，应注意血压变化及给药剂量和速度。

（3）下列情况使用本品应慎重：严重意识障碍患者；蛛网膜下隙出血并发重症脑血管损害者，如脑底异常血管网或巨大脑动脉瘤等患者。

（4）老年患者应注意减量。

（5）本品只可静脉点滴使用，不可脊髓腔内注入。

【药物相互作用】

（1）Aleviatin 注射剂、Bitashimin（Vc）注射剂，静脉滴注用 Puremarin、Arepiati（苯妥英钠）与本品配伍时，立即变色或变浑浊，严禁使用。

（2）与本品配伍后需迅速使用的药品有静注用头孢替安、Buroakuto、Fulumarin。因为以上药物与本品配伍时，经常出现变色或透光率低下，因此配伍后应迅速使用。

【规格】注射剂：2 mL：30 mg。

十二、地尔硫䓬

【其他名称】硫氮䓬酮、哈氮䓬、合心爽、奥的镇、CRD401、Odizem。

【药理作用】本品为钙通道阻滞药，其作用与心肌及血管平滑肌除极时抑制钙离子内流有关。本品可以有效地扩张心外膜和心内膜下的冠状动脉，缓解自发性心绞痛或由麦角新碱诱发冠状动脉痉挛所致心绞痛；通过减慢心率和降低血压，减少心肌需氧量，增加运动耐量并缓解劳力性心绞痛。本品可以使血管平滑肌松弛，周围血管阻力下降，血压降低。其降压的幅度与高血压的程度有关，血压正常者仅使血压轻度下降。本品有负性肌力作用，并可减慢窦房结和房室结的传导。

【适应证】

（1）冠状动脉痉挛引起的心绞痛和劳力性心绞痛。

（2）高血压。

【用法用量】

1. 固体制剂

口服，起始剂量一次 60～120 mg，每日 2 次，平均剂量范围为每日 240～360 mg。

2. 注射剂

成人用量，初次为 10 mg，临用前用氯化钠注射液或葡萄糖注射液溶解、稀释成 1% 浓度，在 3 分钟内缓慢注射或按体重 0.15～0.25 mg/kg 计算剂量，15 分钟后可重复，也可按体重每分钟 5～15 μg/kg 静脉滴注。

【不良反应】

1. 常见不良反应

水肿、头痛、恶心、眩晕、皮疹、无力。

2. 少见的不良反应（<1%）

（1）心血管系统：心绞痛、心律失常、房室传导阻滞、心动过缓、束支传导阻滞、充血性心力衰竭、心电图异常、低血压、心悸、晕厥、心动过速、室性期前收缩。

（2）神经系统：多梦、遗忘、抑郁、步态异常、幻觉、失眠、神经质、感觉异常、性格改变、嗜睡、震颤。

（3）消化系统：厌食、便秘、腹泻、味觉障碍、消化不良、口渴、呕吐、体重增加及碱性磷酸酶、乳酸脱氢酶、谷草转氨酶、谷丙转氨酶轻度升高。

（4）皮肤：瘀点、光敏感、瘙痒、荨麻疹。

（5）其他：弱视、口干、呼吸困难、鼻出血、易激惹、高血糖、高尿酸血症、阳痿、肌痉挛、鼻充血、多尿、夜尿增多、耳鸣、骨关节痛、脱发、多形性红斑、锥体外系综合征、齿龈增生、溶血性贫血、出血时间延长、白细胞减少、紫癜、视网膜病变、血小板减少、剥脱性皮炎。

【禁忌】

（1）病态窦房结综合征未安装起搏器者禁用。

（2）Ⅱ度或Ⅲ度房室传导阻滞未安装起搏器者禁用。

（3）收缩压低于 12 kPa（90 mmHg）者禁用。

（4）对本品过敏者禁用。

（5）急性心肌梗死或肺瘀血患者禁用。

【注意事项】

（1）本品可延长房室结不应期，除病态窦房结综合征外不明显延长窦房结恢复时间。罕见情况下此作用可异常减慢心率（特别在病态窦房结综合征患者）或致Ⅱ度或Ⅲ度房室传导阻滞。本品与 β 受体阻滞剂或洋地黄合用可导致对心脏传导减缓的协同作用。

（2）本品有负性肌力作用，在心室功能受损的患者单用或与 β 受体阻滞剂合用的经验有限，因而这些患者应用本品须谨慎。

（3）本品最大降压效果常在 14 日后达到，使用本品偶可致症状性低血压。

（4）应用本品罕见急性肝损害，表现为碱性磷酸酶、乳酸脱氢酶、谷草转氨酶、谷丙转氨酶明显增高及其他急性肝损害征象，停药可恢复。

（5）本品在肝脏代谢，由肾脏和胆汁排泄，长期给药应定期监测肝肾功能。肝肾功能受损者应用本品应谨慎。

（6）皮肤反应多为暂时性，继续应用本品也可消失。有少数报道皮肤反应可进展为多形性红斑和（或）剥脱性皮炎。如果皮肤反应为持续性应停药。

（7）本品由于可能与其他药物有协同作用，同时使用对心脏收缩和（或）传导有影响的药物时应谨慎，并仔细调整所用剂量。

（8）本品在体内经细胞色素 P_{450} 酶进行生物转化，与经同一途径进行生物转化的其他药物合用时可导致代谢的竞争抑制。故在开始或停止同时使用本品时，对相同代谢途径的药物剂量，特别是治疗指数低的药物或有肝肾功能受损的患者，须加以调整以维持合理的血药浓度。

（9）使用注射剂治疗室上性心动过速，须进行心电监测。

（10）FDA 对本药的妊娠安全性分级为 C 级。

【药物相互作用】

（1）本品与 β 受体阻滞剂合用耐受性良好，但在左心室功能不全及传导功能障碍患者中资料尚不充分。本品可增加普萘洛尔生物利用度近 50%，因而在开始或停止两药合用时需调整普萘洛尔剂量。

（2）西咪替丁抑制细胞色素 P_{450} 氧化酶影响本品首过代谢，可明显增加本品 C_{max} 及 AUC。雷尼替丁仅使本品血药浓度升高，但不明显。

（3）有报道本品可使地高辛血药浓度增加 20%，但也有不影响的报道，虽然结果矛盾，但在开始、调整和停止本品治疗时应监测地高辛血药浓度，以免地高辛过量或不足。

（4）麻醉药对心肌收缩、传导、自律性都有抑制，并有血管扩张作用，可与本品产生协同作用，因此，两药合用时须调整剂量。

（5）本品可明显增加三唑仑和咪达唑仑血浆峰浓度及延长其 $t_{1/2}$。

（6）本品与卡马西平合用后，一些病例中可使卡马西平的血药浓度增高 40%~72% 而导致毒性。

（7）在心、肾移植患者中发现，本品与环孢素合用时，环孢素的剂量应降低 15%~48% 以保证环孢素的药物浓度与合用本品前相同。二者合用时应监测环孢素血浆药物浓度，特别在开始、调整剂量和停止使用本品时。环孢素对本品血浆药物浓度的影响尚未知。

（8）本品与利福平合用可以明显降低本品血浆药物浓度及疗效。

【规格】 片剂：30 mg。缓释片：30 mg。注射剂：10 mg；50 mg。

（孙光晗）

第二节 治疗慢性心功能不全的药物

一、地高辛

【其他名称】 狄戈辛、强心素、拉诺辛、可力、Lanoxin。

【药理作用】

1. 正性肌力作用

本品选择性与心肌细胞膜 Na^+-K^+-ATP 酶结合而抑制该酶活性，使心肌细胞膜内外 Na^+-K^+ 主动偶联转运受损，心肌细胞内 Na^+ 浓度升高，从而使肌膜上 Na^+、Ca^{2+} 交换趋于活跃，使细胞质内 Ca^{2+} 增多，肌浆网内 Ca^{2+} 储量也增多，心肌兴奋时，有较多的 Ca^{2+} 释放。心肌细胞内 Ca^{2+} 浓度增高，激动心肌收缩蛋白，从而增加心肌收缩力。

2. 负性频率作用

由于其正性肌力作用，使衰竭心脏心排血量增加，血流动力学状态改善，消除交感神经张力的反射性增高，并增强迷走神经张力，因而减慢心率。此外，小剂量时提高窦房结对迷走神经冲动的敏感性，可增强其减慢心率作用。大剂量（通常接近中毒量）则可直接抑制窦房结、房室结和希氏束而呈现窦性心动过缓和不同程度的房室传导阻滞。

3. 心脏电生理作用

通过对心肌电活动的直接作用和对迷走神经的间接作用，降低窦房结自律性；提高浦氏纤维自律性；减慢房室结传导速度，延长其有效不应期，导致房室结隐匿性传导增加，可减慢心房纤颤或心房扑动的心室率；由于本药缩短心房有效不应期，当用于房性心动过速和心房扑动时，可能导致心房率的加速和心房扑动转为心房纤颤；缩短浦氏纤维有效不应期。

【适应证】

（1）用于高血压、心脏瓣膜病、先天性心脏病等所致的急性和慢性心功能不全，尤其适用于伴有快速心室率的心房颤动的心功能不全。对于肺源性心脏病，心肌严重缺血，活动性心肌炎及心外因素如严重贫血、甲状腺功能低下及维生素 B_1 缺乏症的心功能不全疗效差。

（2）用于控制伴有快速心室率的心房颤动、心房扑动患者的心室率及室上性心动过速。

【用法用量】

1. 片剂

（1）成人：常用 0.125~0.5 mg，每日 1 次，7 日可达稳态血药浓度；若达快速负荷量，可每 6~8 小时给药 0.25 mg，总剂量 0.75~1.25 mg/d；维持量，0.125~0.5 mg，每日 1 次。

（2）小儿：本品总量，早产儿，0.02~0.03 mg/kg；1 个月以下新生儿，0.03~0.04 mg/kg；1 个月~2 岁，0.05~0.06 mg/kg；2~5 岁，0.03~0.04 mg/kg；5~10 岁，0.02~0.035/kg；10 岁或以上，按照成人常用量。本品总量分 3 次或每 6~8 小时给予。维持量为总量的 1/5~1/3，分 2 次（每 12 小时 1 次）或每日 1 次。在小婴幼儿（尤其是早产儿）需密切监测血药浓度和心电图。近年通过研究证明，地高辛逐日给予一定剂量，经 6~7 日能在体内达到稳定的浓度而发挥全效作用，因此，病情不急而又易中毒者，可逐日按 5.5 μg/kg 给药，也能获得满意的治疗效果，并能减少中毒发生率。

2. 注射剂

（1）成人：静脉注射，0.25~0.5 mg，用 5% 葡萄糖注射液稀释后缓慢注射，以后可用 0.25 mg，每隔 4~6 小时按需注射，但每日总量不超过 1 mg。维持量，0.125~0.5 mg，每日 1 次。

（2）小儿：静脉注射，按下列剂量分 3 次或每 6~8 小时给予。早产新生儿，0.015~0.025 mg/kg；足月新生儿，0.02~0.03 mg/kg；1 个月~2 岁，0.04~0.05 mg/kg；2~5 岁，0.025~0.035 mg/kg；5~10 岁，0.015~0.03 mg/kg；10 岁或以上，按照成人常用量。维持量：洋地黄化后 24 小时内开始。早产新生儿为洋地黄化总量的 20%~30%，分 2~3 次等分给予；足月新生儿、婴儿和 10 岁以下小儿，为洋地黄化总量的 25%~35%，分 2~3 次等分给予；10 岁或以上，为洋地黄化总量的 25%~35%，每日 1 次。在小婴幼儿（尤其早产儿）需密切监测血药浓度和心电图。

【不良反应】

（1）常见的不良反应包括促心律失常作用，胃纳不佳或恶心、呕吐（刺激延髓中枢）、下腹痛，异常的无力、软弱。

（2）少见的反应包括视物模糊或色视（如黄视、绿视）、腹泻、中枢神经系统反应（如精神抑郁或错乱）。

（3）罕见的反应包括嗜睡、头痛、皮疹、荨麻疹（过敏反应）。

（4）在洋地黄类中毒表现中，促心律失常最重要，最常见者为室性期前收缩，约占促心律失常不良反应的33%。其次为房室传导阻滞、阵发性或加速性交界性心动过速、阵发性房性心动过速伴房室传导阻滞、室性心动过速、窦性停搏、心室颤动等。儿童心律失常比其他反应多见，但室性心律失常比成人少见。新生儿可有PR间期延长。

【禁忌】

（1）任何洋地黄类制剂中毒者禁用。

（2）室性心动过速、心室颤动禁用。

（3）梗阻性肥厚型心肌病（若伴收缩功能不全或心房颤动仍可考虑）禁用。

（4）预激综合征伴心房颤动或扑动禁用。

【注意事项】

（1）不宜与酸、碱类配伍。禁与钙盐注射剂合用。

（2）慎用：①低钾血症；②不完全性房室传导阻滞；③高钙血症；④甲状腺功能低下症；⑤缺血性心脏病；⑥心肌梗死；⑦心肌炎；⑧肾功能损害。

（3）用药期间应注意随访检查：①血压、心率及心律；②心电图；③心功能；④电解质尤其钾、钙、镁水平；⑤肾功能；⑥血药浓度。疑有本品中毒时，应做血药浓度测定。过量时，由于蓄积性小，一般于停药后1~2日中毒表现可以消退。

（4）应用时注意监测地高辛血药浓度。

（5）应用本品剂量应个体化。

（6）FDA对本药的妊娠安全性分级为C级。

【药物相互作用】

（1）与两性霉素B、皮质激素或排钾利尿剂如布美他尼、依他尼酸等同用时，可引起低血钾而致洋地黄中毒。

（2）与制酸药（尤其三硅酸镁）或止泻吸附药如白陶土、果胶、考来烯胺和其他阴离子交换树脂、柳氮磺吡啶、新霉素、对氨水杨酸同用时，可抑制强心苷吸收而导致强心苷作用减弱。

（3）与抗心律失常药、钙盐注射剂、可卡因、泮库溴胺、萝芙木碱、琥珀胆碱及拟肾上腺素类药同用时，可因作用相加而导致心律失常。

（4）严重或完全性房室传导阻滞且正常血钾的洋地黄化患者不应同时应用钾盐，但噻嗪类利尿剂与本品同用时，常须给予钾盐，以防止低钾血症。

（5）β受体阻滞剂与本品同用，有导致房室传导阻滞发生严重心动过缓的可能，应重视。但并不排除β受体阻滞剂用于洋地黄不能控制心室率的室上性快速心律失常。

（6）与奎尼丁同用，可使本品血药浓度提高约1倍，提高程度与奎尼丁用量相关，甚至可达到中毒浓度，即使停用地高辛，其血药浓度仍继续上升，这是奎尼丁从组织结合处置换出地高辛，减少其分布容积之故。两药合用时应酌减地高辛用量1/3~1/2。

（7）与维拉帕米、地尔硫䓬、胺碘酮合用，由于降低肾及全身对地高辛的清除率而提高其血药浓度，可引起严重心动过缓。

（8）螺内酯可延长本品半衰期，需调整剂量，或给药间期监测本品的血药浓度。

（9）血管紧张素转化酶抑制剂及其受体拮抗剂可使本品血药浓度增高。

（10）依酚氯胺与本品合用可致明显心动过缓。

（11）吲哚美辛可减少本品的肾脏清除，使本品半衰期延长，有中毒危险，需监测血药浓度及心电图。

（12）与肝素同用，由于本品可能部分抵消肝素的抗凝作用，需调整肝素用量。

（13）洋地黄化时静脉用硫酸镁应极其谨慎，尤其是也静注钙盐时，可发生心脏传导阻滞。

（14）红霉素由于改变胃肠道菌群，可增加本品在胃肠道的吸收。

（15）甲氧氯普胺因促进肠道运动而减少地高辛约 25% 的生物利用度。普鲁本辛因抑制肠道蠕动而提高地高辛约 25% 的生物利用度。

【规格】片剂：0.25 mg。注射剂：2 mL：0.5 mg。

二、去乙酰毛花苷

【其他名称】毛花强心丙、西地兰 D。

【药理作用】同地高辛。

【适应证】

（1）主要用于心力衰竭。由于其作用较快，适用于急性心功能不全或慢性心功能不全急性加重的患者。

（2）用于控制伴快速心室率的心房颤动、心房扑动患者的心室率。

（3）用于终止室上性心动过速（已少用）。

【用法与用量】静脉注射。

1. 成人

用 5% 葡萄糖注射液稀释后缓慢注射，首剂 0.4~0.6 mg，以后每 2~4 小时可再给 0.2~0.4 mg，总量 1~1.6 mg。

2. 小儿

按下列剂量分 2~3 次间隔 3~4 小时给予：早产儿和足月新生儿或肾功能减退、心肌炎患儿，0.022 mg/kg；2 周~3 岁，0.025 mg/kg。本品静脉注射获满意疗效后，可改用地高辛常用维持量以保持疗效。

【不良反应】同地高辛。

【禁忌】同地高辛。

【注意事项】

（1）过量时，由于蓄积性小，一般于停药后 1~2 日中毒表现可以消退。

（2）以下情况慎用：①低钾血症；②不完全性房室传导阻滞；③高钙血症；④甲状腺功能低下症；⑤缺血性心脏病；⑥急性心肌梗死早期；⑦心肌炎活动期；⑧肾功能损害。

（3）用药期间应注意随访检查：
①血压、心率及心律；②心电图；③心功能；④电解质尤其钾、钙、镁水平；⑤肾功能；⑥血药浓度。疑有洋地黄中毒时，应做地高辛血药浓度测定。

【药物相互作用】同地高辛。

【规格】注射剂：1 mL：0.2 mg；2 mL：0.4 mg。

三、毒毛花苷 K

【其他名称】毒毛旋花子苷 K、毒毛苷 K、Strophantin K、Strofan K。

【药理作用】本品是从康毗毒毛旋花种子中提取的强心苷，化学极性高，脂溶性低，为常用的高效、速效、短效强心苷。

1. 正性肌力作用

本品选择性地与心肌细胞膜 Na^+-K^+-ATP 酶结合而抑制该酶活性，使心肌细胞膜内外 Na^+-K^+ 主动偶联转运受损，心肌细胞内 Na^+ 浓度升高，从而使肌膜上 Na^+、Ca^{2+} 交换趋于活跃，使细胞质内 Ca^{2+} 增多，肌浆网内 Ca^{2+} 储量也增多，心肌兴奋时，有较多的 Ca^{2+} 释放。心肌细胞内 Ca^{2+} 浓度增高，激动心肌收缩蛋白，从而增加心肌收缩力。

2. 负性频率作用

由于本品的正性肌力作用，血流动力学状态改善，消除交感神经张力反射性增高，增强迷走神经张力，因而减慢心率，延缓房室传导。

3. 心脏电生理作用

降低窦房结自律性；提高浦氏纤维自律性；减慢房室结传导速度，延长其有效不应期，导致房室结隐匿性传导增加，可减慢心房纤颤或心房扑动的心室率；由于本药缩短心房有效不应期，当用于房性心动过速和房扑时，可能导致心房率的加速和心房扑动转为心房纤颤；缩短浦氏纤维有效不应期。

4. 心外作用

中毒量的强心苷可致中枢神经兴奋，出现头痛、头晕、疲倦和嗜睡，有时可出现神经痛，面部下 1/3 区痛，表现类似三叉神经痛。因兴奋延脑极后区催吐化学感受区而致呕吐，严重者甚至引发行为异常和精神症状，尤其易发生于动脉硬化症的老人，如定向困难、失语、幻觉和谵妄等。由于强心苷影响视神经功能，甚至引发球后视神经炎而发生视神经障碍，如视物模糊、复视及色视（黄视或绿视症）。中毒量强心苷对中枢交感神经的兴奋致使交感神经张力过高，是强心苷诱发心律失常的神经性因素。强心苷对人的动脉和静脉有直接收缩作用。

5. 中毒浓度强心苷的电生理影响

强心苷明显抑制心肌细胞膜 Na^+-K^+-ATP 酶，使 Na^+ 浓度急骤增高，K^+ 浓度明显降低，致使心肌细胞膜最大舒张电位降低，自律性增高，心肌、浦氏纤维兴奋下降，房室结、浦氏纤维以及心肌传导速度延缓，呈现不同程度的房室传导阻滞。中毒量强心苷还可使心肌细胞内 Ca^{2+} 浓度过高，Ca^{2+} 呈超负荷状态，使细胞内 Ca^{2+} 贮库振荡性地释出和再摄取 Ca^{2+}，同时细胞膜对 Na^+ 通透性增高，激发短暂的内向电流，心肌细胞膜出现滞后去极化，引起心肌触发活动，这是中毒量强心苷诱发心律失常的机制之一。

【适应证】本品适用于急性充血性心力衰竭，特别适用于洋地黄类无效的患者，也可用于心率正常或心率缓慢的心房颤动的急性心力衰竭患者。

【用法用量】静脉注射。

1. 成人

首剂 0.125~0.25 mg，加入 10% 葡萄糖注射液 20~40 mL 内缓慢注入（时间不少于 5 分钟），2 小时后按需要重复再给一次 0.125~0.25 mg，总量每日 0.25~0.5 mg。极量：静脉注射一次 0.5 mg，每日 1 mg。病情好转后，可改用洋地黄口服制剂。成人致死量为 10 mg。

2. 小儿

按体重 0.007~0.01 mg/kg 或按体表面积 0.3 mg/m²，首剂给予一半剂量，其余分成几个相等部分，间隔0.5~2小时给予。

【不良反应】参见地高辛。

【禁忌】

（1）急性心肌炎、感染性心内膜炎、晚期心肌硬化等患者禁用。

（2）其余同地高辛。

【注意事项】本品毒性剧烈，过量时可引起严重心律失常。

（1）近1周内用过洋地黄制剂者，不宜应用，以免发生中毒危险。

（2）已用全效量洋地黄者禁用，停药7日后慎用。

（3）不宜与碱性溶液配伍。

（4）本品慎用于：①低钾血症；②不完全性房室传导阻滞；③高钙血症；④甲状腺功能低下症；⑤缺血性心脏病；⑥急性心肌梗死早期；⑦活动心肌炎；⑧肾功能损害；⑨房性或室性期前收缩者。

（5）皮下注射或肌内注射可以引起局部炎症反应，一般仅用于静脉注射。

（6）强心苷中毒，一般会有恶心、呕吐、厌食、头痛、眩晕等，首先应鉴别是由于心功能不全加重，还是强心苷过量所致，因前者需调整剂量，后者则宜停药。

（7）用药期间忌用钙剂。

（8）用药期间应注意随访检查：①血压、心率及心律；②心电图；③心功能；④电解质尤其钾、钙、镁水平；⑤肾功能；⑥血药浓度。疑有本品中毒时，应做血药浓度测定。

【药物相互作用】

（1）与两性霉素B、皮质激素或排钾利尿剂如布美他尼、依他尼酸等同用时，可引起低血钾而致洋地黄中毒。

（2）与抗心律失常药、钙盐注射剂、可卡因、泮库溴胺、萝芙木碱、琥珀胆碱及拟肾上腺素类药同用时，可因作用相加而导致心律失常。

（3）血钾正常的严重或完全性房室传导阻滞的洋地黄化患者不应同时应用钾盐，噻嗪类利尿剂与本品同用时，常须给予钾盐，以防止低钾血症。

（4）β受体阻滞剂与本品同用，有导致房室传导阻滞发生严重心动过缓的可能，但并不排除洋地黄不能控制心室率的室上性快速心律失常时应用β受体阻滞剂。

（5）与奎尼丁同用，可使本品血药浓度提高约1倍，提高程度与奎尼丁用量相关，甚至可达到中毒浓度。

（6）与维拉帕米、地尔硫䓬、胺碘酮合用，由于降低肾脏及全身对强心苷的清除率而提高其血药浓度，可引起严重心动过缓。

（7）螺内酯可延长本品半衰期，需调整剂量，或给药间期监测本品的血药浓度。

（8）血管紧张素转化酶抑制剂及其受体拮抗剂可使本品血药浓度增高。

（9）依酚氯胺与本品合用可致明显心动过缓。

（10）吲哚美辛可减少本品的肾脏清除，使本品半衰期延长，有中毒危险，需监测血药浓度及心电图。

（11）与肝素同用，由于本品可能部分抵消肝素的抗凝作用，需调整肝素用量。

（12）应用本品时静脉注射硫酸镁应极其谨慎，尤其是静注钙盐时，可发生心脏传导阻滞。

【规格】注射剂：1 mL：0.25 mg；2 mL：0.5 mg。

四、氨力农

【其他名称】氨双吡酮、氨吡酮、氨利酮、Inocor、Wincoram。

【药理作用】本品为磷酸二酯酶抑制剂，其作用机制尚未完全阐明，试验证明本品具有正性肌力作用和血管扩张作用。正性肌力作用主要是通过抑制磷酸二酯酶，使心肌细胞内 cAMP 浓度增高，细胞内钙增加，心肌收缩力加强，心排血量增加，与肾上腺 β_1 受体或心肌细胞 Na^+-K^+-ATP 酶无关。其血管扩张作用可能是直接作用于小动脉或心功能改善后交感神经的兴奋减轻而降低心脏前、后负荷，降低左心室充盈压，改善左室功能，增加心脏指数，但对平均动脉压和心率无明显影响。

【适应证】适用于对洋地黄制剂、利尿剂、血管扩张剂治疗无效或效果欠佳的各种原因引起的急慢性顽固性充血性心力衰竭。

【用法用量】粉针剂每支加注射用氨力农溶剂 1 支温热，振摇，完全溶解后，再用适量的生理盐水稀释后使用负荷量 0.5~1.0 mg/kg，5~10 分钟缓慢静脉注射，继续以 5~10 μg/（kg·min）静脉滴注，单次剂量最大不超过 2.5 mg/kg，每日最大量小于 10 mg/kg，疗程不超过 2 周。

【不良反应】可有胃肠道反应、血小板减少（用药后 2~4 周）、室性心律失常、低血压及肝肾功能损害。偶可致过敏反应，出现发热、皮疹，偶有胸痛、呕血、肌痛、精神症状、静脉炎及注射局部有刺激。长期口服不良反应大，甚至导致死亡率增加。口服制剂已不再应用。

【禁忌】严重低血压患者禁用。

【注意事项】

（1）氨力农在溶媒中成盐速度较慢，需 40~60 ℃温热、振摇，溶解完全后方可稀释使用。静脉注射用生理盐水稀释成 1~3 mg/mL 溶液。

（2）用药期间应监测心率、心律、血压，必要时调整剂量。

（3）不宜用于严重瓣膜狭窄病变及肥厚梗阻性心肌病患者。

（4）合用强利尿剂时，可使左室充盈压过度下降，并需注意水、电解质平衡。

（5）对心房扑动、心房颤动患者，因可增加房室传导作用导致心室率增快，宜先用洋地黄制剂控制心室率。

（6）肝肾功能损害者慎用。

（7）尚无用于心肌梗死、孕妇、哺乳妇女及儿童的经验，使用时应慎重。FDA 对本药的妊娠安全性分级为 C 级。

（8）本品必须先用注射氨力农溶剂溶解，再以生理盐水稀释后使用，不能用含右旋糖酐或葡萄糖的溶液稀释。

（9）与呋塞米混用立即产生沉淀。

【药物相互作用】

（1）与丙吡胺同用可导致血压过低。

（2）与常用强心、利尿、扩血管药合用，尚未见不良相互作用。

（3）与硝酸酯类合用有相加效应。

（4）应用期间不增加洋地黄制剂的毒性，不增加心肌耗氧量，未见对缺血性心脏病增加心肌缺血的征象，故不必停用洋地黄制剂、利尿剂及血管扩张剂。

【规格】注射剂：2 mL：50 mg；2 mL：100 mg。粉针剂：50 mg。

五、米力农

【其他名称】甲氰吡酮、米利酮、Corotrope、Primacor。

【药理作用】本品是磷酸二酯酶抑制剂，为氨力农的同类药物，作用机制与氨力农相同。口服和静注均有效，兼有正性肌力作用和血管扩张作用。其作用较氨力农强 10～30 倍。耐受性较好。本品正性肌力作用主要是通过抑制磷酸二酯酶，使心肌细胞内 cAMP 浓度增高，细胞内钙增加，心肌收缩力加强，心排血量增加，而与肾上腺素 β_1 受体或心肌细胞 Na^+-K^+-ATP 酶无关。其血管扩张作用可能是直接作用于小动脉所致，可降低心脏前、后负荷，降低左心室充盈压，改善左室功能，增加心脏指数，但对平均动脉压和心率无明显影响。米力农的心血管效应与剂量有关，小剂量时主要表现为正性肌力作用，当剂量加大，逐渐达到稳态的最大正性肌力效应时，其扩张血管作用也可随剂量的增加而逐渐加强。本品对伴有传导阻滞的患者较安全。

【适应证】适用于对洋地黄制剂、利尿剂、血管扩张剂治疗无效或效果欠佳的各种原因引起的急慢性顽固性充血性心力衰竭。

【用法用量】静脉注射，负荷量 25～75 μg/kg，5～10 分钟缓慢静注，以后每分钟 0.25～1.0 μg/kg 静滴维持。每日最大剂量不超过 1.13 mg/kg。

【不良反应】较氨力农少见。少数有头痛、室性心律失常、无力、血小板计数减少等。过量时可有低血压、心动过速。长期口服因不良反应大，可导致远期死亡率升高，已不再应用。

【禁忌】尚未明确。

【注意事项】

（1）用药期间应监测心率、心律、血压，必要时调整剂量。

（2）不宜用于严重瓣膜狭窄病变及梗阻性肥厚型心肌病患者。急性缺血性心脏病患者慎用。

（3）合用强利尿剂时，可使左心室充盈压过度下降，且易引起水、电解质失衡。

（4）对心房扑动、心房颤动患者，因可增加房室传导作用导致心室率增快，宜先用洋地黄制剂控制心室率。

（5）肝肾功能损害者慎用。

（6）尚无用于心肌梗死、孕妇及哺乳妇女、儿童的资料，应慎重。FDA 对本药的妊娠安全性分级为 C 级。

【药物相互作用】

（1）与丙吡胺同用可导致血压过低。

（2）与常用强心、利尿、扩血管药合用，未见不良相互作用。

（3）与硝酸酯类合用有相加效应。

（4）本品有加强洋地黄的正性肌力作用，故应用期间不必停用洋地黄。

（5）呋塞米混合立即产生沉淀。

【规格】注射剂：5 mL：5 mg。

（李成博）

第三节 抗心律失常药

一、奎尼丁

【药理作用】本品为Ⅰa类抗心律失常药，对细胞膜有直接作用，主要抑制钠离子的跨膜运动，影响动作电位0相。抑制心肌的自律性，特别是异位兴奋点的自律性，降低传导速度，延长有效不应期，减低兴奋性，对心房不应期的延长较心室明显，缩短房室交界区的不应期，提高心房、心室肌的颤动阈。另外抑制钙离子内流，降低心肌收缩力。通过抗胆碱能作用间接对心脏产生影响。大剂量可阻断β受体，产生扩血管作用及低血压。奎尼丁的有效血药浓度是3~6 mg/L，8 mg/L以上可发生严重不良反应。肌内注射及静脉注射已不再使用。

【适应证】主要适用于心房颤动或心房扑动经电转复后的维持治疗。

【用法用量】成人应先试服0.2 g，观察有无过敏及特异质反应。成人常用量：一次0.2~0.3 g，每日3~4次。用于转复心房颤动或心房扑动，第一日0.2 g，每2小时1次，连续5次，如无不良反应，第二日增至每次0.3 g，第三日每次0.4 g，每2小时1次，连续5次。每日总量不宜超过2.4 g。恢复窦性心律后改为维持量，一次0.2~0.3 g，每日3~4次。成人处方极量：每日3 g（一般每日不宜超过2.4 g），应分次给予。

【不良反应】本品治疗指数低，约1/3的患者发生不良反应。

1. 心血管系统

本品有促心律失常作用，产生心脏停搏及传导阻滞，较多见于原有心脏病患者，也可发生室性期前收缩、室性心动过速及室颤。心电图可出现PR间期延长、QRS波增宽，一般与剂量有关。可使心电图QT间期明显延长，诱发室性心动过速（扭转性室性心动过速）或室颤，可反复自发自停，发作时伴晕厥现象，此作用与剂量无关，可发生于血药浓度尚在治疗范围内或以下时。本品可使血管扩张产生低血压，个别可发生脉管炎。

2. 消化系统

很常见，包括恶心、呕吐、痛性痉挛、腹泻、食欲下降、小叶性肝炎及食管炎。

3. 金鸡纳反应

可产生耳鸣、胃肠道障碍、心悸、惊厥、头痛及面部潮红。视力障碍如视物模糊、畏光、复视、色觉障碍、瞳孔散大、暗点及夜盲。其他如听力障碍、发热、局部水肿、眩晕、震颤、兴奋、昏迷、忧虑甚至死亡。一般与剂量有关。

4. 特异质反应

头晕、恶心、呕吐、冷汗、休克、青紫、呼吸抑制或停止。与剂量无关。

5. 过敏反应

各种皮疹，尤以荨麻疹、瘙痒多见，尚可见发热、哮喘、肝炎及虚脱。与剂量无关。

6. 肌肉

使重症肌无力加重，使 ALP 增高。

7. 血液系统

血小板减少，急性溶血性贫血，粒细胞减少，白细胞核左移，中性粒细胞减少。

【禁忌】

（1）对该药过敏者或曾应用该药引起血小板减少性紫癜者禁用。

（2）心源性休克、严重肝或肾功能损害、洋地黄中毒者禁用。

（3）没有起搏器保护的Ⅱ度或Ⅲ度房室传导阻滞者禁用。

【注意事项】

（1）对于可能发生完全性房室传导阻滞（如地高辛中毒、Ⅱ度房室传导阻滞、严重室内传导障碍等）而无起搏器保护的患者，要慎用。

（2）饭后 2 小时或饭前 1 小时服药并多次饮水可加快吸收，血药浓度峰值的出现提早、数值升高。与食物或牛奶同服可减少对胃肠道的刺激，不影响生物利用度。

（3）当每日口服量超过 1.5 g 时或给有不良反应的高危患者用药，应住院，监测心电图及血药浓度。每日超过 2 g 时应特别注意心脏毒性。

（4）转复心房扑动或心房颤动时，为了防止房室间隐匿性传导减轻而导致 1∶1 下传，应先用洋地黄制剂或 β 受体阻滞剂，以免心室率过快。

（5）长期用药需监测肝肾功能，若出现严重电解质紊乱或肝肾功能异常时需立即停药。

（6）加强心电图检测，QRS 间期超过药前 20% 应停药。

（7）FDA 对本药的妊娠安全性分级为 C 级。

【药物相互作用】

（1）与其他抗心律失常药合用时可致作用相加，维拉帕米、胺碘酮可使本品血药浓度上升。

（2）与口服抗凝药合用可使凝血因子进一步减少，也可减少本品与蛋白的结合，故需注意调整合用时及停药后的剂量。

（3）苯巴比妥及苯妥英钠可以增加本品的肝内代谢，使 $t_{1/2}$ 缩短，应酌情调整剂量。

（4）本品可使地高辛血清浓度增高以致达中毒水平，也可使洋地黄毒苷血清浓度升高，故应监测血药浓度及调整剂量。在洋地黄过量时本品可加重心律失常。

（5）与抗胆碱药合用，可增加抗胆碱能效应。

（6）可减弱拟胆碱药的效应，应按需调整剂量。

（7）本品可使神经肌肉阻滞剂尤其是筒箭毒碱、琥珀胆碱及泮库溴铵的呼吸抑制作用增强及延长。

（8）尿液的碱化药如乙酰唑胺、大量柠檬汁、抗酸药或碳酸氢盐等，可增加肾小管对本品的重吸收，以至于常用量就出现毒性反应。

（9）与降压药、扩血管药及 β 受体阻滞剂合用，可加剧降压及扩血管作用；与 β 受体阻滞剂合用时还可加重对窦房结及房室结的抑制作用。

（10）利福平可增加本品的代谢，使血药浓度降低。

（11）异丙肾上腺素可能加重本品过量所致的心律失常，但对 QT 间期延长所致的扭转性室速有利。

【规格】 片剂：0.2 g。

二、丙吡胺

【其他名称】 双异丙吡胺、吡二丙胺、异搏停、达舒平、诺佩斯、Norpace。

【药理作用】 本品属Ⅰa类抗心律失常药。其电生理及血流动力学类似奎尼丁，具有抑制快钠离子内流作用，延长动作电位及有效不应期，减低心房和附加束的传导速度，降低心肌传导纤维的自律性，抑制心房及心室肌的兴奋性，减低心肌收缩力。此外有较明显的抗胆碱作用，故可能使窦房结频率及房室交界区传导速度加快，但原有病态窦房结综合征或房室传导障碍者病情仍可加重。

【适应证】 本品曾用于治疗各种心律失常，但由于其促心律失常作用，现仅推荐用于其他药物无效的危及生命的室性心律失常。

【用法用量】

1. 普通片

口服，成人常用量，首次0.2 g，以后每次0.1~0.15 g，每6小时1次。应根据需要及耐受程度调整用量，每日最大剂量不超过0.8 g。

2. 缓释片

一次0.2 g，每日2次。

3. 注射剂

静脉注射，按体重1~2 mg/kg，最大量不宜超过0.15 g。可以氯化钠注射液、5%葡萄糖注射液或乳酸钠注射液稀释，静注5分钟，必要时给药后20分钟重复一次，最大总量不应超过0.3 g，再加上口服药量，每日最大量不应超过0.8 g。

【不良反应】

1. 心血管系统

①过量可致呼吸暂停，神志丧失，心脏停搏，传导阻滞及室性心律失常，心电图出现PR间期延长、QRS波增宽及QT延长，扭转性室速及室颤。②负性肌力作用是本品最重要的不良反应，可使50%患者的心力衰竭复发或加重，无心力衰竭史者发生心力衰竭的机会少于5%，可致低血压，甚至休克。③已有报道静脉注射丙吡胺可产生明显的冠状动脉收缩。

2. 抗胆碱作用

是本品最常见的不良反应，有口干、尿潴留、尿频、尿急、便秘、视物模糊、青光眼加重等。

3. 胃肠道

恶心、呕吐、厌食、腹泻。

4. 肝脏

肝脏胆汁淤积或肝功能不正常。

5. 血液系统

粒细胞减少。

6. 神经系统

失眠、精神抑郁或失常。

7. 其他

低血糖、阳痿、水潴留，静脉注射时血压升高，过敏性皮疹、光敏性皮炎、面部潮红及紫癜也偶有发生。

【禁忌】

（1）Ⅱ度或Ⅲ度房室传导阻滞及双束支传导阻滞者禁用（除非已有起搏器）。

（2）病态窦房结综合征患者禁用。

（3）心源性休克患者禁用。

（4）青光眼患者禁用。

（5）尿潴留患者禁用。

（6）重症肌无力患者禁用。

【注意事项】

（1）首次服 0.3 g 后 0.5~3 小时可达治疗作用，但不良反应也相应增加。

（2）心肌病或可能产生心功能不全者不宜用负荷量，并应严密监测血压及心功能情况。

（3）剂量应根据疗效及耐受性个体化给药，并逐渐增量；肝肾功能不全者及体重轻者应适当减量。

（4）服用硫酸奎尼丁或盐酸普鲁卡因胺者如需换用本品，应先停服硫酸奎尼丁 6~12 小时或盐酸普鲁卡因胺 3~6 小时。

（5）血液透析可清除本品，故透析后可能需要加一次药。

（6）肾功能受损者应依据肾功能适当减量。

（7）对诊断的干扰：①血糖减低（原因不明）；②心电图 QRS 波增宽，PR 及 QT 间期延长。

（8）下列情况应慎用：①对本品过敏者；②Ⅰ度房室或室内传导阻滞；③肾衰竭；④未经治疗控制的充血性心力衰竭或有心力衰竭史者；⑤广泛心肌损害，如心肌病等；⑥低血压；⑦肝功能受损；⑧低钾血症。

（9）用药期间应注意随访检查：①血压；②心电图：QRS 增宽超过 25% 时应停药；③心功能；④肝肾功能；⑤眼压；⑥血清钾（治疗前及治疗中定期测定）。

（10）治疗心房颤动或心房扑动时，宜先使患者洋地黄化，以免心室率增快。

（11）避免与负性肌力作用药物 β 受体阻滞剂、钙通道阻滞药或抑制窦房结功能药物并用。

（12）FDA 对本药的妊娠安全性分级为 C 级。

【药物相互作用】

（1）与其他抗心律失常药合用时，可进一步延长传导时间，抑制心功能。

（2）中量至大量乙醇与之合用由于协同作用，低血糖及低血压发生机会增多。

（3）与华法林合用时，抗凝作用可更明显。

（4）与药酶诱导剂如苯巴比妥、苯妥英钠及利福平同用，可诱导本品的代谢。在某些患者中本品可诱导自身的代谢。

【规格】普通片：0.1 g。缓释片：0.1 g。注射剂：2 mL：50 mg；2 mL：100 mg。

三、阿普林定

【其他名称】安博律定、茚满丙二胺、茚丙胺、Amidonal。

【药理作用】本品属Ⅰb类抗心律失常药物，其局部麻醉作用约为利多卡因的24倍。主要抑制细胞膜对Na^+的通透性，但不促进K^+外流，能减慢心脏传导系统各部分的传导，降低膜反应性，提高兴奋阈值，延长心房、房室结、希氏—浦肯野系统和心室的有效不应期，阻滞旁路的前向和逆向传导。

【适应证】用于频发的室性和房性期前收缩，阵发性室性、房性心动过速，预激综合征并发室上性心动过速等。

【用法用量】

1. 口服

首次一般为100 mg，其后6~8小时50~100 mg，当日不超过300 mg，2~3日内每日各100~150 mg，分2~3次服，此后逐渐减至维持量，维持量为每日50~100 mg。

2. 静脉滴注

首次100~200 mg，用5%~10%葡萄糖注射液100~200 mL稀释，滴速2~5 mg/min，30分钟滴完，每日不超过300 mg。

3. 静脉推注

每次25~50 mg。

儿童及老弱者用量酌减。

【不良反应】个别患者可有眩晕、共济失调、感觉异常、幻视、复视、记忆障碍、手颤。严重的可发生癫痫样抽搐，也可见恶心、呕吐、腹泻。偶见ALT升高、胆汁淤积性黄疸和粒细胞缺乏症等特异质反应。

【禁忌】

（1）中、重度房室传导阻滞及重度室内传导阻滞患者禁用。

（2）有癫痫样发作史患者禁用。

（3）黄疸或血常规异常患者禁用。

（4）严重心功能不全患者禁用。

（5）对本品过敏者禁用。

【注意事项】

（1）本品必须在医师的指导下使用。对于有器质性心脏病的患者，特别是有心肌缺血和心功能不全者应慎用。

（2）个别患者如有眩晕、感觉异常、恶心、手颤等不良反应，减量或停药即可消失。

（3）肝肾功能不全、老年患者、帕金森病、有精神病史者慎用。

（4）给药过程中定期进行血常规检查（白细胞）、肝肾功能检查，心电图出现异常应停药。

（5）服药期间应同时口服地西泮与维生素B_6，以防止癫痫样抽搐发作。如有癫痫样抽搐发作，立即肌内注射地西泮，同时减量服用。

【药物相互作用】同时应用普鲁卡因或利多卡因作浸润麻醉时，应停药或减量治疗2~3日，不得与其他抗心律失常药并用。

【规格】片剂：25 mg；50 mg。注射剂：10 mL：100 mg。

四、美西律

【其他名称】慢心律、脉律定、脉舒律、Mexitil。

【药理作用】本品属Ⅰb类抗心律失常药，可以抑制心肌细胞钠内流，降低动作电位 0 相除极速度，缩短浦肯野纤维的有效不应期。在心脏传导系统正常的患者中，本品对心脏冲动的产生和传导作用不大，临床试验中未发现本品引起Ⅱ度或Ⅲ度房室传导阻滞。本品不延长心室除极和复极时程，因此可用于 QT 间期延长的室性心律失常。该药具有抗心律失常、抗惊厥及局部麻醉作用。对心肌的抑制作用较小。美西律的有效血药浓度为 0.5~2 μg/mL，中毒血药浓度与有效血药浓度相近，少数患者在有效血药浓度时即可出现严重不良反应。

【适应证】主要用于慢性室性心律失常，如室性期前收缩、室性心动过速。

【用法用量】

1. 口服

首次 200~300 mg，必要时 2 小时后再服 100~200 mg。一般维持量每日 400~800 mg，分 2~3 次服。成人极量为每日 1 200 mg，分次口服。

2. 注射

静脉注射，开始量 100 mg，加入 5% 葡萄糖注射液 20 mL 中，缓慢静注 3~5 分钟。如无效，可在 5~10 分钟后再给 50~100 mg。然后以每分钟 1.5~2 mg 的速度静滴，3~4 小时后滴速减至每分钟 0.75~1 mg。并维持 24~48 小时。

【不良反应】20%~30% 患者口服发生不良反应。

1. 消化系统反应

最常见。包括恶心、呕吐等，有肝功能异常的报道，包括 GOT 增高。

2. 神经系统反应

为第二位常见不良反应。包括头晕、震颤（最先出现手细颤）、共济失调、眼球震颤、嗜睡、昏迷及惊厥、复视、视物模糊、精神失常、失眠。

3. 心血管系统反应

窦性心动过缓及窦性停搏一般较少发生。偶见胸痛、室性心动过速、低血压及心力衰竭加剧。治疗包括停药，用阿托品、升压药、起搏器等。

4. 过敏反应

皮疹。

5. 其他

极个别有白细胞及血小板减少。

【禁忌】心源性休克、Ⅱ度或Ⅲ度房室传导阻滞、病态窦房结综合征患者禁用。

【注意事项】

（1）本品在危及生命的心律失常患者中有使心律失常恶化的可能。在程序刺激试验中，此种情况见于 10% 的患者，但不比其他抗心律失常药高。

（2）本品可用于已安装起搏器的Ⅱ度和Ⅲ度房室传导阻滞患者，有临床试验表明在Ⅰ度房室传导阻滞的患者中应用较安全，但要慎用。

（3）本品可引起严重心律失常，多发生于恶性心律失常患者。

（4）在低血压和严重充血性心力衰竭患者中慎用。

（5）肝功能异常者慎用。

（6）室内传导阻滞或严重窦性心动过缓者慎用。

（7）用药期间注意随访检查血压、心电图、血药浓度。

（8）FDA 对本药的妊娠安全性分级为 C 级。

【药物相互作用】

（1）本品与常用的抗心绞痛、抗高血压和抗纤溶药物合用未见相互影响。

（2）本品与奎尼丁、普萘洛尔或胺碘酮合用治疗效果更好，可用于单用一种药物无效的顽固室性心律失常，但不宜与 I b 类药物合用。

（3）如果苯妥英钠或其他肝酶诱导剂如利福平和苯巴比妥等与美西律合用，可以降低本品的血药浓度。

（4）苯二氮䓬类药物不影响本品的血药浓度。

（5）本品与地高辛、利尿剂、普萘洛尔合用不影响心电图 PR、QRS 和 QT 间期。

（6）在急性心肌梗死早期，吗啡使本品吸收延迟并减少，可能与胃排空延迟有关。

（7）制酸药可减低口服本品时的血药浓度，但也可因尿 pH 增高，血药浓度升高。

【规格】片剂：50 mg；100 mg；250 mg。胶囊剂：50 mg；100 mg；400 mg。注射剂：2 mL：100 mg。

五、莫雷西嗪

【其他名称】吗拉西嗪、乙吗噻嗪、安脉静、Aetmozine、Ethmozine。

【药理作用】本品属 I 类抗心律失常药，具体分类尚有不同意见。它可抑制快 Na^+ 内流，具有膜稳定作用，缩短 2 相和 3 相复极及动作电位时间，缩短有效不应期。对窦房结自律性影响很小，但可延长房室及希—浦系统的传导。本品血流动力学作用轻微，在严重器质性心脏病患者可使心力衰竭加重。

【适应证】适用于室性心律失常，包括室性期前收缩及室性心动过速。对冠心病、心绞痛、高血压等患者的心律失常有显著疗效。

【用法用量】

1. 口服

剂量应个体化，在应用本品前，应停用其他抗心律失常药物 1~2 个半衰期。成人常用量 150~300 mg，每 8 小时 1 次，极量为每日 900 mg。

2. 注射

肌内注射或静脉注射。以 2.5% 溶液 2 mL，加于 1~2 mL 0.5% 普鲁卡因中肌内注射，或加于 10 mL 0.9% 氯化钠注射液或 5% 葡萄糖注射液中于 2~5 mL 分钟内缓慢静脉注射，每日 2 次。对阵发性心动过速，可缓慢静脉注射 2.5% 溶液 4 mL。

【不良反应】有头晕、恶心、头痛、乏力、嗜睡、腹痛、消化不良、呕吐、出汗、感觉异常、口干、复视等。致心律失常作用的发生率约为 3.7%。

【禁忌】

（1）Ⅱ度或Ⅲ度房室传导阻滞及双束支传导阻滞且无起搏器者应禁用。

（2）心源性休克与过敏者禁用。

【注意事项】

（1）试验证实，本品在心肌梗死后无症状的非致命性室性心律失常患者中可增加两周内的死亡率，长期应用也未见到对改善生存有益，故应慎用于此类患者。

（2）注意促心律失常作用与原有心律失常加重的鉴别，用药早期最好能进行监测。

（3）下列情况应慎用：① Ⅰ 度房室传导阻滞和室内传导阻滞；②肝或肾功能不全；③严重心衰。

（4）用药期间应注意随访检查血压、心电图及肝功能。

【药物相互作用】

（1）西咪替丁可使本品血药浓度增加 1.4 倍，同时应用时本品应减少剂量。

（2）本品可使茶碱类药物清除率增加，$t_{1/2}$ 缩短。

（3）本品与华法林共用时可改变后者对凝血因子时间的作用。在华法林抗凝的患者开始用本品或停用本品时应进行监测。

【规格】片剂：50 mg。注射剂：2 mL：50 mg。

六、普罗帕酮

【其他名称】丙胺苯丙酮、心律平、利他脉、Fenopraine、Rytmonorm。

【药理作用】

（1）本品属于 Ⅰc 类抗心律失常药。离体动物心肌的试验结果表明，每分钟 0.5~1 μg 时可降低收缩期的去极化作用，因而延长传导时间，动作电位的持续时间及有效不应期也稍有延长，并可提高心肌细胞阈电位，明显减少心肌的自发兴奋性。它既作用于心房、心室（主要影响浦肯野纤维，对心肌的影响较小），也作用于兴奋的形成及传导。临床资料表明，治疗剂量（口服 300 mg 及静脉注射 30 mg）时可降低心肌的应激性，作用持久，PQ 间期及 QRS 时间均增加，延长心房及房室结的有效不应期，对各种类型的实验性心律失常均有对抗作用。

抗心律失常作用与其膜稳定作用及竞争性 β 受体阻滞作用有关。它有微弱的钙通道阻滞作用（比维拉帕米弱 100 倍），尚有轻度的抑制心肌作用，增加末期舒张压，减少搏出量，其作用均与用药的剂量成正比。还有轻度的降压和减慢心率作用。

（2）离体试验表明普罗帕酮能松弛冠状动脉及支气管平滑肌。

（3）它具有与普鲁卡因相似的局部麻醉作用。

【适应证】用于阵发性室性心动过速及室上性心动过速（包括伴预激综合征者）。

【用法用量】

1. 口服

一次 100~200 mg，每日 3~4 次。由于其局部麻醉作用，宜在饭后与饮料或食物同时吞服，不得嚼碎。

2. 静脉注射

成人常用量，1~1.5 mg/kg 或以 70 mg 加 5% 葡萄糖注射液稀释，于 10 分钟内缓慢注射，必要时 10~20 分钟重复一次，总量不超过 210 mg。静脉注射起效后改为静脉滴注，滴速每分钟 0.5~1 mg 或口服维持。

【不良反应】不良反应较少，主要为口干、舌唇麻木，可能是由于其局部麻醉作用所致。此外，早期的不良反应还有头痛、头晕、闪耀，其后可出现胃肠道障碍，如恶心、呕吐、便秘等。也可出现房室传导阻滞症状。有 2 例在连续服用两周后出现胆汁淤积性肝损伤的报道，停药后 2~4 周各酶的活性均恢复正常。据认为这一病理变化属于过敏反应及个体因素性。

【禁忌】 无起搏器保护的窦房结功能障碍、严重房室传导阻滞、双束支传导阻滞患者，严重充血性心力衰竭、心源性休克、严重低血压患者及对该药过敏者禁用。

【注意事项】

（1）心肌严重损害者慎用。

（2）严重的心动过缓、肝肾功能不全、明显低血压患者慎用。

（3）如出现窦房性或房室性传导高度阻滞时，可静脉注射乳酸钠、阿托品、异丙肾上腺素或间羟肾上腺素等解救。

（4）FDA 对本药的妊娠安全性分级为 C 级。

【药物相互作用】

（1）与奎尼丁合用可以减慢代谢过程。

（2）与局部麻醉药合用可增加中枢神经系统不良反应的发生。

（3）本品可以增加血清地高辛浓度，并呈剂量依赖型。

（4）与普萘洛尔、美托洛尔合用可以显著增加其血浆浓度和 $t_{1/2}$，而对普罗帕酮没有影响。

（5）与华法林合用时可增加华法林血药浓度和凝血因子时间。

（6）与西咪替丁合用可使普罗帕酮血药稳态水平提高，但对其电生理参数没有影响。

【规格】 片剂：50 mg；100 mg；150 mg。注射剂：5 mL：17.5 mg；10 mL：35 mg。

七、胺碘酮

【其他名称】 乙胺碘呋酮、安律酮、可达龙、Atlansil、Cordarone。

【药理作用】 本品属Ⅲ类抗心律失常药。主要电生理效应是延长各部心肌组织的动作电位及有效不应期，有利于消除折返激动。同时具有轻度非竞争性的肾上腺素 α 及 β 受体阻滞和轻度Ⅰ类及Ⅳ类抗心律失常药性质。减低窦房结自律性。对静息膜电位及动作电位高度无影响。对房室旁路前向传导的抑制大于逆向。由于复极过度延长，口服后心电图有 QT 间期延长及 T 波改变，可以减慢心率 15%~20%，使 PR 和 QT 间期延长 10%左右。对冠状动脉及周围血管有直接扩张作用。可影响甲状腺素代谢。本品特点为 $t_{1/2}$ 长，故服药次数少，治疗指数大，抗心律失常谱广。

【适应证】 口服适用于危及生命的阵发性室性心动过速及心室颤动的预防，也可用于其他药物无效的阵发性室上性心动过速、阵发性心房扑动、心房颤动，包括合并预激综合征者及持续心房颤动、心房扑动电转复后的维持治疗。可用于持续心房颤动、心房扑动时心室率的控制。除有明确指征外，一般不宜用于治疗房性、室性期前收缩。

注射适用于利多卡因无效的室性心动过速和急诊控制心房颤动、心房扑动的心室率。

【用法用量】

1. 口服

治疗室上性心律失常，每日 0.4~0.6 g，分 2~3 次服，1~2 周后根据需要改为每日 0.2~

0.4 g 维持，部分患者可减至 0.2 g，每周 5 日或更小剂量维持。治疗严重室性心律失常，每日 0.6~1.2 g，分 3 次服，1~2 周后根据需要逐渐改为每日 0.2~0.4 g 维持。

2. 静脉滴注

负荷量按体重 3 mg/kg，然后以每分钟 1~1.5 mg 维持，6 小时后减至每分钟 0.5~1 mg，每日总量 1 200 mg，以后逐渐减量。静脉滴注胺碘酮最好不超过三日。

【不良反应】

1. 心血管系统

较其他抗心律失常药不良反应要少。①窦性心动过缓、窦性停搏或窦房传导阻滞，阿托品不能对抗此反应。②房室传导阻滞。③偶有 QT 间期延长伴扭转性室性心动过速，主要见于低血钾和并用其他延长 QT 间期的药物时。以上不良反应主要见于长期大剂量应用和伴有低血钾时。以上情况均应停药，可用升压药、异丙肾上腺素、碳酸氢钠（或乳酸钠）或起搏器治疗；注意纠正电解质紊乱；扭转性室性心动过速发展成室颤时可用直流电转复。由于本品半衰期长，故治疗不良反应需持续 5~10 日。

2. 甲状腺

①甲状腺功能亢进，可发生在用药期间或停药后，除突眼征以外可出现典型的甲状腺功能亢进征象，也可出现新的心律失常，检测 T_3、T_4 均增高，TSH 下降。发病率约 20%。停药数周至数月可完全消失，少数需用抗甲状腺药、普萘洛尔或肾上腺皮质激素治疗。②甲状腺功能低下，发生率为 1%~4%，老年人较多见，可出现典型的甲状腺功能低下征象，检测 TSH 增高，停药后数月可消退，但黏液性水肿可遗留不消，必要时可用甲状腺素治疗。

3. 胃肠道

便秘，少数人有恶心、呕吐、食欲下降，负荷量时明显。

4. 眼部

服药 3 个月以上者在角膜基底层下 1/3 有黄棕色色素沉着，与疗程及剂量有关，儿童较少发生。这种沉着物偶可影响视力，但无永久性损害。少数人可有光晕，极少因眼部不良反应停药。

5. 神经系统

不多见，与剂量及疗程有关，可出现震颤、共济失调、近端肌无力、锥体外体征，服药 1 年以上者可有周围神经病，减药或停药后可逐渐消退。

6. 皮肤

光敏感与疗程及剂量有关，皮肤石板蓝样色素沉着，停药后经较长时间（1~2 年）才渐退。其他过敏性皮疹停药后消退较快。

7. 肝脏

肝炎或脂肪浸润，氨基转移酶增高，与疗程及剂量有关。

8. 肺脏

肺部不良反应多发生在长期大量服药者（每日 0.8~1.2 g）。主要产生过敏性肺炎、肺间质或肺泡纤维性肺炎，肺泡及间质有泡沫样巨噬细胞及 2 型肺细胞增生，并有纤维化，小支气管腔闭塞。

9. 其他

FDA 对本药的妊娠安全性分级为 D 级。

偶可发生低血钙及血清肌酐升高。静脉用药时局部刺激产生静脉炎,宜用氯化钠注射液或注射用水稀释或采用中心静脉给药。

【禁忌】

(1) 严重窦房结功能异常者禁用。

(2) Ⅱ度或Ⅲ度房室传导阻滞者禁用。

(3) 心动过缓引起晕厥者禁用。

(4) 对本品过敏者禁用。

【注意事项】

(1) 过敏反应。对碘过敏者对本品可能过敏。

(2) 对诊断的干扰。①心电图变化:如 PR 及 QT 间期延长,服药后多数患者有 T 波减低伴增宽及双向,出现 U 波,此并非停药指征。②极少数有 AST、ALT 及碱性磷酸酶增高。③甲状腺功能变化:本品抑制周围 T_4 转化为 T_3,导致 T_4 及 rT_3 增高和血清 T_3 轻度下降,甲状腺功能检查通常不正常,但临床并无甲状腺功能障碍。甲状腺功能检查不正常可持续至停药后数周或数月。

(3) 下列情况应慎用。①窦性心动过缓。②QT 延长综合征。③低血压。④肝功能不全。⑤肺功能不全。⑥严重充血性心力衰竭。

(4) 多数不良反应与剂量有关,故需长期服药者尽可能用最小有效维持量,并应定期随诊,用药期间应注意随访检查:①血压;②心电图,口服时应特别注意 QT 间期;③肝功能;④甲状腺功能,包括 T_3、T_4 及促甲状腺激素,每 3~6 个月 1 次;⑤肺功能、肺部 X 线片,每 6~12 个月 1 次;⑥眼科检查。

(5) 本品口服作用的发生及消除均缓慢,临床应用根据病情而异。对危及生命的心律失常宜用短期较大负荷量,必要时静脉负荷。而对于非致命性心律失常,应用小量缓慢负荷。

(6) 本品半衰期长,故停药后换用其他抗心律失常药应注意相互作用。

【药物相互作用】

(1) 本药可增加华法林的抗凝作用,该作用可自加用本品后 4~6 日持续至停药后数周或数月。合用时应密切监测凝血因子时间,调整抗凝药的剂量。

(2) 增强其他抗心律失常药对心脏的作用。本品可增高血浆中奎尼丁、普鲁卡因胺、氟卡尼及苯妥英的浓度。与Ⅰa 类药合用可加重 QT 间期延长,极少数可致扭转型室速,故应特别小心。从加用本品起,原抗心律失常药应减少 30%~50% 剂量,并逐渐停药,如必须合用则通常推荐剂量减少一半。

(3) 与 β 受体阻滞剂或钙通道阻滞药合用可加重窦性心动过缓、窦性停搏及房室传导阻滞。如果发生则本品或前两类药应减量。

(4) 增加血清地高辛浓度,也可能增高其他洋地黄制剂的浓度达中毒水平,当开始用本品时洋地黄类药应停药或减少 50%,如合用应仔细监测其血清中药物浓度。本品有加强洋地黄类药对窦房结及房室结的抑制作用。

(5) 与排钾利尿药合用,可增加低血钾所致的心律失常。

(6) 增加日光敏感性药物作用。

(7) 可抑制甲状腺摄取 ^{131}I 及 ^{99m}Tc。

【规格】片剂：0.2 g。胶囊剂：0.1 g；0.2 g。注射剂：2 mL：150 mg。

八、安他唑啉

【其他名称】安他心、Antistine。

【药理作用】本品具有抗心律失常作用，其作用机制是干扰心肌细胞膜对钠、钾离子的渗透，减慢心肌传导，同时有轻度的交感神经阻滞作用，从而增加周围血管的阻力及降低心排血量，对血压和心率无影响，作用时间可维持 4~6 小时。

【适应证】临床主用于房性和室性期前收缩、室性心动过速、心房颤动等心律失常及过敏性疾病。

【用法用量】口服。一次 100~200 mg，每日 3~4 次，饭后服用。

【不良反应】恶心、呕吐、嗜睡、白细胞减少。长期服用可致免疫性血小板减少性紫癜。

【注意事项】器质性心脏病及心排血量不足的患者慎用。

【规格】片剂：100 mg；200 mg。

九、门冬氨酸钾镁

【其他名称】脉安定、潘南金、Aspara、Panangin。

【药理作用】本品是门冬氨酸钾盐和镁盐的混合物，为电解质补充剂。镁和钾是细胞内的重要阳离子，在多种酶反应和肌肉收缩过程中扮演着重要角色，细胞内外钾离子、钙离子、钠离子、镁离子浓度的比例影响心肌收缩性。门冬氨酸是体内草酰乙酸的前体，在三羧酸循环中起重要作用。同时，门冬氨酸也参加鸟氨酸循环，促进氨和 CO_2 的代谢，使之生成尿素，降低血中氨和 CO_2 的含量。门冬氨酸与细胞有很强的亲和力，可作为钾、镁离子进入细胞的载体，使钾离子重返细胞内，促进细胞除极化和细胞代谢，维持其正常功能；镁离子是生成糖原及高能磷酸酯不可缺少的物质，可增强门冬氨酸钾盐的治疗作用。

【适应证】电解质补充药。可用于低钾血症、洋地黄中毒引起的心律失常（主要是室性心律失常）以及心肌炎后遗症、充血性心力衰竭、心肌梗死、病毒性肝炎、肝硬化和肝性脑病的治疗。

【用法用量】

1. 口服

餐后服用，每次 0.14~0.28 g，每日 3 次，根据具体情况剂量可增加至每次 0.42 g，每日 3 次。儿童及老弱者用量酌减。

2. 静脉滴注

仅供静脉使用。将 10~20 mL 注射剂溶于 5% 葡萄糖注射液 500 mL 中缓慢滴注。如有需要可在 4~6 小时后重复此剂量。

【不良反应】

（1）口服大剂量可能导致腹泻。

（2）滴注太快时可能引起高钾血症和高镁血症，还可出现恶心、呕吐、血管疼痛、面部潮红、血压下降，偶见血管刺激性疼痛。

【禁忌】高钾血症、急性和慢性肾衰竭、Addison 病、Ⅲ度房室传导阻滞、心源性休克

（血压低于 90 mmHg）患者禁用。

【注意事项】

（1）肾功能损害、房室传导阻滞患者慎用。

（2）有电解质紊乱的患者应常规性检测血钾、镁离子浓度。

（3）由于胃酸能够影响其疗效，因此本品应餐后服用。

（4）因本品能够抑制四环素、铁盐和氟化钠的吸收，故服用本品与上述药物时应间隔 3 小时以上。

【药物相互作用】

（1）本品能够抑制四环素、铁盐、氟化钠的吸收。

（2）本品与保钾利尿剂和（或）血管紧张素转化酶抑制剂（ACEI）伍用时，可能会发生高钾血症。

【规格】片剂：每片含有无水门冬氨酸镁 0.140 g（相当于 11.8 mg 镁离子）和无水门冬氨酸钾 0.158 g（相当于 36.2 mg 钾离子）。注射剂：10 mL（每支含 L-门冬氨酸 0.85 g、钾 0.114 g、镁 0.042 g）。

（岳　海）

第四节　防治心绞痛药

一、硝酸甘油

【其他名称】三硝酸甘油酯、疗保心灵、疗通脉、Nitroglycerol、Glyceryl Trinitrate。

【药理作用】本品的主要药理作用是松弛血管平滑肌。硝酸甘油释放一氧化氮（NO），激活鸟苷酸环化酶，使平滑肌和其他组织内的环鸟苷酸（cGMP）增多，导致肌球蛋白轻链去磷酸化，调节平滑肌收缩状态，引起血管扩张。

本品扩张动静脉血管床，以扩张静脉为主，其作用强度呈剂量相关性。外周静脉扩张，使血液潴留在外周，回心血量减少，左心室舒张末压（前负荷）降低。扩张动脉使外周阻力（后负荷）降低。动静脉扩张使心肌耗氧量减少，缓解心绞痛。对心外膜冠状动脉分支也有扩张作用。

治疗剂量可降低收缩压、舒张压和平均动脉压，有效冠状动脉灌注压常能维持，但血压过度降低或心率增快使舒张期充盈时间缩短时，有效冠状动脉灌注压则降低。

本品使增高的中心静脉压与肺毛细血管楔嵌压、肺血管阻力与体循环血管阻力降低。心率通常稍增快，可能是血压下降的反射性作用。心脏指数可增加、降低或不变。左心室充盈压和外周阻力增高伴心脏指数低的患者，心脏指数可能会有增高。相反，左心室充盈压和心脏指数正常者，静脉注射用药可使心脏指数稍有降低。

【适应证】用于冠心病心绞痛的治疗及预防，也可用于降低血压或治疗充血性心力衰竭。

【用法用量】

1. 片剂

成人一次 0.25~0.5 mg，舌下含服。每 5 分钟可重复 1 片，直至疼痛缓解。在活动或大便之前 5~10 分钟预防性使用，可避免诱发心绞痛。

2. 缓释片

成人一次 2.5 mg，每 12 小时 1 片，作用可延续 8~10 小时。

3. 气雾剂

心绞痛发作时，向口腔舌下黏膜喷射 1~2 次，相当于硝酸甘油 0.5~1 mg。使用时先将喷雾帽取下，将罩壳套在喷雾头上，瓶身倒置，把罩壳对准口腔舌下黏膜撤压阀门，药液即呈雾状喷入口腔内。

4. 甘油膜

每次 1 格，舌下含服。

5. 注射剂

用 5% 葡萄糖注射液或 0.9% 氯化钠注射液稀释后静脉滴注，开始剂量为每分钟 5 μg，最好用输液泵恒速输入。用于降低血压或治疗心力衰竭，可每 3~5 分钟增加 5 μg/min，如在每分钟 20 μg 时无效可以每分钟 10 μg 递增，以后可每分钟 20 μg。患者对本药的个体差异很大，静脉滴注无固定适合剂量，应根据个体的血压、心率和其他血流动力学参数调整用量。

【不良反应】

（1）头痛，可于用药后立即发生，可为剧痛和呈持续性。

（2）偶可发生眩晕、虚弱、心悸，也可有直立性低血压的表现，尤其多见于直立、制动的患者。

（3）治疗剂量可发生明显的低血压反应，表现为恶心、呕吐、出汗、苍白和虚脱。

（4）晕厥、面部潮红、药疹和剥脱性皮炎均有报道。

【禁忌】急性循环衰竭、严重低血压（收缩压<90 mmHg）、急性心肌梗死伴低充盈压、肥厚性梗阻型心肌病、缩窄性心包炎、心脏压塞、严重贫血、青光眼、颅内压增高、硝基化合物过敏、脑出血或头颅外伤、严重肝肾功能损害患者禁用。

【注意事项】

（1）应使用能有效缓解急性心绞痛的最小剂量，过量可能导致耐受现象。

（2）小剂量可能发生严重低血压，尤其在直立位时。

（3）应慎用于血容量不足或收缩压低的患者。

（4）发生低血压时可并发心动过缓，加重心绞痛。

（5）可加重肥厚性梗阻型心肌病引起的心绞痛。

（6）易出现药物耐受性。

（7）如果出现视物模糊或口干，应停药。

（8）剂量过大可引起剧烈头痛。

（9）静脉滴注本品时，由于许多塑料输液器可吸附硝酸甘油，因此应采用不吸附本品的输液装置，如玻璃输液瓶等。

（10）静脉使用本品时须采用避光措施。

（11）FDA 对本药的妊娠安全性分级为 C 级。

【药物相互作用】

（1）中度或过量饮酒时，使用本药可致低血压。

（2）与降压药或血管扩张药合用可增强本品的致直立性低血压作用。

（3）阿司匹林可减少舌下含服硝酸甘油的清除，并增强其血流动力学效应。

（4）使用戊四硝酯可降低舌下用药的治疗作用。

（5）枸橼酸西地那非（万艾可）可加强本品的降压作用。

（6）与乙酰胆碱、组胺及拟交感胺类药合用时，疗效可能减弱。

【规格】片剂：0.3 mg；0.5 mg；0.6 mg。缓释片：2.5 mg。气雾剂：15 g（含硝酸甘油 0.1 g）。甘油膜剂：每格含硝酸甘油 0.5 mg。注射剂：1 mL：1 mg；1 mL：2 mg；1 mL：5 mg；1 mL：10 mg。

二、硝酸异山梨酯

【其他名称】畅欣达、硝异梨醇、硝酸脱水山梨醇酯、异舒吉、消心痛。

【药理作用】本品主要药理作用是松弛血管平滑肌。它在体内代谢生成单硝酸异山梨酯，后者释放 NO，NO 与内皮舒张因子相同，激活鸟苷酸环化酶，使平滑肌细胞内的 cGMP 增多，从而松弛血管平滑肌，使外周动脉和静脉扩张，对静脉的扩张作用更强。静脉扩张使血液潴留在外周，回心血量减少，左心室舒张末压和肺毛细血管楔嵌压（前负荷）减低。动脉扩张使外周血管阻力、收缩期动脉压和平均动脉压（后负荷）减低。冠状动脉扩张，使冠脉灌注量增加。总的效应是使心肌耗氧量减少，供氧量增多，心绞痛得以缓解。

【适应证】冠心病的长期治疗；心绞痛的预防；心肌梗死后持续心绞痛的治疗；与洋地黄类药物和（或）利尿剂联合应用，治疗慢性充血性心力衰竭；肺动脉高压的治疗。

【用法用量】

1. 普通片

预防心绞痛，口服，一次 5~10 mg，每日 2~3 次，每日总量 10~30 mg。由于个体反应不同，需个体化调整剂量。舌下给药，一次 5 mg。

2. 缓释片

一次 20~40 mg，每日 2 次。由于个体反应不同，需个体化调整剂量。

3. 气雾剂

使用时，先揭开药瓶盖帽，使喷射阀门处于上方，药瓶垂直，按压喷射阀门数次至喷雾均匀后则可使用。但若停用时间较长，则需再按压阀门至喷雾均匀后方可使用。使用时将喷雾嘴对准口腔，按压 4 揿，可达到有效剂量 2.5 mg。

4. 乳膏剂

宜自小剂量开始，逐渐增量。将乳膏按刻度挤出所需长度，均匀涂布于所给印有刻度的纸上，每格相当于硝酸异山梨酯 0.2 g，将纸面涂药区全部涂满，即 5cm×5cm 面积，贴在左胸前区（可用胶布固定），每日 1 次（必要时 8 小时一次），可睡前贴用。

5. 注射剂

静脉滴注，以 0.9%氯化钠注射液或 5%葡萄糖注射液稀释至 50~100 μg/mL 的浓度。药物剂量可根据患者的反应调整，静脉滴注开始剂量每分钟 30 μg，观察 0.5~1 小时，如无不良反应可加倍。每日 1 次。

【不良反应】用药初期可能会出现硝酸酯引起的血管扩张性头痛，还可能出现面部潮红、眩晕、直立性低血压和反射性心动过速。偶见血压明显降低、心动过缓和心绞痛加重，罕见虚脱及晕厥。

【禁忌】急性循环衰竭（休克、循环性虚脱）、严重低血压（收缩压<90 mmHg）、急性心肌梗死伴低充盈压（除非在有持续血流动力学监测的条件下）、肥厚性梗阻型心肌病、缩窄性心包炎或心脏压塞、严重贫血、青光眼、颅内压增高、原发性肺动脉高压、对硝基化合物过敏者禁用。

【注意事项】

（1）低充盈压的急性心肌梗死、主动脉和（或）二尖瓣狭窄、直立性低血压、颅内压增高者慎用。

（2）不应突然停止用药，以避免反跳现象。

（3）FDA对本药的妊娠安全性分级为C级。

【药物相互作用】

（1）与其他血管扩张剂、钙通道阻滞药、β受体阻滞剂、降压药、三环类抗抑郁药及乙醇合用，可增强本类药物的降血压效应。

（2）可加强双氢麦角碱的升压作用。

（3）同时使用类固醇抗炎药可降低本药的疗效。

【规格】普通片：2.5 mg；5 mg；10 mg。缓释片：20 mg。气雾剂：每瓶药液重量9.1 g，含硝酸异山梨酯0.125 g，每瓶喷量200揿。乳膏剂：10 g：1.5 g。注射剂0.5 mL：5 mg；10 mL：10 mg；100 mL：10 mg；200 mL：20 mg。

三、单硝酸异山梨酯

【其他名称】异乐定、安心迈、长效心痛治-20、欣康、可利新。

【药理作用】参见硝酸异山梨酯。

【适应证】冠心病的长期治疗；心绞痛的预防；心肌梗死后持续心绞痛的治疗；与洋地黄类药物和（或）利尿剂联合应用，治疗慢性充血性心力衰竭。

【用法用量】

1. 片剂

口服，一次10~20 mg，每日2~3次，严重病例可用40 mg，每日2~3次。

2. 缓释片

每日清晨服1片，病情严重者，可服2片，若出现头痛，最初剂量可减至每日半片。整片或半片服用前应保持完整，用半杯水吞服，不可咀嚼或碾碎服用。

3. 缓释胶囊

每次50 mg，每日早饭后服1次。

4. 胶丸

口服，一次10~20 mg，每日2次。

5. 注射剂

用5%葡萄糖注射液稀释后从1~2 mg/h开始静滴，根据患者的反应调整剂量，最大剂量为8~10 mg，用药期间须密切观察患者的心率及血压。由于个体反应不同，需个体化调整剂量。

【不良反应】同硝酸异山梨酯。

【禁忌】同硝酸异山梨酯。

【注意事项】

（1）低充盈压的急性心肌梗死患者，应避免收缩压低于 90 mmHg。

（2）主动脉和（或）二尖瓣狭窄、直立性低血压及肾功能不全者慎用。

（3）FDA 对本药的妊娠安全性分级为 C 级。

【药物相互作用】与其他血管扩张剂、钙通道阻滞药，β 受体阻滞剂、抗高血压药、三环类抗抑郁药及乙醇合用，可强化本类药物的降血压效应。

【规格】普通片剂：10 mg；20 mg；40 mg。缓释片剂：40 mg；50 mg；60 mg。缓释胶囊剂：50 mg。胶丸剂：10 mg；20 mg。注射剂：2 mL：25 mg。

四、曲美他嗪

【其他名称】冠脉舒、心康宁、万爽力、三甲氧苄嗪。

【药理作用】本品为作用较强的抗心绞痛药，其起效较硝酸甘油慢，但作用持续时间较长。具有对抗肾上腺素、去甲肾上腺素及加压素的作用，能降低血管阻力，增加冠脉血流量及周围循环血流量，促进心肌代谢及心肌能量的产生。同时能减低心脏工作负荷，降低心肌耗氧量及心肌能量的消耗，从而改善心肌氧的供需平衡。还能增加对强心苷的耐受性。

【适应证】冠脉功能不全、心绞痛、陈旧性心肌梗死等。对伴有严重心功能不全者可与洋地黄类药物并用。

【用法用量】

1. 口服

一次 20~60 mg，每日 3 次，饭后服，总剂量每日不超过 180 mg。常用维持量为每次 10 mg，每日 3 次。

2. 静脉注射

8~20 mg，加于 25% 葡萄糖注射液 20 mL 中。

3. 静脉滴注

8~20 mg，加于 5% 葡萄糖注射液 500 mL 中。

【不良反应】罕见胃肠道不适（恶心、呕吐）。由于辅料日落黄 FCFS（E110）及胭脂红 A（E124）的存在，有产生过敏反应的危险。

【禁忌】新近心肌梗死患者禁用。

【注意事项】

（1）动物实验没有提示致畸作用，但是由于缺乏临床资料，致畸的危险不能排除。因此，从安全的角度考虑，最好避免在妊娠期间服用该药物。

（2）由于缺乏通过乳汁分泌的资料，建议治疗期间不要哺乳。

【规格】片剂：20 mg；30 mg。注射剂：21 mg：4 mg。

五、双嘧达莫

【其他名称】潘生丁、双嘧哌胺醇、哌醇定。

【药理作用】本品具有抗血栓形成作用。本品抑制血小板聚集，高浓度（50 μg/mL）可抑制血小板释放。作用机制可能如下。①抑制血小板、上皮细胞和红细胞摄取腺苷。治疗浓度（0.5~1.9μg/dL）时该抑制作用呈剂量依赖性。局部腺苷浓度增高，作用于血小板的 A_2 受体，刺激腺苷酸环化酶，使血小板内 cAMP 增多。通过这一途径，血小板活化因子（PAF）、胶原和二磷酸腺苷（ADP）等刺激引起的血小板聚集受到抑制。②抑制各种组织中的磷酸二酯酶（PDE）。治疗浓度抑制环磷酸鸟苷磷酸二酯酶（cGMP-PDE），对 cAMP-PDE 的抑制作用弱，因而强化内皮舒张因子（EDRF）引起的 cGMP 浓度增高。③抑制血栓烷素 A_2（TXA_2）形成。TXA_2 是血小板活性的强力激动剂。④增强内源性前列腺素 I_2（PGI_2）的作用。

本品对血管有扩张作用。犬经十二指肠给予双嘧达莫 0.5~4 mg/kg 产生剂量相关性体循环和冠状血管阻力降低，体循环血压降低和冠脉血流增加。给药后 24 分钟起效，作用持续约 3 小时。

在人观察到相同的血流动力学效应。但急性静脉给药可使狭窄冠脉远端局部心肌灌注减少。

【适应证】片剂适用于血栓栓塞性疾病预防和治疗，单用或与阿司匹林合用。注射剂用于诊断心肌缺血的药物试验。

【用法用量】

1. 口服

一次 25~50 mg，每日 3 次，饭前服。

2. 注射剂

①深部肌内注射或静脉注射：每次 10~20 mg，每日 1~3 次。②静脉滴注：每日 30 mg。

【不良反应】治疗剂量时不良反应轻而短暂，长期服用最初的不良反应多消失。常见的不良反应有头晕、头痛、呕吐、腹泻、面部潮红、皮疹和瘙痒，罕见心绞痛和肝功能不全。不良反应持续或不能耐受者少见，停药后可消除。

【禁忌】对本品过敏者禁用。

【注意事项】

（1）严重冠脉病变患者使用本品后缺血可能加重。

（2）可引起外周血管扩张，故低血压患者应慎用。

（3）有出血倾向患者慎用。

（4）有报道本品可能引起肝酶升高。

（5）不宜与葡萄糖以外的其他药物混合注射。

（6）FDA 对本药的妊娠安全性分级为 B 级。

【药物相互作用】

（1）与阿司匹林有协同作用，可与阿司匹林组成复方制剂。

（2）与肝素合用可引起出血倾向。

（3）与香豆素类抗凝药同用时出血并不增多或增剧。

【规格】片剂：25 mg。注射剂：2 mL：10 mg。

六、丹参酮ⅡA磺酸钠

【药理作用】本品能增加冠状动脉血流量，改善缺血区心肌的侧支循环及局部供血，改善缺氧心肌的代谢紊乱，提高心肌耐缺氧能力，抑制血小板聚集，抗血栓形成，缩小实验动物缺血心肌梗死面积。在一定剂量下也能增强心肌收缩力。

【适应证】用于冠心病、心绞痛、心肌梗死，也可用于室性期前收缩。

【用法用量】

1. 肌内注射

一次 40~80 mg，每日 1 次。

2. 静脉注射

一次 40~80 mg，以 25%葡萄糖注射液 20 mL 稀释。

3. 静脉滴注

40~80 mg，以 5%葡萄糖注射液 250~500 mL 稀释，每日 1 次。

【禁忌】对本品过敏者禁用。

【注意事项】

（1）部分患者肌内注射后有疼痛。个别有皮疹反应，停药后即可消失。

（2）当药品性状发生改变时禁止使用。

【规格】注射剂：2 mL：10 mg。

七、川芎嗪

【其他名称】四甲基吡嗪、Tetramethylpyrazine。

【药理作用】本品有抗血小板聚集、扩张小动脉、改善微循环、活血化瘀作用，并对已聚集的血小板有解聚作用。

【适应证】用于闭塞性脑血管疾病如脑供血不全、脑血栓形成、脑栓塞及其他缺血性血管疾病如冠心病、脉管炎等。

【用法用量】

1. 口服

一次 100 mg，每日 3 次，1 个月为一疗程。

2. 肌内注射

盐酸盐注射剂一次 2 mL，每日 1~2 次。磷酸盐注射剂一次 2~4 mL，每日 1~2 次，15 日为一疗程。

3. 静脉滴注

缺血性脑血管病急性期及其他缺血性血管疾病，一般静脉滴注。盐酸盐每日 40~80 mg 或磷酸盐每日 100~150 mg，稀释于 5%葡萄糖注射液或 0.9%氯化钠注射液 250~500 mL 中静脉滴注。速度不宜过快。10~15 日为一疗程，一般使用 1~2 个疗程。

4. 穴位注射

缺血性脑血管疾病恢复期及后遗症一般穴位注射。每次选三四个穴位，每穴注射盐酸盐 10~20 mg，隔日 1 次，15 次为一疗程，一般使用 1~2 个疗程，在给药间隔日可配合头皮针治疗。

【不良反应】

（1）口服偶有胃部不适、口干、嗜睡等，饭后服用可避免或减少不良反应。

（2）注射剂酸性较强，穴位注射刺激性较强。

（3）极少数妇女经期提前、经量增多。

【禁忌】脑出血及有出血倾向的患者禁用。

【注意事项】

（1）不适于肌肉大量注射。

（2）静脉滴注速度不宜过快。

（3）儿童及老年患者用药应按儿童及老年剂量使用。

【药物相互作用】不宜与碱性注射剂一起配伍。

【规格】片剂：50 mg（磷酸盐）。注射剂：2 mL：40 mg（盐酸盐）；2 mL：50 mg（磷酸盐）。

八、辅酶 A

【药理作用】本品为体内乙酰化反应的辅酶。参与体内乙酰化反应，对糖、脂肪和蛋白质的代谢起着重要的作用，如三羧酸循环、肝糖原积存、乙酰胆碱合成等，均与本品有密切关系。

【适应证】辅酶类。用于白细胞减少症、原发性血小板减少性紫癜、功能性低热、心肌梗死、脂肪肝、糖尿病、酸中毒的辅助治疗。

【用法用量】

1. 静脉滴注

一次 50~200 U，每日 50~400 U，临用前用 5% 葡萄糖注射液 500 mL 溶解后静脉滴注。

2. 肌内注射

一次 50~200 U，每日 50~400 U，临用前用 0.9% 氯化钠注射液 2 mL 溶解后注射，一般 7~14 日为一疗程。

【禁忌】

（1）急性心肌梗死患者禁用。

（2）对本品过敏者禁用。

【药物相互作用】与三磷腺苷、细胞色素 C 等合用，效果更好。

【规格】注射剂：50 U；100 U；200 U。

九、辅酶 Q10

【其他名称】泛癸利酮、癸烯醌。

【药理作用】本品是生物体内广泛存在的脂溶性醌类化合物，在人体呼吸链中质子移位及电子传递中起重要作用，可作为细胞代谢和细胞呼吸激活剂，还是重要的抗氧化剂和非特异性免疫增强剂，可促进氧化磷酸化反应，保护生物膜结构完整性。

（1）抗心肌缺血作用。可减轻急性缺血时的心肌收缩力减弱及磷酸肌酸与三磷腺苷的含量减少，有助于保持缺血心肌细胞线粒体的形态结构，同时使实验性心肌梗死范围缩小，对缺血心肌有一定的保护作用。

（2）增加心排血量，降低外周阻力，有助于抗心力衰竭作用。对醛固酮的合成与分泌有抑制作用并干扰其对肾小管的效应。

（3）抗心律失常作用。在缺氧条件下灌流离体动物心室肌时，可使动作电位持续时间缩短，电刺激测定其产生室性心律失常阈值较对照组小，冠状动脉开放后，阈值恢复也较快。

（4）使外周血管阻力下降。

（5）有抗阿霉素的心脏毒性作用及保肝等作用。

【适应证】用于下列疾病的辅助治疗。

1. 心血管疾病

如病毒性心肌炎、慢性心功能不全。

2. 肝炎

如病毒性肝炎、亚急性重型肝炎、慢性活动性肝炎。

3. 癌症

能减轻放疗、化疗等引起的某些不良反应。

【用法用量】

1. 口服

一次 5~15 mg，每日 3 次，饭后服用。

2. 肌内或静脉注射

每日 5~10 mg，2~4 周为一疗程。

【不良反应】可出现恶心、胃部不适、食欲减退，但不必停药。偶见皮疹。

【禁忌】对本品过敏者禁用。

【注意事项】静脉注射宜缓慢，以免引起头晕、头胀、胸闷及低血压等。

【规格】片剂：5 mg。胶囊剂：5 mg；10 mg；15 mg。注射剂：2 mL：5 mg。

十、银杏达莫

【药理作用】本品中银杏总黄酮具有扩张冠脉血管、脑血管，改善脑缺血产生的症状和记忆功能作用。双嘧达莫抑制血小板聚集，高浓度（50 μg/mL）可抑制血小板释放。

【适应证】适用于预防和治疗冠心病、血栓栓塞性疾病。

【用法用量】静脉滴注。成人一次 10~25 mL，加入 0.9%氯化钠注射液或 5%~10%葡萄糖注射液 500 mL 中，每日 2 次。

【不良反应】

（1）偶有恶心、呕吐、头晕、皮肤过敏反应发生。

（2）罕见心绞痛加重，一旦停药，症状立即消失。

【注意事项】有出血倾向者慎用。

【药物相互作用】与肝素、香豆素等抗凝药同用时，易引起出血倾向。

【规格】注射剂：5 mL；10 mL。

十一、环磷腺苷

【其他名称】环化腺苷酸、cAMP。

【药理作用】本品为蛋白激酶致活剂，是核苷酸的衍生物。它是在人体内广泛存在的一种具有生理活性的重要物质，由三磷酸腺苷在腺苷环化酶催化下生成，能调节细胞的多种功能活动。作为激素的第二信使，在细胞内发挥激素调节生理功能和物质代谢作用，能改变细胞膜的功能，促使网织肌浆质内的钙离子进入肌纤维，从而增强心肌收缩，并可促进呼吸链氧化酶的活性，改善心肌缺氧，缓解冠心病症状及改善心电图。此外，对糖、脂肪代谢及核酸、蛋白质的合成等起着重要的调节作用。

【适应证】

（1）用于心绞痛、心肌梗死、心肌炎及心源性休克。

（2）对改善风湿性心脏病的心悸、气急、胸闷等症状有一定的作用。

（3）对急性白血病结合化疗可提高疗效，也可用于急性白血病的诱导缓解。

（4）对老年慢性支气管炎、各种肝炎和银屑病也有一定疗效。

【用法用量】

1. 肌内注射

一次 20 mg，溶于 2 mL 0.9%氯化钠注射液中，每日 2 次。

2. 静脉注射

一次 20 mg，溶于 20 mL 0.9%氯化钠注射液中推注，每日 2 次。

3. 静脉滴注

本品 40 mg 溶于 250~500 mL 5%葡萄糖注射液中，每日 1 次。冠心病以 15 日为一疗程，可连续应用 2~3 疗程；白血病以 1 个月为一疗程；银屑病以 2~3 周为一疗程，可延长使用到 4~7 周，每日用量可增加至 60~80 mg。

【不良反应】

（1）偶见发热和皮疹。

（2）大剂量静脉注射（按体重每分钟达 0.5 mg/kg）时，可引起腹痛、头痛、肌痛、睾丸痛、背痛、四肢无力、恶心、手脚麻木、高热等。

【规格】注射剂：20 mg。

（刘天易）

第七章

消化系统常用药物

消化系统由食管、胃、肠、肝、胆囊和胰等器官所组成，其主要功能是对食物进行消化和吸收，为机体新陈代谢提供能量来源。消化系统疾病包括消化器官的器质性和功能性疾病。近年来，由于细胞生物学、分子生物学、生物化学、内分泌学、免疫学、酶学等的迅速进展，以及许多高新医学工程技术的应用，使消化系统疾病的病理学、病因学、发病机制、诊断、治疗和预防等方面取得了很大成就。

第一节 治疗消化性溃疡和胃食管反流病药物

消化性溃疡主要是指发生在胃和十二指肠球部的慢性溃疡，溃疡的形成与胃酸/胃蛋白酶的消化作用有关，主要包括胃溃疡和十二指肠溃疡。

目前认为，幽门螺杆菌和非甾类抗炎药是损害胃和十二指肠黏膜屏障从而导致消化性溃疡发病的最常见病因。二十多年来，随着消化性溃疡发病机制和临床治疗学研究的进展，特别是1983年澳大利亚学者Warren和Marshall从人胃黏膜中分离出幽门螺杆菌以后，人们对消化性溃疡的病因学及药物治疗学有了很多新的认识。时隔22年后，两人因此获得了2005年诺贝尔医学奖。H_2受体拮抗药的问世，是消化性溃疡病治疗史上的一个里程碑。此类药物用于临床取得了很好的治疗效果，明显降低了消化性溃疡并发症的发生率，使大量患者避免了手术。20世纪80年代H^+-K^+-ATP酶（质子泵）抑制剂问世，为消化性溃疡的治疗提供了更有力的武器。质子泵抑制剂比组胺H_2受体拮抗剂的抑酸作用强大而持久，是目前作用最强的抑制胃酸分泌的药物。除此之外，基于增强防御因子在消化性溃疡治疗中作用的认识，人们研发了许多新的胃黏膜保护剂，如PG-E_1（前列腺素E_1）衍生物、胶体铋剂、吉法酯、瑞巴派特等，为消化性溃疡的治疗开辟了另一条途径。20世纪90年代开展的幽门螺杆菌根除疗法，开创了消化性溃疡治疗的新纪元，大大提高了消化性溃疡的治愈率。另外，消化性溃疡治疗领域进展的另一个间接因素是新型选择性COX-2抑制剂的研发上市和使用，这类药物有望明显降低非甾类抗炎药性溃疡的发生。

胃、十二指肠内容物反流入食管产生的临床症状和（或）并发症称为胃食管反流病（GERD）。目前广泛认为，GERD的主要发病机制是多种因素造成的一过性下食管括约肌松弛，而肥胖、高脂饮食、缺乏运动的生活方式等因素使GERD的患病率呈上升趋势。流行病学调查显示，GERD在我国中心城市的症状发生率为8.97%，患病率为5.77%，正迅速成为临床最重要的上胃肠道疾病。GERD 的临床表现有胃灼热、反胃、吞咽困难、胸痛、出血等；反流物进入食管和咽部还可能直接或间接引发呼吸系统疾病，表现为反复呼吸道感染、难治性哮喘、反复发作的吸入性肺炎、咽炎、早产儿呼吸暂停和窒息、婴儿猝死综合征等。

近年来，对 GERD 的研究日渐增多，认识逐渐深入，治疗手段也不断完善。目前 GERD 的治疗药物主要有三类：抑酸剂、胃黏膜保护剂和促动力药。其中抑酸剂是最为常用的药物，尤其是质子泵抑制剂，是目前治疗 GERD 的理想药物，其地位近期内还不会被其他药物所动摇。由于反流为一种动力障碍，从理论上讲首先的治疗措施应为改善胃肠动力，因此促动力药应该是最初单一治疗的适宜药物，目前促动力药多与其他药物联合使用。在胃黏膜保护剂方面，铝碳酸镁有多种作用机制，是混合反流或胆汁反流 GERD 治疗的重要药物。在过去的 20~30 年，GERD 的治疗策略逐渐丰富且不断发展，GERD 治疗的首要目的是消除/缓解症状，改善生活质量，其次是促进炎症愈合，预防复发和并发症。一旦确诊并开始治疗，还必须考虑到 GERD 是一种慢性复发性疾病，可能需要长期治疗。另外，改变生活方式也是十分重要的干预措施之一。以下重点介绍抑酸剂和胃黏膜保护剂。

一、抗酸药

抗酸药是一类能中和胃酸、降低胃内容物酸度，迅速缓解胃灼热、疼痛等症状的弱碱性无机化合物。虽然此类药物不能直接抑制胃酸分泌，但近年来研究发现，抗酸药对胃黏膜屏障有细胞保护作用，其作用再次受到重视。因此，尽管近年来治疗消化性溃疡的药物进展很快，但最古老的抗酸药在溃疡病的治疗上仍有其相应的地位。理想的抗酸药应该具有下述特点：①中和胃酸作用强而持久；②与胃酸作用后不产生二氧化碳；③不引起腹泻或便秘；④不易吸收，不碱化体液；⑤有收敛保护作用。目前临床使用的单一抗酸药尚不能完全满足上述要求，故优良的抗酸药多为复方制剂，目前临床推荐使用氢氧化铝凝胶和镁乳。

抗酸药一般可分为两类：①吸收性抗酸药，此类药物（如碳酸氢钠）经口服后，除在胃内中和胃酸外，尚易被肠道吸收而引起碱血症，因此还可用于酸血症和碱化尿液；②非吸收性抗酸药，此类药物含有难吸收的阳离子，口服后只能直接中和胃酸而不被胃肠道吸收。有些胶体制剂（如氢氧化铝凝胶、三硅酸镁）除能中和胃酸外，还能在溃疡面上形成一层保护性薄膜，减少胃酸和胃蛋白酶对溃疡面的腐蚀和消化作用。

（一）氢氧化铝

【药理作用】有抗酸、吸附、局部止血、保护溃疡面等作用，效力较弱，缓慢而持久。可中和或缓冲胃酸，使胃内 pH 升高，从而使胃酸过多引起的症状得到缓解，但对胃酸分泌无直接影响。对酸的中和能力低于镁制剂和碳酸钙而高于碳酸铝。其中和胃酸作用后产生的氧化铝有收敛作用，可局部止血，但也可能引起便秘，严重时甚至可引起肠梗阻。氢氧化铝与胃酸混合生成凝胶，覆盖在溃疡表面，形成一层保护膜，产生机械保护作用，有利于溃疡的愈合。

起效缓慢，在胃内作用时间的长短与胃排空的快慢有关。空腹服药作用时间可维持 20~30 分钟，餐后 1~2 小时服药疗效可延长至 3 小时。大部分以磷酸铝、碳酸铝及脂肪酸盐类的形式自粪便排出。

【适应证】主要用于胃酸过多、胃及十二指肠溃疡、反流性食管炎及上消化道出血等。由于铝离子在肠内与磷酸盐结合成不溶解的磷酸铝自粪便排出，故尿毒症患者服用大剂量氢氧化铝后可减少磷酸盐的吸收，减轻酸血症。有报道可用于鸟粪石型尿结石患者，可因磷酸盐吸收减少而减缓结石的生长或防止其复发。也有用于治疗甲状旁腺功能减退症和肾病型骨软化症患者以调节钙磷平衡。

【用法用量】口服，一次 0.6~0.9 g，每日 1.8~2.7 g。现多用氢氧化铝凝胶。治胃酸过多和溃疡病等，每次 4~8 mL，每日 12~24 mL，饭前 1 小时和睡前服；病情严重时剂量可加倍。

【注意事项】

（1）因能妨碍磷的吸收，导致低磷血症及骨质疏松症和骨软化症，故不宜长期大剂量使用。如必须长期大剂量使用，应在饮食中酌加磷酸盐。铝也可能导致血清胆酸浓度增加，但这种作用具有剂量和时间依赖性，并可伴随胆汁流量降低，可诱发肝、胆功能异常。

（2）对长期便秘者须慎用，为防止便秘可与三硅酸镁或氧化镁交替服用。

（3）治疗胃出血时宜用凝胶剂。

（4）有极少量可在胃内转变为可溶性的氯化铝被吸收，并从尿中排泄，肾功能不全者可能导致血中铝离子浓度升高，引起痴呆等中枢神经系统病变，故肾功能不全者慎用。肾功能异常者服用本品后如血清中铝含量超过 150 μg/mL，或出现脑病先兆，应立即停药。透析患者透析液中铝含量不得超过 10 μg/L。

（5）服药期间，对铝比较敏感的患者注射白喉、破伤风类毒素和百日咳菌苗（DTP 三联疫苗）时，注射部位可能会出现瘙痒、湿疹样病变和色素沉着。

（6）因婴幼儿极易吸收铝，有铝中毒的危险，故早产儿和婴幼儿不宜服用。由于不溶性磷酸铝复合物的形成，导致血清磷酸盐浓度降低，磷自骨内移出，故骨折患者不宜服用。

【药物相互作用】

（1）服药 1~2 小时内应避免摄入其他药物，因可能与氢氧化铝结合而降低吸收率，影响疗效。

（2）与西咪替丁或雷尼替丁同用，可使后者吸收减少，一般不提倡两种药物在 1 小时内同用。

（3）本品含多价铝离子，可与四环素类形成络合物而影响其吸收，故不宜合用。

（4）可通过多种机制干扰地高辛、华法林、双香豆素、奎宁、奎尼丁、氯丙嗪、普萘洛尔、吲哚美辛、异烟肼、维生素及巴比妥类药物的吸收或消除，应尽量避免同时使用。

（5）与肠溶片同用，可使肠溶衣加快溶解，故不宜合用。

【规格】片剂：每片 0.3 g。

氢氧化铝凝胶（Gel）：含氢氧化铝，另加有适量矫味剂及防腐剂，密闭阴凉处保存，但不得冰冻。

复方氢氧化铝片（胃舒平）：每片含氢氧化铝 0.245 g 及三硅酸镁 0.105 g，颠茄流浸膏 0.0026 mL。每次 2~4 片，每日 3 次，饭前 0.5 小时或胃痛发作时嚼碎后服。

（二）氧化镁

由碳酸镁加热制成。有重质和轻质两种，一般所指的氧化镁是重质氧化镁。

【药理作用】抗酸作用较碳酸氢钠强，缓慢而持久，不产生二氧化碳。与胃酸作用生成氯化镁，释放出镁离子，刺激肠道蠕动，具有轻泻作用；也可能是镁离子在小肠部位具有高渗性，使水分聚集，当肠腔内液体积聚达一定程度超过肠道吸收能力时导致腹胀，促进肠蠕动而产生缓泻作用。

【适应证】用于伴有便秘的胃酸过多症、胃及十二指肠溃疡患者。对不伴便秘者，其轻泻作用可同服碳酸钙纠正。

【用法和用量】抗酸：一次 0.2~1 g，每日 3 次；缓泻：一次 3 g，每日 3 次。

【不良反应】服药过量或出现过敏反应时，均可见腹痛、皮疹、瘙痒；腹泻较多见。

【禁忌证】严重肾功能不全、阑尾炎、急腹症、肠梗阻、溃疡性结肠炎、消化道或直肠出血诊断不明、慢性腹泻等患者禁用。

【注意事项】

（1）长期大量服用可导致血清钾浓度降低，出现呕吐及胃部不适。

（2）肾脏病患者长期大剂量服用本品可出现眩晕、头昏、心悸或精神状态改变，以及倦怠无力等高镁血症症状。肾功能不全者服用本品可能产生滞留性中毒，如证实为高镁血症可静脉注射钙盐对抗。

【药物相互作用】

（1）与四环素、西咪替丁、雷尼替丁、地高辛、磷酸盐类药物合用，可干扰吸收，应避免同时服用。

（2）与左旋多巴合用，可使后者吸收增加。

【规格】

片剂：每片 0.2 g。

氧化镁合剂：由氧化镁 60 g，重质碳酸镁 60 g（另加颠茄酊 60 mL 者为复方氧化镁合剂，有解痉镇痛作用），蒸馏水加至 1 000 mL 而得。为抗酸药及轻泻药，一次量为 10 mL。

镁乳：为含氢氧化镁（由氧化镁加水及硫酸镁与氢氧化钠反应制得）7.75%~8.75%的乳剂。用于抗酸，每次 4 mL；用于轻泻，一次 15 mL。

（三）铝碳酸镁

【其他名称】碱式碳酸铝镁，达喜，胃达喜，泰德，他尔特。

【药理作用】体外制酸结果表明本品抗酸作用迅速而温和，1.0 g 本品 14 秒内可使 150 mL 人工胃液 pH 上升至 3，大大快于氢氧化铝（134 秒），作用高峰时可使胃液 pH 上升至 4.1，而等量碳酸氢钠则可使胃液 pH 达 6.2，可避免 pH 过高引起的胃酸分泌加剧。作用持久是其另一特点，在相同条件下本品的作用持续时间为碳酸氢钠的 6 倍。与其他含铝抗酸药相比，铝碳酸镁可与胃酸充分反应，其酸反应率可达 98%~100%，而氢氧化铝的酸反应率仅为 72%。有报道认为本品可吸附胃蛋白酶，因此可抑制胃蛋白酶的活性，这有利于溃疡面的修复。此外，还能结合胆汁酸和吸附溶血磷脂酰胆碱，从而防止这些物质对胃黏膜的损伤和破坏。还可刺激胃黏膜使前列腺素 E_2 合成增加，从而增强胃黏膜的屏障功能。由于含有铝、镁两种金属离子，从而相互抵消了便秘和腹泻的不良反应。动物实验证明，对组胺、胆汁酸和盐酸诱导的胃溃疡有抑制作用，其抗溃疡作用强于氢氧化铝。铝碳酸镁的毒性低微，小鼠口服给药 $LD_{50}>5.0$ g/kg，腹腔给药 LD_{50} 为 939~960 mg/kg。

铝碳酸镁为不溶于水的结晶性粉末，口服后不吸收。临床研究表明，服用本品后，体内无各种成分蓄积，以每日 6 g 剂量服用 28 日后，血清中铝、镁、钙和其他矿物质含量仍处于正常范围内。

【适应证】主要用于胃及十二指肠溃疡、反流性食管炎、急慢性胃炎和十二指肠球炎等。也用于胃酸过多引起的胃部不适，如胃灼痛、胃灼热、反酸及腹胀、恶心、呕吐等的对症治疗。

【用法用量】一般每日 3 次，一次 1.0 g，餐后 1 小时服用。十二指肠球部溃疡 6 周为一疗程，胃溃疡 8 周为一疗程。

【不良反应】轻微，仅个别患者可能出现胃肠道不适、消化不良、呕吐、大便次数增多甚至腹泻等。

【禁忌】低磷酸盐血症、胃酸缺乏、结肠及回肠造口术、原因不明的胃肠道出血、阑尾炎、溃疡性结肠炎和憩室炎、慢性腹泻及肠梗阻患者禁用。

【注意事项】胃肠道蠕动功能不全和严重肾功能障碍者慎用。

【药物相互作用】与四环素类、喹诺酮类、铁剂、抗凝剂、鹅去氧胆酸、地高辛及 H_2 受体拮抗药等合用，因含有铝、镁等多价金属离子，可能干扰多种药物的吸收，必须合用时应错开服药时间至少 1~2 小时。

【规格】片剂（咀嚼片）：每片 0.5 g。

（四）碳酸钙

【药理作用】本品为补钙剂和抗酸剂。碳酸钙在胃内中和胃酸后转化为氯化钙，抗酸作用较碳酸氢钠强而持久（可持续约 3 小时），但不及碳酸氢钠迅速。本品作用较缓和而持久，在提高胃液 pH 的同时能消除胃酸对壁细胞分泌的反馈抑制。对肾功能不全继发甲状旁腺功能亢进症和骨病患者的高磷血症，本品可结合食物中的磷酸盐以减轻机体的磷酸盐负荷。因碳酸钙较氢氧化铝更有效地结合磷酸盐，且不会发生铝中毒，故有主张在应用低钙含量透析液基础上选用本品作磷酸盐结合剂，同时防止并发高钙血症。

在胃酸作用下转化为氯化钙，部分经肠道吸收，经肾脏排泄，尿中大部分钙经肾小管重吸收入血。口服后形成的不溶性钙盐可沉积于肠黏膜表面，从而引起便秘。不溶性钙盐自粪便排出体外。

【适应证】用于胃酸过多引起的反酸、胃灼热等症状，适用于胃、十二指肠溃疡及反流性食管炎的治疗。也用于补充机体钙缺乏，如各种机体对钙需求增加的情况，可作为骨质疏松症的辅助治疗。另外，本品也用于治疗肾衰竭患者的高磷血症，同时纠正轻度代谢性酸中毒。作为磷酸盐结合剂，治疗继发性甲状旁腺功能亢进纤维性骨炎所致的高磷血症。

【用法用量】用于中和胃酸，一次 0.5~1 g，每日 3~4 次，餐后 1~1.5 小时服用可维持缓冲时间长达 3~4 小时，如餐后即服，因随食物一起排空而失去作用。用于高磷血症，每日 1.5 g，最高每日可用至 13 g，进餐时服用或与氢氧化铝合用。用于补钙，每日 1~2 g，分 2~3 次与食物同服，老年人可适当补充维生素 D。

【不良反应】因中和胃酸后释放二氧化碳可致腹胀和嗳气，大量口服可致高钙血症、肾结石和碱中毒，也可能导致胃酸反跳性升高。长期服用可致便秘。

【禁忌】高钙血症、高钙尿症和洋地黄化患者禁用。

【注意事项】心肾功能不全患者慎用，长期大量用药患者需检测血钙浓度。

【药物相互作用】

（1）与氧化镁合用，可减少碳酸钙的便秘不良反应。

（2）与噻嗪类利尿剂合用，可增加肾小管对钙的重吸收，易发生高钙血症。

（3）本品不宜与洋地黄类药物合用。

（4）大量进食富含纤维素的食物能抑制钙的吸收，因钙与纤维素结合成不易吸收的化合物。大量饮用含酒精和咖啡因的饮料以及大量吸烟，也会抑制钙剂的吸收。

（5）本品与苯妥英钠及四环素类同用时，二者吸收减少。

（6）维生素 D、避孕药、雌激素能增加钙的吸收。

（7）含铝的抗酸药与本品同服时，铝的吸收增多。

（8）本品与含钾药物合用时，应注意心律失常的发生。

【规格】片剂：每片 0.5 g（相当于元素钙 200 mg）。

二、胃酸分泌抑制剂

又称抑酸药，能通过各种机制抑制胃酸的分泌，是治疗消化性溃疡的首选药物。人类胃壁细胞生成并分泌 H^+。在壁细胞膜上存在三种促胃酸分泌的受体，即组胺 2（H_2）受体、乙酰胆碱受体和促胃泌素受体。拮抗其中任何一个受体都可抑制胃酸分泌。通常情况下，这些受体接受相应的刺激后会促使细胞内 cAMP 水平增加，通过激活蛋白激酶而活化碳酸酐酶，从而使细胞内 H_2CO_3 形成 H^+ 和 HCO_3。H^+ 在壁细胞内经质子泵，即 H^+-K^+-ATP 酶被排泌到腺腔内并进入胃囊。前列腺素可抑制 H^+ 的产生。当分泌的 H^+ 增加时，胃囊内即形成高酸状态，而出现临床症状甚至相关疾病。药物能通过各种机制抑制 H^+ 的产生和分泌。①H_2 受体拮抗药：此类药物通过选择性抑制 H_2 受体而减少胃酸分泌，降低胃酸和胃蛋白酶活性，如西咪替丁、雷尼替丁等。②质子泵抑制剂：是通过特异性地作用于胃黏膜壁细胞，降低细胞中 H^+-K^+-ATP 酶的活性，从而抑制胃酸分泌的一类药物，如奥美拉唑、泮托拉唑等，③选择性抗胆碱药：此类药物对胃壁细胞的毒蕈碱受体有高度亲和性，可选择性地抑制胃酸分泌，而对其他部位的胆碱能受体作用微弱，如哌仑西平。④胃泌素受体拮抗药：如丙谷胺，由于与胃泌素组成相似，可竞争性拮抗胃泌素的作用，抑制胃酸分泌。

（一）H_2 受体拮抗药

1. 西咪替丁

【其他名称】甲氰咪胍，甲氰咪胺，泰胃美。

【药理作用】为 H_2 受体拮抗药。主要作用于壁细胞上的 H_2 受体，由于结构与组胺相似，竞争性地抑制组胺的作用，从而抑制胃酸分泌。也抑制由食物、五肽胃泌素、咖啡因与胰岛素等刺激所诱发的胃酸分泌，使酸分泌量和酸度均降低。本品对因胆盐、乙醇等刺激引起的腐蚀性胃炎有预防和保护作用，对阿司匹林及其他非甾类抗炎药所致的胃黏膜损伤和应激性胃溃疡和上消化道出血也有明显疗效。本品有抗雄性激素作用，在治疗多毛症方面有一定价值。本品能减弱免疫抑制细胞的活性，增强免疫反应，从而阻抑肿瘤转移和延长存活期。

口服 300 mg 后，迅速由小肠吸收，0.5 小时即达有效血药浓度（0.5 μg/mL），90 分钟达峰浓度，平均 C_{max} 为 1.44 μg/mL，可抑制 50% 的基础胃酸分泌达 4~5 小时。口服生物利用度约为 70%，在年轻人的吸收情况往往较老年人为好，进餐时服药可延缓吸收并延长作用时间。肌内注射与静脉注射生物利用度基本相同，肌内注射或静脉注射 300 mg 可抑制 80% 的基础胃酸分泌长达 5 小时。可广泛分布于全身组织，可透过胎盘屏障和血脑屏障，并可分泌入乳汁，且乳汁浓度可高于血浆浓度。血浆蛋白结合率为 15%~20%，$t_{1/2}$ 约为 2 小时

(慢性肾功能不全患者 $t_{1/2}$ 明显延长，约为 4.9 小时，应注意减量或调整给药间隔)，V_d 为 2.1L/kg，肾清除率为每分钟（12±3）mL/kg。44%~70%以原形从尿中排出。可经血液透析或腹膜透析清除。

【适应证】用于治疗十二指肠溃疡、胃溃疡、上消化道出血等。治疗十二指肠溃疡愈合率为 74%（对照组为 37%），愈合时间大多在 4 周左右。对胃溃疡疗效不及十二指肠溃疡。另据报道，还可用于治疗带状疱疹和包括生殖器疱疹在内的其他疱疹性感染。

【用法用量】

（1）口服：一次 200~400 mg，每日 800~1 600 mg，一般于餐后及睡前各服 1 次，疗程一般为 4~6 周。也有主张一次 400 mg，每日 2 次的疗法。另外，也有报道夜间一次给予双倍剂量（800 mg）的疗法，这样可不影响白日的胃酸酸度，符合人体生理特征，按此法治疗 8 周后，溃疡愈合率可达 95%，且不良反应可减少。

（2）注射：用葡萄糖注射液或葡萄糖氯化钠注射液稀释后静脉滴注，一次 200~600 mg 或用上述溶液 20 mL 稀释后缓慢静脉注射，一次 200 mg，4~6 小时 1 次。每日剂量不宜超过 2 g。也可直接肌内注射。

本品停药后复发率很高，6 个月复发率为 24%，1 年复发率可高达 85%。目前认为采用长期服药或每日 400~800 mg 或反复足量短期疗法可显著降低复发率。

【不良反应】由于本品在体内分布广泛，药理作用复杂，故不良反应较多。

（1）消化系统反应：较常见的有腹泻、腹胀、口苦、口干、血清氨基转移酶轻度升高等，偶见严重肝炎、肝坏死、肝脂肪变性等。突然停药，可能引起慢性消化性溃疡穿孔，估计为停用后回跳的高酸度所致。故完成治疗后尚需继续服药（每晚 400 mg）3 个月。

（2）泌尿系统反应：有不少关于本品引起急性间质性肾炎、导致肾衰竭的报道。但此种毒性反应是可逆的，停药后肾功能一般均可恢复正常。为避免肾毒性，用药期间应注意检查肾功能。

（3）造血系统反应：本品对骨髓有一定的抑制作用，少数患者可发生可逆性中等程度的白细胞或粒细胞减少，也有出现血小板减少以及自身免疫性溶血性贫血的，其发生率为用药者的 0.002%。另有报道本品可引起再生障碍性贫血。用药期间应注意检查血象。

（4）中枢神经系统反应：本品可通过血脑屏障，具有一定的神经毒性，头晕、头痛、疲乏、嗜睡等较常见。少数患者可出现不安、感觉迟钝、语言含糊不清、出汗、局部抽搐或癫痫样发作，以及幻觉、妄想等症状。引起中毒症状的血药浓度多在 2 μg/mL 以上。

（5）心血管系统反应：可有心动过缓、面部潮红等。静脉注射时偶见血压骤降，房性早搏及心跳、呼吸骤停。

（6）对内分泌和皮肤的影响：由于具有抗雄性激素作用，用药剂量较大（每日在 1.6 g 以上）时可引起男性乳房发育、女性溢乳、性欲减退、阳痿、精子计数减少等，停药后即可消失。

（7）可抑制皮脂分泌，诱发剥脱性皮炎、皮肤干燥、皮脂缺乏性皮炎、脱发、口腔溃疡等。皮疹、巨型荨麻疹、药物热等也有发生。

【禁忌】由于能通过胎盘屏障，并能进入乳汁，故妊娠和哺乳妇女禁用，以免引起胎儿和婴儿肝功能障碍。

【注意事项】

（1）动物实验和临床均有应用本品导致急性胰腺炎的报道，故不宜用于急性胰腺炎患者。

（2）老人、幼儿或肝肾功能不全的患者易发生中枢神经系统反应，故宜慎用。严重肝功能不全者服用常规剂量后，其脑脊液的药物浓度为正常人的两倍，故容易中毒。出现神经毒性后，一般只需适当减少剂量即可消失。本品的神经毒性症状与中枢抗胆碱药所致者极为相似，且用拟胆碱药毒扁豆碱治疗症状可得到改善。故应避免本品与中枢抗胆碱药同时使用，以防加重中枢神经毒性反应。

【药物相互作用】

（1）与氢氧化铝、氧化镁、甲氧氯普胺合用，可使本品血药浓度降低。如必须与抗酸剂合用，两者应至少相隔1小时。与甲氧氯普胺合用，需适当增加本品剂量。

（2）与硫糖铝合用，使硫糖铝疗效降低。

（3）与普萘洛尔、苯妥英钠或其他乙内酰脲类合用，使合用药物的血药浓度升高。

（4）与阿片类药物合用，有报道在慢性肾衰竭患者合用时可产生呼吸抑制、精神错乱、定向力丧失等。应减少阿片类药物剂的用量。

（5）与维拉帕米合用，可使维拉帕米的绝对生物利用度提高（26.3%~49.3%），发生少见但严重的不良反应。

（6）与茶碱、地西泮、地高辛、奎尼丁、咖啡因等合用，可由于影响合用药物的代谢而能增加合用药物的血药浓度，以致作用加强或毒性增加。

（7）与华法林等抗凝剂合用，可导致出血倾向。

（8）与阿司匹林合用，可使阿司匹林作用增强。

（9）与酮康唑合用，可干扰酮康唑吸收，降低其抗真菌活性。

（10）与卡托普利合用，可能引起精神病症状。

（11）与氨基糖苷类抗生素合用，本品有与氨基糖苷类相似的神经—肌肉阻滞作用，合用时可能导致呼吸抑制或呼吸停止。

【规格】 片剂：每片0.2 g；0.8 g。胶囊剂：每粒0.2 g。注射剂：每支0.2 g（2 mL）。

2. 雷尼替丁

【其他名称】 呋喃硝胺，甲硝呋胍，胃安太定，善胃得。

【药理作用】 为一种选择性 H_2 受体拮抗药，能有效地抑制组胺、五肽胃泌素及食物刺激后引起的胃酸分泌，降低胃酸和胃酶的活性，但对胃泌素及性激素的分泌无影响。作用比西咪替丁强5~8倍，对胃及十二指肠溃疡的疗效高，具有速效和长效的特点，不良反应小而且安全。

单次口服80 mg后30~90分钟，平均 C_{max} 为165 ng/mL，作用持续12小时。本品吸收快，不受食物和抗酸剂的影响。口服生物利用度为50%，$t_{1/2}$ 为2~2.7小时，较西咪替丁稍长。口服后12小时内能使五肽胃泌素引起的胃酸分泌减少30%。静脉注射1 mg/kg，瞬时血药浓度为3 000 ng/mL，维持在100 ng/mL以上可达4小时；以每小时0.5 mg/kg速度静脉滴注后30~60分钟血药浓度达峰值，峰浓度与剂量间呈正相关。大部分以原形从肾排泄，肾清除率为每分钟7.2 mL/kg。少量被代谢为 N-氧化物或 S-氧化物和去甲基类似物从尿中排出。24小时尿中回收原形及代谢产物为口服总量的45%。与西咪替丁不同，它与细胞色

素 P_{450} 的亲和力较后者小 10 倍，因而不干扰华法林、地西泮及茶碱在肝中的灭活和代谢过程。

【适应证】用于治疗十二指肠溃疡、良性胃溃疡、术后溃疡、反流性食管炎及卓—艾综合征等。静脉注射可用于上消化道出血。

【用法用量】口服：每日 2 次，一次 150 mg，早晚饭时服。维持剂量每日 150 mg，于餐前顿服。有报道每晚一次服 300 mg，比每日 2 次、一次 150 mg 的疗效好。多数病例可于 4 周内收到良效，4 周溃疡愈合率为 46%，6 周为 66%，用药 8 周愈合率可达 97%。用于反流性食管炎的治疗，每日 2 次，一次 150 mg，共用 8 周。对卓—艾综合征，开始每日 3 次，一次 150 mg，必要时剂量可加至每日 900 mg。对慢性溃疡病有复发史患者，应在睡前给予维持量。对急性十二指肠溃疡愈合后的患者，应进行 1 年以上的维持治疗。长期（应不少于 1 年）在晚上服用 150 mg，可避免溃疡（愈后）复发。吸烟者早期复发率较高。有关资料表明，用药 1 年后的复发率：胃溃疡约 25%，十二指肠溃疡约 32%。治疗上消化道出血，可用本品 50 mg 肌内注射或缓慢静脉注射（1 分钟以上）或以每小时 25 mg 的速率间歇静脉滴注 2 小时。以上方法一般每日 2 次或每 6~8 小时 1 次。

肾功能不全者血药浓度升高，$t_{1/2}$ 延长。因而，当患者肌酐清除率 <50 mL/min 时，剂量应减少一半。老年人的肝肾功能降低，为保证用药安全，剂量应进行调整。

【不良反应】静脉注射后部分患者出现面部潮热、头晕、恶心、出汗及胃刺激，持续 10 余分钟可自行消失。有时在静脉注射部位出现瘙痒、发红，1 小时后消失。有时还可产生焦虑、兴奋、健忘等。

【禁忌】妊娠及哺乳妇女禁用；8 岁以下儿童禁用。

【注意事项】

（1）疑为癌性溃疡患者，使用前应先明确诊断，以免延误治疗。

（2）对肝脏有一定毒性，但停药后即可恢复。肝肾功能不全患者慎用。

（3）男性乳房女性化少见，发生率随年龄的增加而升高。

【药物相互作用】与普鲁卡因胺、普萘洛尔、利多卡因合用，可延缓合用药物的作用；与维生素 B_{12} 合用，可降低维生素 B_{12} 的吸收，长期使用可致维生素 B_{12} 缺乏。

【规格】片（胶囊）剂：每片（粒）150 mg。泡腾颗粒：0.15 g/1.5 g。糖浆剂：1.5 g/100 mL。注射剂：每支 50 mg（2 mL）；50 mg（5 mL）。

3. 枸橼酸铋雷尼替丁

【其他名称】瑞倍。

【药理作用】为枸橼酸铋和雷尼替丁经化学合成的一种新型抗消化性溃疡药，既具有雷尼替丁抗 H_2 受体的抑制胃酸分泌作用，又有胶体铋抗幽门螺杆菌和保护胃黏膜的作用，其生物学特性显著优于枸橼酸铋和雷尼替丁的混合物。

本品口服后，铋的吸收很少，血铋浓度在个体间变化较大，30 分钟后达 9~33 ng/mL 的高峰浓度，远远低于引起不良反应的浓度（100 ng/mL）；对使用本品进行长期治疗的患者，13 周后复查结果显示，铋蓄积量不超过 5 ng/mL；雷尼替丁在血浆中无蓄积作用。老年人的血浆雷尼替丁浓度高于年轻人，但血浆铋浓度相同，肾功能不全者血浆雷尼替丁和铋的浓度增高。

【适应证】用于胃及十二指肠溃疡。与抗生素合用可协同根除幽门螺杆菌，预防十二指肠溃疡复发。

【用法用量】成人一次1粒，每日2次，餐前服。治疗胃溃疡8周为一疗程，治疗十二指肠溃疡4周为一疗程。轻至中度肾功能损害及肝功能不全者无需改变剂量。

【不良反应】总不良反应发生率约为1%。主要有过敏反应，罕见皮肤瘙痒、皮疹等；胃肠功能紊乱如恶心、腹泻、腹部不适、便秘等；可能出现短暂的肝功能异常；偶见头痛、关节痛，罕见粒细胞减少。大便变黑或舌苔发黑属正常现象，停药后即会消失。

【禁忌】禁用于重度肾功能不全患者。

【注意事项】对轻中度肾功能不全者无需调整剂量，本品不宜长期使用。

【药物相互作用】与抗酸剂合用，可使雷尼替丁的吸收减少28%，铋的吸收减少30%~40%。

【规格】胶囊剂：每粒含枸橼酸铋雷尼替丁350 mg。

4. 法莫替丁

【其他名称】捷可达。

【药理作用】本品是H_2受体拮抗药，从有效剂量看，其作用强度比西咪替丁或雷尼替丁均大。健康人及消化性溃疡患者口服20 mg对基础分泌及因给予各种刺激而引起的胃酸及胃蛋白酶分泌增加有抑制作用。静脉注射20 mg能抑制基础分泌和因五肽胃泌素等刺激所致分泌。口服20 mg对夜间7小时内胃酸及胃蛋白酶分泌量的抑制，分别为91.8%和71.8%。作用时间较西咪替丁和雷尼替丁长约30%，口服20 mg对胃酸分泌量的抑制作用能维持12小时以上。对上消化道出血的双盲对照试验也证明有止血效果。静脉注射20 mg每日2次，止血有效率达91%，静脉给药止血后，口服20 mg每日2次，可较好地维持止血效果。不改变胃排空速率，不干扰胰腺功能，对心血管系统和肾脏功能也无不良影响。不同于西咪替丁，但与雷尼替丁有相似之处，即长期大剂量治疗时不并发雄激素拮抗的不良反应如男性乳房发育、阳痿、性欲缺乏及女性乳房胀痛、溢乳等。

在体内分布广泛，消化道、肾、肝、颌下腺及胰腺有高浓度分布，但不透过胎盘屏障。主要自肾脏排泄，胆汁排泄量少，也可自乳汁中排出。不抑制肝药物代谢酶，因此不影响茶碱、苯妥英钠、华法林及地西泮等的代谢，也不影响普鲁卡因胺等药物的体内分布。口服生物利用度约为50%，t_{max}为2~3小时。口服或静脉注射$t_{1/2}$均为3小时。

【适应证】口服用于胃及十二指肠溃疡、吻合口溃疡、反流性食管炎，口服或静脉注射用于上消化道出血（消化性溃疡、急性应激性溃疡，出血性胃炎所致）及卓—艾综合征。

【用法用量】口服，一次20 mg，每日2次（早餐后，晚餐后或临睡前），4~6周为一疗程，溃疡愈合后维持量减半，睡前服。肾功能不全者应调整剂量。缓慢静脉注射或静脉滴注20 mg（溶于生理盐水或葡萄糖注射液20 mL中），每日2次（间隔12小时），疗程5日，一旦病情许可，应迅速将静脉给药改为口服给药。

【不良反应】不良反应较少，最常见的有头痛、头晕、便秘和腹泻，发生率分别为4.7%、1.3%、1.2%和1.7%。偶见皮疹、荨麻疹（应停药）、白细胞减少、氨基转移酶升高等；罕见腹部胀满感、食欲不振及心率增加、血压上升、面部潮红、月经不调等。

【注意事项】

(1) 肾衰竭或肝病患者、有药物过敏史者慎用；妊娠妇女慎用，哺乳妇女使用时应停止哺乳；对小儿的安全性尚未确立。

（2）应在排除肿瘤和食管、胃底静脉曲张后再给药。

【药物相互作用】本品不与肝脏细胞色素 P_{450} 酶作用，故不影响茶碱、苯妥英钠、华法林及地西泮等药物的代谢，也不影响普鲁卡因胺等药物的体内分布；但丙磺舒会抑制本品从肾小管的排泄。

【规格】片剂：每片 10 mg；20 mg。分散片：每片 20 mg。胶囊剂：每粒 20 mg。散剂：10%（100 mg/g）。注射剂：每支 20 mg（2 mL）；每瓶 20 mg/100 mL。

5. 尼扎替丁

【药理作用】为 H_2 受体拮抗药。动物实验表明，对由组胺、胃泌素和食物等刺激引起的胃酸分泌的抑制作用比西咪替丁强 8.9 倍，其抗溃疡作用比西咪替丁强 3~4 倍，而与雷尼替丁相似。临床研究证明，本品能显著抑制夜间胃酸分泌达 12 小时。健康受试者一次口服本品 300 mg，抑制夜间胃酸分泌平均为 90%，10 小时后胃酸分泌仍然减少 52%。口服本品 75~300 mg 并不影响胃分泌物中胃蛋白酶的活性，胃蛋白酶总分泌量的减少与胃分泌物体积的减少成比例。本品对基础血清胃泌素或食物引起的高胃泌素血症几乎无作用。在给予本品后 12 小时摄食，未见胃泌素分泌反跳。本品无抗雄性激素作用。

口服本品后，绝对生物利用度超过 90%，给药 150 mg 或 300 mg，C_{max} 为 700~1 800 μg/L 和 1 400~3 600 μg/L，t_{max} 为 0.5~5 小时，给药后 12 小时血药浓度低于 10 μg/L；消除半衰期（$t_{1/2\beta}$）为 1~2 小时，V_d 为 0.8~1.5 L/kg，CL 为 40~60 L/h，口服 150 mg 时 AUC 为 314.6（μg·h）/mL。由于本品半衰期短，清除迅速，肾功能正常的个体一般不发生蓄积。本品口服剂量的 90% 以上在 12 小时内随尿液排泄，少于 6% 的剂量随粪便排泄，约 60% 的口服剂量以原形排泄；经肾小管主动分泌而排泄，CL 为 500 mL/min，中至重度肾功能障碍明显延长半衰期并降低清除率。血浆蛋白结合率约为 35%。

【适应证】用于活动性十二指肠溃疡和良性胃溃疡，疗程 8 周。也可用于十二指肠溃疡愈合后进行预防。对内镜检查确诊的活动性十二指肠溃疡患者，用安慰剂作对照进行双盲试验表明本品可使溃疡愈合。临睡前服用本品 150 mg 可使十二指肠溃疡复发率明显降低。

【用法用量】活动性十二指肠溃疡：口服，每日 1 次，300 mg 睡前服用或每日 2 次，一次 150 mg；良性胃溃疡：口服，每日 1 次，300 mg 睡前服；预防十二指肠溃疡：口服，每日 1 次，150 mg 睡前服用。

【不良反应】不良反应发生率约 2%。主要有皮疹、瘙痒，便秘或腹泻，口渴、恶心、呕吐等；也有神经系统症状如头晕、失眠、多梦、头痛；偶见鼻炎、咽炎、鼻窦炎、虚弱、胸背痛及多汗等，罕见腹胀和食欲不振。

【注意事项】

（1）对其他 H_2 受体拮抗药过敏者慎用。

（2）妊娠妇女和儿童的安全性尚未明确，必须使用时应谨慎。

（3）肾功能不全患者使用本品应减量。

（4）服药后尿胆素原测定可呈假阳性。

【规格】胶囊剂：每粒 150 mg；300 mg。

6. 罗沙替丁乙酸酯

【其他名称】哌芳替丁，哌芳酯丁。

【药理作用】本品及体内代谢物罗沙替丁为选择性 H_2 受体拮抗药，其抗分泌效力为西咪替丁的 3~6 倍、雷尼替丁的 2 倍。本品显著及呈剂量依赖性地抑制胃酸分泌。消化性溃疡患者单剂口服 50 mg 3 小时后基础胃酸分泌量减少超过 90%。还可显著减少消化性溃疡患者的胃蛋白酶总量，而对血清中胃蛋白酶原 I 和胃泌素水平无明显影响。与西咪替丁、雷尼替丁和法莫替丁不同的是，它对动物实验模型具有黏膜保护作用。对下丘脑—垂体—性腺或下丘脑肾上腺功能无显著影响，因此没有抗雄激素活性。对肝脏混合功能氧化酶系统无显著影响，不干扰经肝脏代谢药物的清除。

口服后吸收迅速、完全（>95%），并通过酯解作用脱乙酰基，迅速转化为活性代谢物罗沙替丁。健康人口服 75 mg，t_{max} 为 3 小时，健康人的 $t_{1/2\beta}$ 为 4~8 小时，CL 为 21~24 L/h，单剂口服后的 V_d 为 1.7~3.2 L/kg。主要在血浆和尿中代谢，主要代谢物为罗沙替丁，从尿中回收总的放射性活性物质大约占给药量的 96%，罗沙替丁约占其中的 55%。

【适应证】用于胃溃疡、十二指肠溃疡、吻合口溃疡，卓—艾综合征、反流性食管炎等，也可用于麻醉前给药防止吸入性肺炎。

【用法用量】口服，胃溃疡、十二指肠溃疡、吻合口溃疡、卓—艾综合征及反流性食管炎患者通常为成人一次 75 mg，每日 2 次，早餐后及睡前服用。可按年龄和症状适当增减。麻醉前给药，通常成人于手术前一日临睡前及手术诱导麻醉前 2 小时各服 75 mg。肝肾功能不全患者应适当调整剂量。

【不良反应】不良反应发生率约为 1.7%，主要有皮疹、瘙痒感（均应停药），嗜酸性粒细胞增多、白细胞减少，便秘或腹泻，恶心、腹胀，AST 与 ALT 升高，嗜睡等。罕见头痛、失眠、倦怠及血压上升。

【注意事项】

（1）有药物过敏史者慎用，妊娠妇女和儿童用药的安全性尚未明确，一般不宜应用。

（2）哺乳妇女给药时应停止哺乳。

（3）因本品可能掩盖胃癌的症状，用药前诊断未明确者不宜应用。

【规格】缓释胶囊：每粒 75 mg。

7. 拉呋替丁

【其他名称】卫斯大。

【药理作用】为 H_2 受体拮抗药，作用于胃黏膜辣椒素敏感的传入神经元，可持续抑制胃酸分泌，发挥保护胃黏膜、促进黏膜修复、增加胃黏膜血流量和增加黏液分泌的作用。

动物实验表明，本品对动物交配、受孕能力及胎仔无影响，也未发现对分娩、哺育有影响及对胎仔的致畸性。细菌诱变试验、小鼠微核试验结果阴性。加入代谢活化系统时，哺乳动物培养细胞试验结果阳性。小鼠连续给药 78 周，大鼠连续给药 104 周的致癌试验结果为阴性。

空腹单次口服本品 10 mg 时，t_{max} 为（1.5±0.51）小时，C_{max} 为（159±30 ng/mL，$t_{1/2\beta}$ 为（3.74±0.86）小时，$AUC_{0~24h}$ 为（808±217）（ng·h）/mL。进食状态下 t_{max} 明显延长，但进食对 C_{max}、AUC 和生物利用度没有影响。本品 10 mg 多次餐后口服（$n=10$）达稳态后，t_{max} 为（1.72±1.17）小时，C_{max} 为（187±41）ng/mL，平均稳态血药浓度（$C_{ss,avg}$）为（70.2±15）ng/mL，AUC_{ss} 为（842±180）（ng·h）/mL，未见药物蓄积的现象。体外研究中，本品主要通过细胞色素 P_{450} 同工酶代谢，其主要代谢物包括哌啶基氧化脱去的代谢物（M-4）、哌啶基氧化的代谢物（M-7）和亚砜氧化为砜的代谢物（M-9），代谢物 M-4 及

M-9 的生成与 CYP3A4 的参与有关，代谢物 M-7 的生成与 CYP3A4 和 CYP2D6 的参与有关。在浓度为 3 μg/mL 时，人血浆蛋白结合率为（88.0±1.2）%。空腹口服本品 10 mg，给药 24 小时原形药物、代谢物 M-4、M-7 及 M-9 的尿中排泄率分别为（10.9±15）%、（1.7±0.2）%、（7.5±0.8）% 及（0.3±0.1）%，人尿中总排泄率为给药量的 20%。

高龄者、肾功能正常者［CCr 平均值（88.0±9.4）mL/min］与肾功能减低倾向者［CCr 20~60 mL/min，平均值（45.2±7.8）mL/min］比较，血中浓度变化无差异。透析患者与健康成人相比，其非透析时血中原形药物 C_{max} 升高 2 倍，$t_{1/2}$ 约延长 2 倍，AUC 增加 3 倍。经血液透析，本品被清除 7%~18%。

【适应证】用于十二指肠溃疡和胃溃疡。

【用法用量】口服，一次 10 mg，每日 2 次。早、晚餐后或睡前服用。

【不良反应】

（1）在 293 例消化性溃疡患者参加的临床试验中，本品不良反应发生率为 1.43%，无严重不良反应发生。另一包括 1 287 例受试者的临床研究中，本品的不良反应总发生率为 2.5%（32 例）。主要不良反应为便秘和实验室检查指标异常。

（2）肝功能损害：可能出现伴 AST、ALT、γ-GTP 等升高的肝功能损害和黄疸症状。所以需密切观察，一旦出现上述异常情况应立即停药，给予相应处理。

（3）粒细胞减少症、血小板减少：有可能出现粒细胞减少（早期症状：咽喉疼痛、全身倦怠、发热等）和血小板减少。一旦出现上述异常情况应立即停药，给予相应的处理。

（4）一旦出现下述异常应给予相应减量、停药等适当处理：皮疹、荨麻疹、瘙痒、尿蛋白异常与 BUN 升高、头痛、失眠、嗜睡、可逆性意识错乱、幻觉、眩晕、心悸、发热感、潮热、便秘、腹泻、恶心、呕吐、腹胀、食欲不振，血清尿酸升高、Cl^- 升高，月经延迟，血钠升高、血钾降低，男子女性型乳房。

【注意事项】

（1）有药物过敏史、心功能不全、心律失常和透析患者慎用。

（2）有造血系统、肝功能和肾功能损害患者（有加重症状的可能性）慎用。服药期间应定期检查肝肾功能和造血系统功能。

（3）治疗前应证实消化道溃疡为良性。服用本品可减轻癌症患者症状，可能影响疾病性质的判断。

（4）对妊娠或怀疑妊娠的妇女，除非治疗上可能的获益大于对胎儿的风险，否则不应服用本品。哺乳妇女使用本品期间应停止哺乳。高龄患者的生理功能减低，需注意用量和给药间隔，在密切观察下慎重使用。

【药物相互作用】其他 H_2 受体拮抗药能与细胞色素 P_{450} 结合，从而降低肝微粒体药物代谢酶的活性，因此本品与华法林、苯妥英钠、茶碱、苯巴比妥、地西泮或普萘洛尔和西咪替丁合用时应注意。

【规格】每片 10 mg。

【贮存】遮光，密封，在 25 ℃以下的干燥处保存。

（二）质子泵抑制剂

1. 奥美拉唑

【其他名称】渥米哌唑，奥克，洛赛克，沃必唑。

【药理作用】为质子泵抑制剂，是一种脂溶性弱碱性药物。易浓集于酸性环境中，特异性地作用于胃黏膜壁细胞顶端膜构成的分泌性微管和胞质内的管状泡上，即胃壁细胞质子泵（H^+-K^+-ATP 酶）所在部位，并转化为亚磺酰胺的活性形式，通过二硫键与质子泵的巯基发生不可逆性的结合，从而抑制 H^+-K^+-ATP 酶的活性，阻断胃酸分泌的最后步骤，使壁细胞内的 H^+ 不能转运到胃腔中，使胃液中的酸含量大为减少。对基础胃酸和刺激引起的胃酸分泌都有很强的抑制作用。

对组胺、五肽胃泌素及刺激迷走神经引起的胃酸分泌有明显的抑制作用，对 H_2 受体拮抗药不能抑制的由二丁基环腺苷酸引起的胃酸分泌也有强而持久的抑制作用。用药后随胃酸分泌量的明显下降，胃内 pH 迅速升高。对胃灼热和疼痛的缓解速度较快。对十二指肠溃疡的治愈率也较高，且复发率较低。

口服后，2 小时内排泄约 42%，96 小时从尿中排出总量的 83%，尿中无药物原形。餐后给药吸收延迟，但不影响吸收总量。健康人口服 10 mg，平均 t_{max} 为 0.21 小时，$t_{1/2}$ 为 0.4 小时，C_{max} 为 0.55 μmol/L，AUC 为 0.31（μmol·h）/L。服用本品 40 mg 的生物利用度约为 60%，血浆蛋白结合率约为 95%。

【适应证】主要用于十二指肠溃疡和卓—艾综合征，也可用于胃溃疡和反流性食管炎。静脉注射可用于消化性溃疡急性出血的治疗。与阿莫西林和克拉霉素或与甲硝唑与克拉霉素合用，以杀灭幽门螺杆菌。

【用法用量】可口服或静脉给药。治疗十二指肠溃疡，每日 1 次，一次 20 mg，疗程 2~4 周。治疗卓—艾综合征，初始剂量为每日 1 次，一次 60 mg。90% 以上患者用每日 20~120 mg 即可控制症状。如剂量大于每日 80 mg，则应分 2 次给药。治疗反流性食管炎剂量为每日 20~60 mg。治疗消化性溃疡出血，静脉注射，一次 40 mg，每 12 小时 1 次，连用 3 日。

【不良反应】耐受性良好，不良反应较少。主要不良反应为恶心、胀气、腹泻、便秘、上腹痛等。皮疹、ALT 和胆红素升高也有发生，一般是轻微和短暂的，大多不影响治疗。神经系统不良反应可有感觉异常、头晕、头痛、嗜睡、失眠及外周神经炎等。

【禁忌证】严重肾功能不全者及婴幼儿禁用。

【注意事项】

（1）国外有报道在长期使用本品患者的胃体活检标本中可观察到萎缩性胃炎的表现。长期使用可能引起高胃泌素血症，也可能导致维生素 B_{12} 缺乏。

（2）动物实验表明本品可引起胃底部和胃体部肠嗜铬细胞增生，长期用药可能发生胃部类癌。

（3）严重肝功能不全者慎用，必要时剂量减半。

【药物相互作用】本品可延缓经肝脏代谢药物在体内的消除，如地西泮、苯妥英钠、华法林、硝苯地平等，当本品和上述药物一起使用时，应减少后者的用量。

【规格】胶囊剂：每粒 20 mg。肠溶片：每片 20 mg。注射用奥美拉唑：每支 40 mg。

2. 兰索拉唑

【其他名称】达克普隆。

【药理作用】为质子泵抑制剂，其作用和作用机制同奥美拉唑。在体内，兰索拉唑显著抑制大鼠的基础酸分泌以及由各种刺激而引起的酸分泌，LD_{50} 为 1.0~3.6 mg/kg。此外，兰索拉唑及其活性代谢物具有一定的抗幽门螺杆菌作用，对结扎大鼠幽门和前胃诱发的反流性食管炎，也有明显的抑制作用。

健康成年人一次口服 30 mg，禁食情况下 t_{max} 为 2 小时，C_{max} 为 1 038 μg/L，$t_{1/2\beta}$ 为 1.3~17 小时。半衰期虽短，但作用时间却很长，这可能是本品选择性进入壁细胞并在此长时间滞留所致。健康人一次口服本品 30 mg 后，尿中测不出原形药物，全部为代谢物，服药 24 小时后尿排泄率为 13%~14%，本品在体内无蓄积作用。

【适应证】用于胃溃疡、十二指肠溃疡、吻合口溃疡及反流性食管炎、卓—艾综合征等。

【用法用量】成年人一般每日口服 1 次，一次 1 粒（片）。胃溃疡、吻合口溃疡、反流性食管炎 8 周为一疗程，十二指肠溃疡 6 周为一疗程。

【不良反应】不良反应发生率为 2%~4%，2.9% 的患者临床化验指标可能发生异常变化。主要不良反应有：荨麻疹、皮疹、瘙痒、头痛、口苦、困倦、失眠或抑郁、口干、腹泻、胃胀满、便血、便秘、尿频、发热、总胆固醇及尿酸升高、贫血、白细胞减少、ALT、AST、ALP、LDH 及 γ-GTP 升高等。轻度不良反应不影响继续用药，但如发生过敏性反应、肝功能异常或较为严重不良反应及时停药并采取适当措施。

【注意事项】

（1）对本品的长期使用经验不足，故不推荐用于维持疗法，应针对每个病例和症状使用必需的最低剂量。

（2）有药物过敏史、肝功能障碍患者及老龄患者应慎重用药。

（3）对妊娠妇女，除非判定治疗的益处超过可能带来的危险，否则不宜用。哺乳妇女不宜用此药，如必须用，应停止哺乳。

【药物相互作用】会延迟地西泮及苯妥英钠等的代谢与排泄。

【规格】片（胶囊）剂：每片（粒）30 mg。

3. 泮托拉唑

【其他名称】潘妥洛克，泰美尼克。

【药理作用】是苯并咪唑类质子泵抑制剂，其作用和作用机制同奥美拉唑。但与质子泵的结合选择性更高，而且更为稳定。只有少于 25% 的部分被激活，但在强酸性环境下会被很快激活。这种依赖于 pH 的活性特性构成了泮托拉唑在体外对抗胃壁 H^+-K^+-ATP 酶高选择性的基础，同时这种酸稳定性也可改善肠道外给药制剂的稳定性。

泮托拉唑只与两个位于质子泵的质子通道上的半胱氨酸序列（813 和 822）结合，而奥美拉唑和兰索拉唑还分别与质子通道外、与抑酸作用无关的半胱氨酸序列（892 和 823）结合，因此本品与质子泵结合具有更高的选择性。

单次口服后吸收迅速，t_{max} 为 2.5 小时。服用 40 mg 泮托拉唑 2~4 小时后血浆 C_{max} 为 1.1~3.1 mg/L，其生物利用度较高，约为 77%。泮托拉唑的 $t_{1/2\beta}$ 为 0.9~1.9 小时，但抑制胃酸的作用一旦出现，即使药物已经从循环中被清除，仍可维持较长时间。在肝细胞内主要通过细胞色素 P_{450} 酶系第 I 系统进行代谢，但同时也可通过第 II 系统代谢。当与通过 P_{450} 酶系代谢的其他药物并用时，其代谢途径可立即转移至第 II 系统，因而不易发生药物间的相互作用。多次给药后（第 7 日），其 AUC 与第 1 日相似。在老年患者中的药物动力学效应与年轻患者相似。有严重肾功能损害的患者服用泮托拉唑后，药物动力学效应无明显变化，因而无须调整剂量，甚至到肾衰竭的晚期也如此。尽管在肝功能障碍的患者中本品的代谢和消除会受到影响，但 C_{max} 只是略有提高，提示该药可以用于有肝脏损伤的患者而不必作剂量的调整。

【适应证】 主要用于胃及十二指肠溃疡、胃食管反流性疾病、卓—艾综合征等。

【用法用量】 一般患者每日服用 1 片（40 mg），早餐前或早餐间用少量水送服，不可嚼碎。个别对其他药物无反应的病例可每日服用 2 次。老年患者及肝功能受损者每日剂量不得超过 40 mg。十二指肠溃疡疗程 2 周，必要时再服 2 周；胃溃疡及反流性食管炎疗程 4 周，必要时再服 4 周。总疗程不超过 8 周。

静脉滴注：每日 1 次 40 mg，疗程依需要而定，但一般不超过 8 周。

【不良反应】 偶可引起头痛和腹泻，极少引起恶心、上腹痛、腹胀、皮疹、瘙痒及头晕等。这些不良反应一般为轻度或中度，很少需要停止治疗。个别病例出现水肿、发热和一过性视力障碍。

【禁忌】 妊娠头 3 个月和哺乳妇女禁用。

【注意事项】

（1）神经性消化不良等轻微胃肠疾患患者不建议使用本品。用药前必须排除胃与食管恶性病变。

（2）肝功能不全患者慎用。本品尚无儿童用药的经验。

【规格】 片（肠溶）剂：每片 40 mg。注射用泮托拉唑：每支 40 mg。

4. 雷贝拉唑

【其他名称】 哌利拉唑，波力特。

【药理作用】 为苯并咪唑类质子泵抑制剂，其作用和作用机制同奥美拉唑。但效果更快，可逆抑制 H^+-K^+-ATP 酶，作用时间为 5 分钟。

单次口服 10 mg、20 mg、30 mg、40 mg 的雷贝拉唑（每组 10 例），产生剂量依赖性的抑酸强度，并使药效持续时间延长。志愿者服用雷贝拉唑 5~40 mg/d，7~14 日，导致明显的胃酸减少，血浆胃泌素水平升高。胃食管反流患者口服本品 20 mg/d 或 40 mg/d，食管反酸和每日的反流次数明显减少。在消化性溃疡患者中，服用雷贝拉唑 20 mg/d，胃内 pH 大于 3 的总体时间百分比从治疗前的 35.5% 达到 99.4%，停药后，作用至少持续 4 日。

健康志愿者每日服用 10~80 mg，连续 7 日，C_{max} 和 AUC 随剂量增长而增大，$t_{1/2}$ 约为 1 小时，且与剂量无关。CL 为 4.37~8.40 mL/（min·kg），血浆蛋白结合率为 96.3%。大约 30% 的药物以硫醚羧酸及葡萄糖苷酸衍生物的形式从尿中排泄。本品经细胞色素 P_{450} 酶系代谢，其生物利用度不受食物或抗酸剂的影响。

【适应证】 用于治疗活动性十二指肠溃疡、活动性良性胃溃疡、弥散性或溃疡性胃—食管反流症。

【用法用量】 活动性十二指肠溃疡：一次 10~20 mg，每日 1 次，连服 2~4 周；活动性良性胃溃疡：一次 20 mg，每日 1 次，连服 4~6 周；胃食管反流症：一次 20 mg，每日 1 次，连服 6~10 周。均于早晨服用，片剂必须整片吞服。

【不良反应】

（1）可引起红细胞、淋巴细胞减少，白细胞减少或增多，嗜酸性粒细胞及中性粒细胞增多。如出现上述情况，应立即停药并采取适当措施。

（2）可见腹泻、恶心、鼻炎、腹痛、乏力、气胀、口干等不良反应，停药后可消失。

也可有转氨酶升高等肝脏异常表现。

（3）精神神经系统可见头痛、眩晕、困倦、四肢乏力、感觉迟钝、握力低下、口齿不清、步态蹒跚等。

（4）其他偶可发生皮疹、瘙痒、水肿、总胆固醇及 BUN 升高、蛋白尿等。如出现上述异常，应立即停药并采取相应措施。

【禁忌】妊娠和哺乳妇女禁用。

【注意事项】

（1）儿童不推荐使用，重症肝炎患者应慎用，必须使用时须从小剂量开始并监测肝功能；老年患者使用本品无须调整剂量。

（2）由于本品对恶性病变引起的症状同样有较高的疗效，故在使用本品前应排除恶性病变的可能。

（3）在两年以上长期给药的动物毒性试验中，观察到雌鼠胃部发生类癌病变。

【药物相互作用】

（1）雷贝拉唑钠能够产生持续性的抑制胃酸分泌作用。由于雷贝拉唑钠使酸度下降，因此，与那些吸收受胃 pH 影响的药物有相互作用，如会使酮康唑的生物利用度减少大约 30%，会使地高辛的 AUC 和 C_{max} 值分别增加 19% 和 29%。因此，患者在同时服用上述药物和本品时应进行监测。

（2）本品与抗酸剂同时服用以及在服用抗酸剂 1 小时后再服用时，血药浓度、AUC 分别下降 8% 和 6%。

【规格】片（肠溶）剂：每片 10 mg；20 mg。

5. 埃索美拉唑

【其他名称】左旋奥美拉唑、埃索他拉唑、耐信。

【药理作用】为质子泵抑制剂，是奥美拉唑的 S-异构体，能在壁细胞泌酸微管的高酸环境中浓集并转化为活性形式，作用和作用机制同奥美拉唑。症状性胃食管反流性食管炎患者每日口服本品 20 mg 或 40 mg，5 日后 24 小时内胃内 pH>4 的时间平均分别为 13 小时和 17 小时。反流性食管炎患者服用本品 40 mg，4 周愈合率约为 78%，8 周愈合率约为 93%。

口服吸收迅速，约 1 小时起效，t_{max} 1~2 小时。绝对生物利用度为 89%。稳态 V_d 为 0.22 L/kg，血浆蛋白结合率为 97%。经细胞色素 P_{450}（CYP）系统代谢，其中大部分由 CYP 2C19 代谢为羟化物和去甲基代谢物，其余由 CYP 3A4 代谢为埃索美拉唑砜（为血浆中的主要代谢物，对胃酸分泌无影响）。本品的快代谢者（CYP 2C19 功能正常的个体），单次用药的 CL 约 17 L/h，多次用药后约为 9 L/h。$t_{1/2}$ 在每日 1 次重复给药后约为 1.3 小时。重复给药后，可能因本品和（或）埃索美拉唑砜抑制 CYP 2C19，使首过代谢和机体总清除率降低，从而导致本品的 AUC 呈剂量依赖性增大。剂量为每日 1 次时，在两次用药间期从血浆中完全消除，无累积趋势。一次口服剂量的 80% 以代谢物形式从尿中排出（其中原形药不足 1%），其余随粪便排出。人群中有 1%~2% 的个体缺乏活性的 CYP 2C19 酶，称为慢代谢者。对于慢代谢者，可能主要由 CYP 3A4 催化。重复给药（一次 40 mg，每日 1 次）后，慢代谢者的平均 AUC 比快代谢者增大近 100%，平均血药峰浓度约增高 60%。对于老年患者，代谢无显著变化。对于轻中度肝功能损害的患者，代谢与肝功能正常的症状性胃食管反流性疾病患者相似。而在严重肝功能损害的患者，代谢率降低，AUC 增大 1 倍。每日 1 次给药时，本品及其主要代谢物无累积趋势。

【适应证】用于胃食管反流性疾病：①治疗糜烂性反流性食管炎；②已经治愈的食管炎患者长期维持治疗，以防止复发；③胃食管反流性疾病的症状控制。本品联合适当的抗菌疗法，用于根除幽门螺杆菌，使幽门螺杆菌感染相关的消化性溃疡愈合，并防止其复发。

【用法用量】

（1）糜烂性反流性食管炎的治疗：一次 40 mg，每日 1 次，连服 4 周。对于食管炎未治愈或症状持续的患者建议再治疗 4 周。

（2）已治愈的食管炎患者防止复发的长期维持治疗：一次 20 mg，每日 1 次。

（3）胃食管反流性疾病的症状控制：无食管炎的患者一次 20 mg，每日 1 次。如用药 4 周后症状未得到控制，应对患者作进一步检查。症状消除后，可采用即时疗法（即需要时口服 20 mg，每日 1 次）。

（4）联合抗菌疗法根除幽门螺杆菌：采用联合用药方案，本品一次 20 mg，阿莫西林一次 1 g，克拉霉素一次 500 mg，均为每日 2 次，共用 7 日。

老年人和轻度肾功能损害者无须调整剂量，轻中度肝功能损害的患者无须调整剂量。严重肝功能损害的患者，每日用量为 20 mg。

本品对酸不稳定，口服制剂均为肠溶制剂，服用时应整片（粒）吞服，不应嚼碎或压碎。至少应于餐前 1 小时服用。

【不良反应】可出现头痛、腹痛、腹泻、腹胀、恶心、呕吐、便秘、胃肠胀气等不良反应；少见的不良反应有皮炎、瘙痒、荨麻疹、头晕、口干等，上述不良反应无剂量相关性。

【禁忌】对奥美拉唑或其他苯并咪唑类化合物过敏者禁用。

【注意事项】

（1）本品具潜在的肝脏毒性，可致血清氨基转移酶水平升高，故肝功能异常的肝脏疾病患者应慎用。严重肾功能不全者、妊娠妇女使用应慎重。哺乳妇女使用本品时应停止哺乳。用药前后及用药期间应当检查或监测肝功能（尤其是有肝脏疾病史的患者），长期用药（特别是使用 1 年以上者）应定期进行监测。同时也需进行内镜检查，以了解疾病恢复情况。

（2）因减轻胃癌症状，可延误诊断，故当患者出现以下任何一种症状，如体重持续显著下降、反复呕吐、吞咽困难、呕血或黑便，怀疑发生胃溃疡或已存在胃溃疡时，应首先排除恶性肿瘤，再使用本品。

（3）长期使用本品，血清胃泌素水平一般在头 3 个月增加，继而维持平台效应。动物实验显示，长期使用可导致胃的类肠嗜铬细胞（ECL）增生和类癌，性质为良性，视为可逆性。此外，长期（一年）使用本品，1.5%~2.3% 的患者出现血清铁、维生素 B_{12}、血红蛋白或白细胞计数等下降，也可出现可逆性外周水肿、鼻窦炎和其他呼吸道感染等，但十分罕见。

【药物相互作用】

（1）吸收过程受胃酸影响的药物，在埃索美拉唑治疗期间，其生物利用度受后者的影响。与使用其他泌酸抑制剂或抗酸药一样，埃索美拉唑治疗期间酮康唑和依曲康唑的吸收会减少。

（2）埃索美拉唑抑制 CYP 2C19，因此，当埃索美拉唑与经 CYP 2C19 代谢的药物（如地西泮、西酞普兰、丙米嗪、氯米帕明、苯妥英钠等）合用时，这些药物的血浆浓度可升高。

（3）与克拉霉素（一次 500 mg，每日 2 次）合用时，埃索美拉唑的 AUC 加倍，但无须调整其剂量。当埃索美拉唑用于根除幽门螺杆菌的治疗时，应考虑三联疗法中所有药物相互作用。克拉霉素是 CYP 3A4 的有效抑制剂，因此当三联疗法的患者同时服用其他也经 CYP 3A4 代谢的药物，如西沙必利时，应考虑克拉霉素的禁忌和相互作用。

【规格】 片（肠溶）剂：每片 20 mg；40 mg（以埃索美拉唑计）。

【贮法】 密闭，在 30 ℃ 以下保存。

（三）选择性抗胆碱药

哌仑西平

【其他名称】 哌吡氮平，吡疡平，哌吡酮，必舒胃。

【药理作用】 本品是选择性的抗胆碱药，对胃壁细胞的毒蕈碱受体（M_1）有高度亲和力，而对平滑肌、心肌和唾液腺等的毒蕈碱受体（M_2，M_3）的亲和力低，故应用一般治疗剂量时，仅能抑制胃酸分泌，而很少有其他抗胆碱药物对瞳孔、胃肠平滑肌、心脏、唾液腺和膀胱肌等的不良反应。剂量增加则可抑制唾液分泌，只有大剂量才能抑制胃肠平滑肌和引起心动过速。本品不能透过血脑屏障，故不影响中枢神经系统。人口服、肌内注射或静脉注射本品后，无论是基础胃酸分泌，还是由外源性五肽胃泌素、胰岛素引起的胃酸分泌均受到抑制。单次口服本品 50 mg 或 100 mg，分别使胃酸分泌减少 32% 和 41%。本品对胃液的 pH 影响不大，主要是使胃液（包括胃蛋白酶原和胃蛋白酶）分泌量减少，从而使胃最大酸分泌和最高酸分泌下降。此外，本品还能明显降低空腹、试餐和 L-氨基酸刺激后血清促胃液素水平，对胃黏膜细胞也有直接的保护作用。

口服吸收不完全，t_{max} 为 2~3 小时，绝对生物利用度为 26%±4.6%，食物对吸收有影响。除了脑及胚胎组织外，本品在其他脏器和骨骼肌均有分布，其中以肝、肾浓度为最高，脾、肺次之，心脏、皮肤、肌肉和血中浓度较低。血浆蛋白结合率约为 10%，在体内很少被代谢，多以原形化合物通过肾脏和胆道排泄。血浆 $t_{1/2}$ 为 10~12 小时。24 小时内主要以原形随粪便排出，虽给药后 3~4 日始能全部排泄，但未见有蓄积性。

【适应证】 用于治疗胃和十二指肠溃疡，能明显缓解患者疼痛，降低抗酸药用量。近期溃疡愈合率为 70%~94%。

【用法用量】 成人口服常用剂量为 50 mg，每日 2 次，于早晚餐前 1.5 小时服用。疗程以 4~6 周为宜。症状严重者，每日量可加大到 150 mg，分 3 次服。需长期治疗的患者，可连续服用 3 个月。

【不良反应】 有轻度口干、腹泻、便秘、恶心、头痛、精神紊乱、嗜睡、头晕、震颤、眼睛干燥及视力调节障碍等不良反应，多与剂量有关，停药后症状即消失。如见皮疹，应予停药。

【禁忌】 妊娠妇女、青光眼和前列腺肥大患者禁用。

【注意事项】

（1）肝肾功能不全者慎用。本品少量通过乳汁排泌，哺乳妇女用药需权衡利弊。

（2）对超剂量而引起中毒者，进行对症治疗，无特殊解毒药。

【药物相互作用】

（1）与 H_2 受体拮抗药合用，可增强本品的作用，明显减少胃酸分泌；而乙醇和咖啡等可减弱本品的作用。

（2）与普鲁卡因胺合用，药效学作用相加，合用时对房室结传导产生相加的抗迷走神经作用，应监测心电图和心率。

（3）与西沙必利合用，药效学作用拮抗，合用时后者疗效明显下降。

【规格】片剂：每片 25 mg；50 mg。注射剂：每支 10 mg（2 mL）。

【贮法】密闭，贮于凉暗处。

（四）胃泌素受体拮抗药

丙谷胺

【其他名称】二丙谷酰胺。

【药理作用】为胃泌素受体拮抗药，其化学结构与胃泌素的末端结构相似，能竞争胃壁细胞上的胃泌素受体，从而抑制胃酸和胃蛋白酶的分泌。并能增加胃黏膜的己糖胺含量，促进蛋白质合成，增强胃黏膜的屏障作用。对控制胃酸和抑制胃蛋白酶的分泌效果较好；并对胃黏膜有保护和促进愈合作用。一次用药并无效果，需连续用药，治疗停止后仍可维持疗效数周。本品尚有利胆作用，途径有三：①通过刺激胆汁酸非依赖性胆汁分泌，有利于排石排出和冲洗、疏通胆道；②改变胆汁中成石因素，使重碳酸盐浓度和排量明显增加，而游离胆红素、胆固醇以及钙离子的浓度降低；③通过拮抗 CCK，抑制内生性 CCK 的促胆囊收缩作用而使胆囊容量扩充，使胆囊内胆汁成分稀释，从而可预防成石。

口服吸收迅速，生物利用度为 60%～70%，2 小时血药浓度达峰值，MEC 为 2 μg/mL，$t_{1/2}$ 为 3.3 小时，主要分布于胃肠道、肝、肾，经肾脏、肠道排泄。

【适应证】用于治疗胃溃疡和十二指肠溃疡、胃炎等。由于本品抑制胃酸分泌的作用较弱，临床已不再单独用于治疗溃疡病，但其利胆作用较受重视。也可与非甾类抗炎药合用，预防后者对胃黏膜的损害。

【用法用量】口服，一次 0.4 g，每日 3～4 次，餐前 15 分钟给药，连续服 30～60 日（可根据胃镜或 X 线检查结果决定用药期限）。

【不良反应】偶有口干、失眠、腹胀、下肢酸胀等不良反应。

【药物相互作用】本品不影响其他药物代谢，若与其他抗溃疡药物如 H_2 受体拮抗药同时应用，可加强抑制胃酸分泌作用而加速溃疡的愈合。

【规格】片（胶囊）剂：每片（粒）0.2 g。

胃丙胺片（复方丙谷胺片）：每片含丙谷胺 0.1 g，加入适量甘草、白芍、冰片。用法：口服，一次 3 片，每日 3～4 次，餐前及睡前嚼碎服。

三、胃黏膜保护剂

本类药物有预防和治疗胃黏膜损伤，保护胃黏膜，促进组织修复和溃疡愈合的作用。胃黏膜保护剂的主要作用机制是：①增加胃黏膜血流；②增加胃黏膜细胞黏液和碳酸氢盐的分泌；③增加胃黏膜细胞前列腺素的合成；④增加胃黏膜和黏液中糖蛋白的含量；⑤增加胃黏膜和黏液中磷脂的含量，从而增加黏液层的疏水性。胃黏膜保护剂种类很多，有的还兼有一定的抗酸作用和杀灭幽门螺杆菌作用：①胶体铋剂，此类药物具有胶体特性，可在胃黏膜上形成牢固的保护膜并通过铋离子对幽门螺杆菌的杀灭作用而发挥抗溃疡作用，如枸橼酸铋钾、胶体果胶铋等；②前列腺素及其衍生物，此类药物有强大的细胞保护作用，并能通过降低细胞 cAMP 水平而减少胃酸分泌，从而发挥抗溃疡作用；③其他，硫糖铝、甘草锌、替普瑞酮、吉法酯等，分别通过不同机制保护胃黏膜，促进溃疡愈合。

（一）胶体铋剂

1. 枸橼酸铋钾

本品为一种组成不定的铋复合物。

【其他名称】胶体次枸橼酸铋、三钾二枸橼酸铋、铋诺、德诺。

【药理作用】本品既不能中和胃酸，也不抑制胃酸分泌，而是在胃液 pH 条件下，在溃疡表面或溃疡基底肉芽组织处形成一种坚固的氧化铋胶体沉淀，成为保护性薄膜，从而隔绝胃酸、酶及食物对溃疡黏膜的侵蚀作用。本品还能刺激内源性前列腺素释放，促进溃疡组织的修复和愈合。此外，本品还有改善胃黏膜血流的作用，也能保护胃黏膜，防止 NSAID 及乙醇诱导的损伤。体外试验证明，本品在酸性条件下能与蛋白质及氨基酸发生络合作用而凝结，而溃疡部位的氨基酸残基较正常黏膜丰富得多，因此本品更趋向于沉积在溃疡上。另外，本品能与胃蛋白酶发生螯合作用而使其失活；铋离子能促进黏液的分泌，这些对溃疡愈合也有一定作用。本品具有杀灭幽门螺杆菌的作用，这可能与其抑制细菌细胞壁合成、抑制细胞膜功能和蛋白质的合成以及 ATP 的产生等有关。电镜下观察到铋与细菌细胞壁及胞浆周围膜形成复合体。可抑制幽门螺杆菌一些酶的产生，如尿素酶、触酶和脂酶等，这些酶能影响细菌的微生长环境。铋剂与其他抗生素包括四环素、阿莫西林、克拉霉素及呋喃唑酮联合应用可提高幽门螺杆菌的清除率，而且还可降低幽门螺杆菌对抗生素的耐药性。

本品在胃中形成不溶性胶沉淀，很难被消化道吸收。痕量的铋吸收后主要分布在肝、肾及其他组织中，以肾脏分布居多，且主要通过肾脏排泄，$t_{1/2}$ 为 5~11 日。动物实验证明，以常规剂量给药，C_{ss} 为 5~14 μg/L。给大鼠相当于人体 35 倍治疗剂量，连续用药 30 日，未见到对食管、胃及十二指肠、肝、肾、肾上腺和性腺等的损害，也未见进食和排泄异常等现象，所有动物的毒性试验均未发现脑损害。本品在体外显示能抑制幽门螺杆菌的生长，其 MIC_{90} 为 4 ng/L。

【适应证】用于胃及十二指肠溃疡的治疗，也用于复合溃疡、多发溃疡、吻合口溃疡和糜烂性胃炎等。本品与抗生素合用，可根除幽门螺杆菌。用于幽门螺杆菌相关的胃、十二指肠溃疡及慢性胃炎、胃 MALT 淋巴瘤、早期胃癌术后、胃食管反流病及功能性消化不良等。也可与抑制胃酸分泌药（质子泵抑制剂和 H_2 受体拮抗药）组成四联方案，作为根除幽门螺杆菌失败的补救治疗。

【用法用量】颗粒剂：一次 1 袋，每日 3~4 次，餐前半小时和睡前服用。片剂或胶囊剂：一次 2 片（粒），每日 2 次，早餐前半小时与睡前用温水送服，忌用含碳酸饮料（如啤酒等）；服药前、后半小时不要喝牛奶或服用抗酸剂和其他碱性药物。疗程 4~8 周，然后停用含铋药物 4~8 周，如有必要可再继续服用 4~8 周。

【不良反应】服药期间口中可能带有氨味，并可使舌、大便染成黑色；也有报道出现恶心等消化道症状，但停药后即消失。

【禁忌】严重肾病患者及妊娠妇女禁用。

【注意事项】

（1）服用本品期间不得服用其他铋制剂，而且不宜大剂量长期服用。血铋浓度超过 0.1 μg/mL 有发生神经毒性的危险，但从未发现服用本品的患者血铋浓度超过 0.05 μg/mL。

（2）一般肝肾功能不全者应减量或慎用。

【药物相互作用】牛奶和抗酸剂可干扰本品的作用，不能同时服用。与四环素同服会影响后者吸收。

【规格】颗粒剂：每袋 1.2 g，含本品 300 mg。片剂：每片 120 mg。胶囊剂：每粒 120 mg。

2. 胶体果胶铋

【其他名称】碱式果胶酸铋钾，维敏。

【药理作用】是一种胶态铋制剂，为生物大分子果胶酸（D-多聚半乳糖醛酸）与金属铋离子及钾离子形成的盐。本品在酸性介质中具有较强的胶体特性，可在胃黏膜上形成一层牢固的保护膜，增强胃黏膜的屏障保护作用，因此对消化性溃疡和慢性胃炎有较好的治疗作用。同时由于胶体铋剂可杀灭幽门螺杆菌，有利于提高消化性溃疡的愈合率和降低复发率。与其他胶态铋制剂比较，本品的胶体特性好，特性黏数为胶体碱式枸橼酸铋钾的 7.4 倍，此外，本品与受损伤黏膜的黏附性具有高度选择性，且对消化道出血有止血作用。胶体碱式枸橼酸铋钾在受损伤组织中的铋浓度为正常组织中铋浓度的 3.1 倍，而本品为 4.34 倍。临床试验证明，本品对治疗消化性溃疡、减轻慢性胃炎症状、促进慢性胃炎病理好转、增加幽门螺旋杆菌阴转率均有较好的效果。

【适应证】用于胃及十二指肠溃疡，也可用于慢性浅表性胃炎、慢性萎缩性胃炎和消化道出血的治疗。本品与抗生素合用，可根除幽门螺杆菌，用于幽门螺杆菌相关的胃、十二指肠溃疡及慢性胃炎、胃 MALT 淋巴瘤、早期胃癌术后、胃食管反流病及功能性消化不良等。也可与抑制胃酸分泌药（质子泵抑制剂和 H_2 受体拮抗药）组成四联方案，作为根除幽门螺杆菌失败的补救治疗。

【用法用量】治疗消化性溃疡和慢性胃炎：一次 3~4 粒，每日 4 次，于三餐前半小时各服 1 次，睡前加服 1 次。疗程一般为 4 周。治疗消化道出血：将胶囊内药物倒出，用水冲开搅匀服用，日服剂量一次服用，儿童用量酌减。

【禁忌证】严重肾功能不全者及妊娠妇女禁用。

【注意事项】服药期间本品可使大便呈黑褐色。

【规格】胶囊剂：每粒 50 mg。

3. 胶体（态）酒石酸铋

【其他名称】比特诺尔。

【药理作用】本品在肠道碱性介质中能形成稳定的胶体—黏液蛋白复合物。稳定的胶体能保护受伤的肠黏膜，刺激上皮细胞分泌黏液，形成适当的胶体渗透压，有助于缓解腹痛、腹胀和止泻。铋—黏液蛋白复合物还有助于吸附化学物质和有毒物质并有抗菌、抑菌作用。以上作用均能促进正常胃肠蠕动的恢复。此外，二胺氧化酶（DAO）水平降低是肠黏膜损伤的重要指标，本品有对抗 DAO 降低的作用，提示该药能减少肠黏膜损伤。本品与受损伤的胃黏膜、肠黏膜，特别是结肠黏膜有特殊的亲和力，且具有杀灭幽门螺杆菌的作用，有利于溃疡的愈合和炎症的消除，缓解并消除非感染性结肠疾病的症状。动物实验证实，本品能使家兔实验性溃疡性结肠炎的溃疡个数减少，溃疡直径缩短，排便次数和稀便减少，死亡数减少。临床研究证实，本品对慢性结肠炎、溃疡性结肠炎和肠易激综合征均有效。

【适应证】用于治疗慢性结肠炎、溃疡性结肠炎、肠功能紊乱以及与幽门螺杆菌有关的消化性溃疡和慢性胃炎。

【用法用量】口服，一次 165 mg（3 粒），每日 3~4 次，儿童用量酌减。一般 4 周为一疗程。

【不良反应】偶可出现便秘。

【禁忌】肾功能不全患者及妊娠妇女禁用。

【注意事项】服用本品期间，大便呈黑褐色为正常现象。

【药物相互作用】不宜与制酸药、牛奶和 H_2 受体拮抗药同时服用，否则会降低药效。

【规格】胶囊剂：每粒 55 mg（以铋计）。

【贮法】遮光密闭，于干燥处保存。

（二）前列腺素及其衍生物

米索前列醇

【其他名称】喜克溃，米索普特。

【药理作用】前列腺素及其衍生物是近 20 年来发现并日益引起人们重视的一类抗消化性溃疡药。本品为最早进入临床的合成前列腺素 E_1 的衍生物。

在动物及人体均已证实它有强大的抑制胃酸分泌的作用。用药后不论是基础胃酸或组胺、胃泌素及食物刺激引起的胃液分泌量和酸排出量均显著降低，胃蛋白酶排出量也减少。但作用机制尚未阐明，可能与影响腺苷酸环化酶的活性从而降低壁细胞 cAMP 水平有关。动物实验还证明有防止溃疡形成的作用。因此认为本品除抑制胃酸分泌外，还具有强大的细胞保护作用。此外，本品还具有 E 类前列腺素（PGE）的药理活性，可软化宫颈、增强子宫张力和宫内压。与米非司酮序贯使用，可显著增高和诱发早孕子宫自发收缩的频率和幅度，用于终止早孕。其不良反应较硫前列酮和卡前列甲酯小，且使用方便。

口服吸收良好，人口服单剂量后，t_{max} 为 0.5 小时，$t_{1/2}$ 为 20~40 分钟。血浆蛋白结合率为 80%~90%。药物在肝、肾、肠、胃等组织中的浓度高于血液。以放射性元素标记的本品于口服后从尿中排出约 75%，自粪便排出约 15%，8 小时内尿中排出量为 56%。

【适应证】适用于胃及十二指肠溃疡。对十二指肠溃疡，口服本品一次 200 µg，每日 4 次，4 周后愈合率为 54%，对照组口服西咪替丁一次 300 mg，每日 4 次，4 周后愈合率为 61%，疗效似略低于西咪替丁，但本品在保护胃黏膜不受损伤方面比西咪替丁更为有效。

【用法用量】一次 200 µg，每日 4 次，于餐前和睡前口服。疗程 4~8 周。

【不良反应】主要不良反应为稀便或腹泻，发生率约为 8%，大多数不影响治疗。其他可有轻微短暂的恶心、头痛、眩晕和腹部不适。

【禁忌】本品对妊娠子宫有收缩作用，因此妊娠妇女禁用；对前列腺素（PG）类过敏者、青光眼、哮喘、过敏性结肠炎及过敏体质禁用。

【注意事项】女性患者使用本品可能出现月经过多和阴道出血。虽然本品治疗剂量并不导致低血压，但脑血管或冠状动脉病变的患者仍应慎用。癫痫患者也应慎用。

【药物相互作用】服用本品 1 周内，避免服用阿司匹林和其他非甾类抗炎药。

【规格】片剂：每片 200 µg。

（三）其他治疗消化性溃疡药

1. 硫糖铝

本品为蔗糖硫酸酯的碱式铝盐。

【其他名称】胃溃宁、素得。

【药理作用】本品在酸性条件下可解离为带负电荷的八硫酸蔗糖，并聚合成不溶性胶体，保护胃黏膜。能与胃蛋白酶络合，抑制该酶分解蛋白质；并能与溃疡或炎症处带正电荷的渗出蛋白质（主要为白蛋白及纤维蛋白）络合，形成保护膜，覆盖溃疡面，阻止胃酸、胃蛋白酶和胆汁酸的渗透、侵蚀，从而利于黏膜再生和溃疡愈合。治疗剂量时，胃蛋白酶活性可下降约30%。本品在溃疡区的沉积能诱导表皮生长因子积聚，促进溃疡愈合，同时还能刺激胃黏膜合成 PG，改善黏液质量，加速组织修复。

服用本品后，仅2%~5%的硫酸二糖被吸收，并由尿排出。作用持续时间约5小时，慢性肾功能不全患者的血清铝和尿铝浓度明显高于肾功能正常者。

【适应证】用于胃及十二指肠溃疡，也用于胃炎。

【用法用量】口服：一次1 g，每日3~4次，餐前1小时及睡前服用。

【不良反应】不良反应发生率约为4.7%，其中主要有便秘（2.2%）。个别患者可出现口干、恶心、胃痛等，可与适当抗胆碱药合用。

【禁忌】习惯性便秘患者禁用。

【注意事项】

（1）不宜和 H_2 受体拮抗药合用。连续服用不宜超过8周。

（2）肝肾功能不全者慎用。

（3）甲状腺功能亢进症、营养不良性佝偻病、磷酸盐过少，不宜长期服用本品。

【药物相互作用】

（1）制酸药可干扰硫糖铝的药理作用，硫糖铝也可减少西咪替丁的吸收。

（2）硫糖铝可干扰脂溶性维生素 A、维生素 D、维生素 E、维生素 K 的吸收。

（3）硫糖铝可与多酶片中的胃蛋白酶络合，降低多酶片的疗效，因此两者不宜合用。

【规格】片剂：每片0.25 g；0.5 g。分散片：每片0.5 g。胶囊剂：每粒0.25 g。悬胶剂：每袋5 mL（含硫糖铝1 g）。

胃康宁片：内含硫糖铝和盐酸小檗碱。每片0.25 g。口服一次5片，每日3~4次，两餐之间服用。

【贮法】密闭，干燥处贮存。

2. 磷酸铝

【其他名称】裕尔。

【药理作用】为凝胶状的磷酸铝，能促使活性成分的磷酸铝强力附着在胃黏膜表面，形成膜层，发挥胃黏膜的覆盖保护作用，防止胃液刺激胃壁，因而能迅速缓解胃痛。能抑制胃蛋白酶活性，保护胃黏膜；能适度中和胃酸，使胃液保持在正常的 pH 范围，不影响酸碱平衡，不干扰胃的消化功能。本品中的铝离子有一定的收敛作用和对外毒素的吸附作用，并能刺激 PGE 的分泌，促进溃疡面的迅速愈合。

【适应证】用于胃及十二指肠溃疡，胃炎，胃食管反流病及胃酸过多等。

【用法用量】一次1~2包，每日3~4次，餐后1小时服用为宜，也可在症状发作时服用。用前应充分振摇均匀，也可用温水或牛奶冲服。

【不良反应】可能会引起便秘，但给予足量的水即可避免。

【禁忌证】慢性肾衰竭和高磷酸盐血症患者禁用。

【药物相互作用】

（1）本品能减少或延迟四环素类抗生素、呋塞米、地高辛、异烟肼、抗胆碱药及吲哚美辛等的吸收，必须合用时至少应间隔两小时。

（2）本品与泼尼松龙、阿莫西林、丙吡胺及西咪替丁之间可能有不利的相互作用。

【规格】凝胶剂：每包 20 g。

【贮存】密封、防冻，阴凉处存放。

3. 甘珀酸钠

【其他名称】生胃酮钠。

【药理作用】本品可直接与溃疡部位的上皮细胞接触，增加胃黏膜的黏液分泌并增加其黏度，减少胃上皮细胞的脱落。能在胃黏膜细胞内抑制胃蛋白酶原，在胃内可与胃蛋白酶结合，抑制酶的活力约 50%，从而保护溃疡面，促进组织再生和愈合。本品还通过刺激肾上腺或增强内源性皮质激素的作用而呈现抗炎作用。

本品大部在胃中吸收，胃内 pH>2 时，吸收减少。有肠肝循环，主要自粪便排泄。99% 以上与血浆蛋白结合，血浆中治疗浓度为 10~100 μg/mL。

【适应证】用于治疗慢性胃溃疡，对不宜手术和不能卧床休息的患者尤为适用。对十二指肠溃疡疗效略差。凝胶或糖锭用于口腔溃疡。轻度肾上腺皮质功能不全患者也可试用本品治疗。

【用法用量】口服：一次 50~100 mg，每日 3 次；1 周后可减为一次 50 mg，每日 3 次，餐后服。疗程 4~6 周，最长不超过 3 个月。

【不良反应】

（1）本品不良反应较多，发生率约 33.3%。可有头痛、腹泻、面部潮红等不良反应。

（2）长期应用也可引起水、钠潴留而出现水肿、血压升高、低血钾，甚至可发生心力衰竭，出现此情况时应停药。为消除水肿，可服保钾利尿剂氨苯蝶啶，长期服药患者饮食应限钠或酌情补钾。

【禁忌证】醛固酮增多症、低钾血症患者禁用。

【注意事项】心、肝、肾功能不全及老年患者慎用。

【药物相互作用】抗酸药及抗胆碱药可能减少本品吸收；正在使用洋地黄的患者不宜服用本品；与保钾药合用可减少本品的不良反应。

【规格】片（胶囊）剂：每片（粒）50 mg。

复方甘珀酸钠片：为含甘珀酸钠及氢氧化铝等的复方片剂。

【贮法】密闭，贮于干燥处。

4. 麦滋林-S

本品为水溶性 1，4-二甲-7-异丙薁-3-磺酸钠和 L-谷氨酰胺组成的略带浅蓝色的颗粒剂。

【药理作用】本品含有两种有效成分。①水溶性薁：是自菊科植物花中提取的一种化学物质，有研究发现其具有下述作用：抑制多种致炎物质引起的炎症，且作用较为持久；通过局部直接作用抑制炎性细胞释放组胺；增加黏膜内前列腺素 E_2 的合成，促进肉芽形成和上皮细胞新生；降低胃蛋白酶的活性。②L-谷氨酰胺：是自绿叶蔬菜中分离提取得到的一种人体非必需氨基酸，也具有多种生物活性，如增加葡萄糖胺、氨基己糖、黏蛋白的生物合成和促进溃疡组织再生等。

上述两种成分的联合应用有利于溃疡组织的再生、修复和形成保护因子。其优点在于主要发挥局部作用，而不是拮抗 H_2 受体，因此极少发生不良反应。对由阿司匹林造成溃疡的大鼠给予本品，发现胃黏膜内氨基己糖含量增加，而胃蛋白酶含量减少，pH 2.0 时约减少 75%，pH 3.5 时减少 78%，具有明显的促进溃疡愈合的效果。将阿司匹林、吲哚美辛、双氯芬酸钠等非甾类抗炎药单独或与本品合用给予大鼠，5 或 10 日后可见合用组较单独用药组氨基己糖量增加，溃疡形成受到抑制，且不影响非甾类抗炎药的吸收。

【适应证】用于胃炎、胃溃疡和十二指肠溃疡，可明显缓解临床症状，并有较好的预防溃疡复发作用。

【用法用量】成人一般每日 1.5～2.5 g，分 3～4 次口服，剂量可随年龄与症状适当增减。

【不良反应】不良反应少见且轻微，有时会出现恶心、呕吐、便秘、腹泻、腹痛及饱胀感；有时会出现面部潮红。

【规格】颗粒剂：1 g 内含水溶性蒽 3 mg 和 L-谷氨酰胺 990 mg。

【贮存】避光、密闭容器中贮存。

5. 替普瑞酮

【其他名称】戊四烯酮，施维舒。

【药理作用】为一种萜类物质，具有组织修复作用，特别能强化抗溃疡作用。能促进胃黏膜微粒体中糖脂质中间体的生物合成，进而加速胃黏膜及胃黏液层中主要的黏膜修复因子即高分子糖蛋白的合成，提高黏液中的磷脂质浓度，从而提高黏膜的防御功能。本品不影响胃的正常生理功能，如胃液分泌及胃运动功能。对盐酸、阿司匹林及乙醇所致溃疡本品具有细胞保护作用，而 H_2 受体拮抗药和抗胆碱药则无此作用。本品还能改善氢化可的松引起的胃黏膜增殖区细胞增殖能力低下，保持胃黏膜细胞增殖区的稳定性，促使损伤愈合。本品能提高正常大鼠胃体部与幽门间黏膜中 PGE_2 的合成能力，改善失血应激及固定水浸应激引起的胃黏膜血流量低下。

12 名健康志愿者以交叉法口服胶囊或颗粒剂 150 mg，t_{max} 为 5 小时，胶囊剂的 C_{max} 为 1 669 ng/mL，颗粒剂则为 1 296 ng/mL，以后逐渐减少，10 小时后再次达峰值，胶囊剂者为 675 ng/mL，颗粒剂者为 604 ng/mL，呈双相性，两种剂型生物利用度未见差异。溃疡患者餐前 30 分钟或餐后 30 分钟内服用本品 150 mg，其 AUC 比空腹服用时高 30～45 倍。本品在组织中的分布浓度高于血药浓度。临床研究了本品的胃内分布，结果证实本品在溃疡部位的平均浓度较周围组织高约 10 倍。本品在肝脏代谢极少，84.8% 的药物以原形排出。服药 3 日内 27.7% 由呼吸道排泄清除，4 日内 22.7% 自肾脏排泄，29.3% 自粪便排泄。

【适应证】用于胃溃疡，也用于急性胃炎和慢性胃炎的急性加重期。

【用法用量】餐后 30 分钟内口服，每日 3 次，一次 1 粒胶囊（50 mg）或颗粒剂 0.5 g（含本品 50 mg）。

【不良反应】主要不良反应有便秘、腹胀、AST 及 ALT 轻度升高、头痛、皮疹及总胆固醇升高等，一般在停药后可消失。

【注意事项】妊娠妇女及儿童慎用。

【规格】胶囊剂：每粒 50 mg。颗粒剂：100 mg（含本品）/g。

6. 吉法酯

【其他名称】合欢香叶酯，胃加强-G。

【药理作用】为一异戊间二烯化合物，具有加速新陈代谢，调节肠胃功能和胃酸分泌，加强黏膜保护等作用。作用机制可能是直接作用于胃黏膜上皮细胞，增强其抗溃疡因子的能力。抗溃疡作用不及甘珀酸，但甘珀酸易引起低钾血症和水肿，本品无此现象。

【适应证】用于治疗胃及十二指肠溃疡，急、慢性胃炎，结肠炎，胃痉挛等。

【用法用量】口服，对一般肠胃不适、胃酸过多、胃胀及消化不良等，可根据病情一次 1~2 片，每日 3 次。治疗消化性溃疡及急慢性胃炎，一次 2 片，每日 3 次，餐后服用。症状较轻者疗程 4~5 周，重症者疗程 2~3 个月。儿童剂量酌减。

【禁忌证】妊娠妇女禁用。

【注意事项】治疗应按时服药，不可提前中断疗程。

【规格】片剂：每片 0.4 g。

7. 甘草锌

为自新疆产豆科植物甘草的根中提取得到的有效成分与锌结合的含锌药物。

【药理作用】动物实验证明，本品对大鼠慢性乙酸性胃溃疡、大鼠应激性胃溃疡、利舍平诱发的小鼠胃溃疡、幽门结扎引起的大鼠胃溃疡等 4 种模型均有一定的保护胃黏膜和促进溃疡愈合的作用，用药组与对照组各项指标有显著差异。甘草的抗溃疡成分能增加胃黏膜细胞的氨基己糖成分，提高胃黏膜的防御能力，延长胃上皮细胞的寿命，加速溃疡愈合；锌也能促进黏膜再生，加速溃疡愈合，有类似 PG 的细胞保护作用，且长期服用不引起体内主要脏器微量元素的改变，也不引起锌的蓄积。两种有效成分结合对溃疡可能有协同或相加作用。

文献报道和生物利用度研究证明，锌是在十二指肠和近端小肠内吸收，人体锌的主要排泄途径为肠道。内服甘草锌 2~4 小时血锌即达最高浓度，6 小时后恢复正常，不造成体内蓄积。

【适应证】用于口腔、胃、十二指肠及其他部位的溃疡，还可用于促进刀口、创伤和烧伤的愈合。儿童厌食、异食癖、生长发育不良、肠病性肢端皮炎，以及锌缺乏症也可用本品治疗。本品还可用于青春期痤疮。

【用法用量】

（1）治疗消化性溃疡：片剂一次 0.5 g，或颗粒剂一次 10 g，每日 3 次，疗程 4~6 周。必要时可减半再服 1 个疗程巩固疗效。

（2）治疗青春期痤疮、口腔溃疡及其他病症：片剂一次 0.25 g，或颗粒剂一次 5 g，每日 2~3 次。治青春期痤疮疗程为 4~6 周。愈后每日服药 1 次，片剂 0.25 g 或颗粒剂 5 g，服 4~6 周，以减少复发。

（3）保健营养性补锌，每日片剂 0.25 g 即可，一次或分两次服用或颗粒剂一次 1.5 g，每日 2~3 次。

（4）儿童用量每日按 0.5~1.5 mg（以元素锌计）/kg 计算，分 3 次服用。

【不良反应】在治疗胃肠溃疡中，由于用量较大，疗程较长，个别患者可能出现排钾潴钠和轻度水肿的不良反应，但停药后症状可自行消失。必要时可通过限制钠盐摄入量或加服氢氯噻嗪和枸橼酸钾或服小剂量螺内酯等对症处理，一般不影响继续用药。

【注意事项】心肾功能不全和重度高血压患者慎用。

【规格】片剂：每片 0.25 g（相当于含锌 12.5 mg，甘草酸 87.5 mg）。颗粒剂：每小袋 1.5 g（相当于元素锌 3.6~4.35 mg）。

8. 伊索拉定

【其他名称】艾索拉定、盖世龙、恒至、科玛诺、马来酸艾索拉定、一格定。

【药理作用】为胃黏膜保护药，可强化胃黏膜上皮细胞间的结合，抑制上皮细胞的剥离、脱落和细胞间隙的扩大，从而增强胃黏膜细胞本身的稳定性，抑制有害物质透过黏膜，起到细胞防御作用。其作用机制与本品提高胃黏膜细胞内 cAMP、PG、还原型谷胱甘肽及黏液糖蛋白含量有关。动物实验表明本品可抑制盐酸、乙醇、吲哚美辛、组胺和阿司匹林所致的溃疡，并具有增加胃黏膜血流量的作用，促进慢性胃溃疡的愈合，其药理作用具有剂量依赖性。

口服吸收迅速，健康成人口服 4 mg，t_{max} 为 3.5 小时，C_{max} 为 154 ng/mL。$t_{1/2}$ 约 150 小时，代谢物几乎无药理活性。大部分随粪便排泄，小部分随尿液排泄，80 小时内自尿中排泄量为用药量的 7% 左右。连续用药未见蓄积。

【适应证】用于胃溃疡，也用于改善急性胃炎及慢性胃炎急性发作期的胃黏膜病变（糜烂、出血、充血、水肿等）。

【用法用量】口服，成人常规剂量每日 4 mg，分 1~2 次服用。随年龄和症状不同，剂量可适当增减。老年患者应从小剂量（每日 2 mg）开始，并酌情适当调整剂量。

【不良反应】不良反应可有恶心、呕吐、腹泻、便秘，也可见食欲减退、上腹部不适等。有时可有 ALT、AST、ALP 和乳酸脱氢酶轻度可逆性升高。偶有皮疹等，出现时应停药。极少数患者出现胸部压迫感。

【注意事项】尚未确定妊娠妇女用药的安全性，妊娠妇女或计划妊娠者使用本品须权衡利弊；尚未确立儿童用药的安全性（使用经验少），故不推荐儿童使用；药物对哺乳的影响尚不明确；肝功能异常者慎用。

【规格】片剂：每片 2 mg；4 mg。颗粒剂：每袋含本品 4 mg。

【贮法】密闭保存。

9. 瑞巴派特

【其他名称】瑞巴匹特、惠宁、膜固思达。

【药理作用】为胃黏膜保护药，具有保护胃黏膜及促进溃疡愈合的作用。其主要药理作用如下。①减少幽门螺杆菌感染：本品不直接抑制幽门螺杆菌，而是通过阻止幽门螺杆菌黏附至胃上皮细胞、减少氧化应激、降低幽门螺杆菌产生的细胞因子浓度等而用于治疗幽门螺杆菌感染。②清除羟基自由基的作用：通过降低脂质过氧化等作用保护因自由基所致的胃黏膜损伤。③抑制炎细胞浸润。此外，动物实验显示本品可增加大鼠的胃黏液量、胃黏膜血流量及胃黏膜 PG 含量，并可促进大鼠胃黏膜细胞再生，使胃内碱性物质分泌增多。但本品对基础胃液分泌几乎不起作用，对刺激引起的胃酸分泌也未显示出抑制作用。

口服吸收较好，餐后吸收较缓慢，口服后 t_{max} 为 0.5~4 小时，血浆蛋白结合率为 98% 以上，在胃、十二指肠分布良好。$t_{1/2}$ 为 2 小时，大部分以原形从尿中排出。

【适应证】主要用于胃溃疡，但不宜单独用于幽门螺杆菌感染。也用于改善急性胃炎及慢性胃炎急性加重期的胃黏膜病变（如糜烂、出血、充血、水肿等）。

【用法用量】口服，一般一次 0.1 g，每日 3 次，早、晚及睡前服用。

【不良反应】

（1）可见味觉异常、嗳气、呃逆、呕吐、胃灼热、腹痛、腹胀、便秘、腹泻及白细胞减少（不足 0.1%）等不良反应，另有引起口渴、麻木、眩晕、嗜睡、心悸、发热、咳嗽、呼吸困难、面部潮红和血小板减少的报道。可引起 ALT、AST、γ-GPT 和 ALP 升高等肝功能异常，另有引起黄疸、乳腺肿胀、乳房疼痛、男性乳房肿大、诱发乳汁分泌的报道。

（2）偶见过敏反应（主要表现为皮疹及瘙痒等）、月经异常、BUN 升高及水肿等。

【注意事项】

（1）服药期间若出现瘙痒、皮疹或湿疹等过敏反应或出现氨基转移酶显著升高或白细胞减少、血小板减少应立即停药，并进行适当治疗。

（2）老年人生理功能低下，应注意消化系统不良反应。

（3）妊娠期用药的安全性尚未确定，妊娠妇女或计划妊娠的妇女用药须权衡利弊；本品可经母乳排泌，故哺乳妇女用药应暂停哺乳。因用药经验少，儿童用药的安全性尚未确定。

【规格】片剂：每片 0.1 g。

【贮法】室温密闭保存。

（四）复方制剂

1. 复方铝酸铋片

【其他名称】胃铋治片、胃必治片、胃必灵片、吉胃乐。

【药理作用】动物实验表明，本品能显著减轻大鼠实验性胃炎的发生，对大鼠应激性和幽门结扎性胃溃疡有明显防治作用，但对调节胃液分泌没有明显影响。口服后，铝酸铋可在胃及十二指肠黏膜上形成保护膜，碳酸氢钠、碳酸镁可中和部分胃酸，从而防止胃酸和胃蛋白酶对黏膜的侵蚀破坏，促进黏膜和组织再生，利于溃疡愈合。本品中的辅助成分尚有消除大便秘结和胃肠胀气，增强胃及十二指肠黏膜屏障等作用。

【适应证】用于胃及十二指肠溃疡、慢性浅表性胃炎、十二指肠球炎、胃酸过多症及功能性消化不良等。

【用法用量】成人每日 3 次，一次 1~2 片，餐后嚼碎服。疗程为 1~3 个月；以后可减量维持，防止复发。

【不良反应】服药后偶见恶心、腹泻，停药后可自行消失。

【注意事项】

（1）服药期间大便呈黑色属正常现象，如排稀便可适当减量。

（2）本品不宜长期服用，以防发生铋性脑病。

【药物相互作用】服用本品时应注意避免与四环素类合用以防止干扰后者的吸收。

【规格】复方片剂，每片含铝酸铋 200 mg、甘草浸膏粉 300 mg、重质碳酸镁 400 mg、碳酸氢钠 200 mg、弗朗鼠李皮 25 mg、茴香 10 mg。

2. 胃仙 U

【药理作用】服用本品后，外层迅速溶解，中和过多的胃酸，其后内层维生素 U 到达溃疡面而发挥治疗作用。

【适应证】用于胃溃疡、十二指肠溃疡、胃炎、胃酸过多症、消化不良、胃痛及便秘等。

【用法用量】每日 3 次，一次 1~2 片。

【注意事项】服药期间注意勿食脂肪、荚豆类及刺激性食物，减少吸烟与饮酒。

【规格】为复方制剂的双层片（外层主要成分为甘草酸钠 33 mg、葡萄糖醛酸 17 mg、干氢氧化铝凝胶 160 mg、三硅酸镁 145 mg、牛胆浸膏 1.0 mg、L-薄荷脑 1.0 mg、叶绿素 0.8 mg；内层含本品主剂维生素 U 25 mg、淀粉酶 60 mg）。

妥胃 U（KOWA-U）：与本品成分相似，作用相同，也为双层片。

3. 胃得乐

【其他名称】胃速乐、胃乐。

【药理作用】具有调节胃酸过多、收敛及保护溃疡面的作用，用于胃溃疡、十二指肠溃疡、胃炎、胃酸过多及神经性消化不良等症。临床观察证明，服用本品后症状改善较快，但如疗程过短则往往容易复发。因此见效后宜坚持一较长疗程，一般轻度胃及十二指肠溃疡、胃酸过多症等，服药 3 个月左右，症状可获明显改善甚至痊愈。

【适应证】用于胃溃疡、十二指肠溃疡、胃炎、胃酸过多及神经性消化不良等。

【用法用量】口服，每日 3 次，一次 2~4 片，餐后嚼碎服用或溶于少量温开水中送服。长期服用，待症状改善后可酌情减量。

【禁忌证】胃酸缺乏患者忌用。

【注意事项】服用本品后，大便呈黑色为正常情况。

【规格】为复方片剂［每片含碱式硝酸铋 0.175 g、碳酸镁 0.2 g、碳酸氢钠 0.1 g、大黄 0.0125 g（也有含石菖蒲 0.0125 g 者）］。

4. 醋氨己酸锌

本品能增加胃黏膜血流量，促进细胞再生；并可通过谷胱甘肽的巯基形成硫醇酸盐来维持细胞膜的稳定；本品还可抑制肥大细胞脱颗粒，防止组胺增加及刺激胃酸分泌，使溃疡的生成降低。用于治疗胃及十二指肠溃疡、慢性胃炎。餐后口服，一次 0.15~0.3 g，每日 3 次。治疗十二指肠溃疡疗程为 4 周，胃溃疡疗程为 8 周。少数患者有恶心、呕吐、便秘、口干、便稀、失眠及皮疹等，但一般不影响治疗，停药后症状即消失。妇女妊娠 3 个月内禁用。肾功能不全者慎用。胶囊剂：每粒 0.15 g。

5. 三硅酸镁

【其他名称】三矽酸镁。

为抗酸剂，作用缓慢、持久，不产生气体，能保护胃黏膜，并有轻泻、吸着作用。用于治疗胃溃疡。一次 0.5~1 g，每日 2~3 g，餐前服。片剂：0.3 g。

6. 胃膜素

有抗胃蛋白酶分解作用和微弱的抗酸作用。在胃内形成膜，覆盖溃疡面，减少胃酸对它的刺激，利于溃疡面愈合。用于治疗胃与十二指肠溃疡、胃酸过多症及胃痛等。与氢氧化铝合并应用疗效较佳。口服，一次 1~3 g，每日 4 次。空腹（餐前 1 小时和睡前半小时）和大剂量服用能提高疗效。疗程 60 日。胶囊剂：0.3 g。

7. 甘羟铝

可中和胃酸，降低胃内酸度并使胃蛋白酶活性降低，改善胃酸增多、上腹部疼痛等临床症状，并有收敛、止血作用。用于胃及十二指肠溃疡、慢性浅表性胃炎等。餐后 1 小时口服。一次 2 片，每日 3 次。疗程 4 周。偶有轻度食欲不振，停药后恢复。片剂：0.25 g。

8. 佳胃得片

能增强黏膜的防御功能，中和胃酸、保护黏膜。用于胃及十二指肠溃疡、高胃酸症和胃炎等。口服，胃溃疡或十二指肠溃疡一次 2 片，每日 3 次（十二指肠溃疡可增至 6 次），维持量一次 1~2 片，每日 3 次。偶有轻度腹泻。片剂：主要成分为去甘草甜素的甘草浸膏、氢氧化铝、碳酸镁、碱式硝酸铋、碳酸氢钠、弗朗鼠李皮、菖蒲根茎粉等。

（马　飞）

第二节　胃肠解痉药

胃肠解痉药又称抑制胃肠动力药，主要为 M 受体拮抗药，包括颠茄生物碱类及其衍生物和大量人工合成代用品。本类药物的主要作用机制是减弱胃肠道的蠕动功能，松弛食管及胃肠道括约肌，从而减慢胃的排空和小肠转运，减弱胆囊收缩和降低胆囊压力；减弱结肠的蠕动，减慢结肠内容物的转运。

本类药物主要是一些抗胆碱药，除本节所介绍者外，尚有阿托品、东莨菪碱、山莨菪碱、颠茄、羟嗪等。

一、丁溴东莨菪碱

【其他名称】解痉灵。

【药理作用】本品为外周抗胆碱药，除对平滑肌有解痉作用外，还有阻断神经节及神经肌肉接头的作用，但对中枢的作用较弱。本品抗震颤素及槟榔碱引起的中枢作用，约为其外周抗流涎作用的 1/8。其对抗乙酰胆碱引起的离体肠收缩的作用约为阿托品的 1/20~1/10，但对肠道平滑肌的解痉作用则较阿托品强，故能选择性地缓解胃肠道、胆道及泌尿道平滑肌的痉挛和抑制其蠕动，而对心脏、瞳孔以及唾液腺的影响较小，故很少出现类似阿托品引起的中枢神经兴奋、扩瞳、抑制唾液分泌等不良反应。

口服不易吸收。肌内注射或静脉注射后，一般在 3~5 分钟内产生药效，维持时间为 2~6 小时。主要在肝脏代谢，有肝肠循环，不易透过血脑屏障。大部随粪便排出，小部分以原形自肾脏排泄。

【适应证】

（1）用于胃、十二指肠、结肠纤维内镜检查的术前准备，内镜逆行胰胆管造影和胃、十二指肠、结肠的气钡低张造影或计算机腹部体层扫描（CT 扫描）的术前准备，可有效减少或抑制胃肠道蠕动。

（2）用于治疗各种病因引起的胃肠道痉挛、胆绞痛、肾绞痛或胃肠道蠕动亢进等。

【用法用量】口服：一次 10 mg，每日 3 次。肌内注射、静脉注射或静脉滴注（溶于葡萄糖注射液、0.9%氯化钠注射液中滴注）：每次 20~40 mg 或一次 20 mg，间隔 20~30 分钟后再用 20 mg。

【不良反应】可出现口渴、视力调节障碍、嗜睡、心悸、面部潮红、恶心、呕吐、眩晕、头痛等不良反应。

【禁忌】青光眼、前列腺肥大所致排尿困难、严重心脏病、器质性幽门狭窄或麻痹性肠梗阻患者禁用。

【注意事项】

（1）静脉注射速度不宜过快，如出现过敏反应，应及时停药。

（2）皮下或肌内注射时要注意避开神经与血管。如需反复注射，不要在同一部位，应左右交替注射。

（3）不宜用于因胃张力低下、胃轻瘫及胃食管反流所引起的上腹痛、胃灼热等症状。

（4）婴幼儿、小儿慎用。

【药物相互作用】

（1）与其他抗胆碱药、吩噻嗪类等药物合用时会增加毒性。

（2）可拮抗甲氧氯普胺、多潘立酮等药物的促胃肠动力作用。

（3）抗心律失常药（如奎尼丁、丙吡胺等）具有阻滞迷走神经作用，合用能增强本品的抗胆碱能效应，导致口干、视物模糊、排尿困难，老年人尤其应当注意。

（4）与拟肾上腺素能药物合用（如右苯丙胺 5 mg），可增强止吐作用，减少本品的嗜睡作用，但口干更显著。

（5）与三环类抗抑郁药（阿米替林等）合用时，两者均具有抗胆碱能效应，口干、便秘、视物模糊等不良反应加剧，可使老年患者发生尿潴留，诱发急性青光眼及麻痹性肠梗阻等，故禁止这两种药物合用。

（6）本品分别与地高辛、呋喃妥因、维生素 B_2 等合用时，会明显增加后者的吸收。

【规格】注射剂：每支 20 mg（1 mL）。胶囊剂：每粒 10 mg。片剂：每片 10 mg。

【贮法】置避光容器内，于阴凉处保存。

二、甲溴贝那替秦

【其他名称】溴甲乙胺痉平、服止宁、胃仙、溴化甲基胃复康。

【药理作用】有解痉及抗胃酸分泌的作用，能减轻胃及十二指肠溃疡患者的症状，如胃痛、恶心、呕吐及消化不良，能抑制胃液分泌过多和胃运动过度而使胃肠功能趋于正常。

【适应证】用于胃及十二指肠溃疡、胃痛、胆石绞痛、多汗症和胃酸过多症。

【用法用量】一次 10~20 mg，每日 3 次，餐后服。剂量可按病情轻重调整，最大剂量一次 30 mg，儿童根据年龄酌减。为预防复发，在胃、十二指肠溃疡症状消失后，宜继续以小剂量给药 2~3 个月。如胃酸过多，为预防溃疡发展，宜于睡前再给药 1 次。

【不良反应】有口干、排尿困难、瞳孔散大及便秘等不良反应，但时间很短。如不良反应较重时，可减少剂量，以后再恢复剂量。

【禁忌证】青光眼患者禁用。

【药物相互作用】与单胺氧化酶抑制剂，包括呋喃唑酮、丙卡巴肼等合用时，加重其抗 M 胆碱作用的不良反应。

【规格】片剂：每片 10 mg。

三、曲美布汀

【其他名称】三甲氧苯丁氨酯，舒丽启能，

【药理作用】为不同于抗胆碱药和抗多巴胺药的胃肠道运动功能调节剂，具有对胃肠道平滑肌的双向调节作用。主要通过以下机制发挥作用：①抑制 K^+ 的通透性，引起去极化，从而引起收缩；②作用于肾上腺素受体，抑制去甲肾上腺素释放，从而增加运动节律；③抑制 Ca^{2+} 的通透性，引起舒张；④作用于胆碱能神经 K 受体，从而改善运动亢进状态。

动物实验证明，在切断胸部迷走神经的犬，可使其胃的不规则运动趋于规律化。在离体豚鼠胃前庭部环状肌标本可使其自律运动的振幅减小，还可增加不规则微弱运动的频率和振幅，使其趋于规则的节律性收缩。在阿托品、酚妥拉明、普萘洛尔以及河豚毒素等的存在下，本品仍有对消化道平滑肌的直接作用。可非竞争性地抑制由于乙酰胆碱引起的收缩作用；但肌肉紧张度低下时可增加其紧张，在肌肉紧张度亢进时则可降低紧张、减小振幅。具有较弱的对抗阿扑吗啡诱发的呕吐作用，但对硫酸铜诱发的呕吐，可以明显延长诱发呕吐所需的时间。

对有消化系统疾病的患者静脉注射本品 1 mg/kg 后，发现可抑制胃幽门功能亢进肌群的运动，同时，也发现可增进功能低下肌群的运动。人空肠内 4～6 μg/kg 用药后，可诱发消化系统生理性消化道推进运动；有经常性原因不明上消化道不适感的慢性胃炎患者，口服 200 mg 本品后，可使减弱的胃排空能力得到改善，同时，也能使胃排空功能亢进得到抑制。对新斯的明负荷引起的大肠运动亢进患者，静脉给药 50 mg 可抑制回肠、上行结肠和 S 状结肠运动至负荷前水平。

健康成年男子口服 100 mg 后，t_{max} 为 30 分钟，C_{max} 为 32.5～42.3 ng/mL，$t_{1/2}$ 为 2 小时。其在各脏器中分布浓度高低顺序为肝脏、消化管壁、肾脏、肺脏、肾上腺、脾脏和胰腺，在血液、骨骼肌和脑中的分布浓度较低。本品在体内经水解，N 位脱甲基形成结合物后，由尿排出，24 小时尿中原形药物排泄率在 0.01% 以下。

【适应证】用于慢性胃炎引起的胃肠道症状，如腹部胀满感、腹痛和嗳气等；也用于肠道易激综合征。国外试用于术后肠道功能的恢复和钡剂灌肠检查，可加速检查进程。

【用法用量】治疗慢性胃炎，通常成人一次 100 mg，每日 3 次。可根据年龄、症状适当增减剂量。治疗肠易激综合征，一般一次 100～200 mg，每日 3 次。

【不良反应】偶有便秘、腹泻、腹鸣、口渴、口内麻木感、心动过速、困倦、眩晕、头痛及血清氨基转移酶上升等。有时出现皮疹等过敏反应，此时应停药。

【注意事项】由于老年人生理功能较弱，用药时需加以注意。妊娠及哺乳妇女和儿童用药的安全性尚不明确，因此上述人群不宜使用本品。

【药物相互作用】

（1）与普鲁卡因合用，可对窦房结传导产生相加性的抗迷走作用，故两药合用时，应监测心率和心电图。

（2）本品与西沙必利合用，可减弱后者的胃肠蠕动作用。

【规格】片剂：每片 100 mg；200 mg。

四、匹维溴铵

【其他名称】得舒特。

【药理作用】本品是对胃肠道有高度选择性解痉作用的钙通道阻滞药，可防止肌肉过度收缩而发挥解痉作用。对心血管平滑肌细胞的亲和力很低，也不会引起血压变化。能消除肠平滑肌的高反应性，并增加肠道蠕动能力，但不会影响下食管括约肌的压力，也不引起十二指肠反流，而对胆道口括约肌有松弛作用。肠道肌电图证明，可减少峰电位频率并具有强力和长时间的抗痉挛作用。

由于本品是一种高极性的季铵类化合物，口服吸收差，仅不足10%剂量的药物进入血液，并几乎全部与血浆蛋白结合。口服100 mg后，t_{max}为0.5~3小时，$t_{1/2}$约为1.5小时。代谢迅速。主要经肝胆从粪便排出体外。

【适应证】用于治疗与肠易激综合征相关的腹痛、排便紊乱、肠道不适，以及与肠道功能性疾患有关的疼痛和钡灌肠前准备等。由于无明显的抗胆碱能不良反应，故可用于合并前列腺增生、尿潴留和青光眼的肠易激综合征患者。

【用法用量】口服，一次50 mg，每日3次，必要时每日可增至300 mg。胃肠检查前用药，一次100 mg，每日2次，连服3日，以及检查当日早晨服100 mg。切勿嚼碎，于进餐前整片吞服，不宜躺着和在就寝前吞咽药片。

【不良反应】本品耐受性良好，少数患者可有腹痛、腹泻或便秘。偶见皮疹、瘙痒、恶心和口干等。

【禁忌证】儿童与妊娠妇女禁用。

【注意事项】哺乳妇女慎用。

【规格】片剂：每片50 mg。

五、奥替溴铵

【其他名称】斯巴敏。

【药理作用】作用机制类似钙离子阻滞药，能特异性地作用于肠道平滑肌，发挥强烈的解痉作用。口服后吸收很少，且大多数被吸收的部分通过胆道经由粪便排出体外。

【适应证】主要用于肠易激或痉挛性疼痛。

【用法用量】口服，一次40 mg，每日2~3次。

【不良反应】治疗剂量的奥替溴铵不会引起不良反应，也不会引起阿托品样作用。

【禁忌证】青光眼、前列腺肥大、幽门狭窄、已知的对于奥替溴铵过敏的患者禁用。

【注意事项】妊娠及哺乳妇女慎用。由于缺乏动物胚胎毒性、致畸、致突变的试验证据，除非必要并在医师严密观察下，妊娠及哺乳妇女方可使用。

【规格】片剂：每片40 mg。

六、屈他维林

【其他名称】诺仕帕。

【药理作用】本品为异喹啉类衍生物，是直接作用于平滑肌细胞的亲肌性解痉药。它通过抑制磷酸二酯酶，增加细胞内cAMP的水平，抑制肌球蛋白轻链肌酶，使平滑肌舒张，从而解除痉挛，其作用不影响自主神经系统。本品经动物实验没有发现致畸、致突变作用。

盐酸屈他维林片口服吸收迅速、完全。健康志愿者单次口服本品80 mg，1~3小时可达C_{max}约为6.12 ng/mL。本品与人体血浆蛋白高度结合（95%~98%），药物吸收后分布迅速，主要分布于中枢神经系统、心肌、肾上腺、肾和肺，主要排泄途径为二便。

【适应证】①胃肠道平滑肌痉挛，应激性肠道综合征；②胆绞痛和胆道痉挛，胆囊炎，胆囊结石，胆道炎；③肾绞痛和泌尿道痉挛，肾结石，输尿管结石，肾盂肾炎，膀胱炎；④子宫痉挛，痛经，先兆流产，强直性子宫收缩。

【用法用量】成人一次 1~2 片，每日 3 次；1~6 岁儿童一次 0.5~1 片，每日 3 次；6 岁以上儿童一次 1~1.5 片，每日 3 次。

【不良反应】偶有头晕、恶心。

【禁忌证】严重肝、肾、心功能不全患者禁用。虽然动物实验没有发现致畸、致突变作用，但妊娠与哺乳妇女应禁用。

【药物相互作用】本品可能使左旋多巴的抗帕金森病作用减弱。

【规格】每片 40 mg。

【贮法】避光，阴凉干燥处保存。

七、阿尔维林

【其他名称】斯莫纳。

【药理作用】本品为人工合成的罂粟碱衍生物，直接作用于平滑肌，是一种选择性平滑肌松弛剂，其作用机制为影响离子通道的电位敏感度与磷酸肌醇代谢途径。本品选择性地作用于胃肠道、子宫、泌尿生殖道器官的平滑肌，在正常剂量下对气管和血管平滑肌几乎无影响。对平滑肌的解痉作用约为罂粟碱的 2.5~3 倍。抑制组胺的反应为阿托品的 5 倍，但抑制乙酰胆碱反应仅为阿托品的万分之一。故对青光眼及前列腺肥大的患者无禁忌。

本品口服吸收后在体内迅速被代谢，代谢物有 4 种，其中对平滑肌产生抑制作用的主要为第一种代谢产物，其作用强度为本品原形的数倍。口服本品 60~120 mg，0.5~1 小时 C_{max} 为（9.7±0.8）µg/mL，$t_{1/2}$ 为（0.8±0.1）小时。主要随尿液以结合形态排出。

国内用于急性肾绞痛 10 例及体外震波碎石（ESWL）治疗 15 例，总有效率为 100%。本品用于 ESWL 治疗组预防肾绞痛 45 例（肾结石 11 例，输尿管结石 34 例），ESWL 后肾绞痛发生率为 6.6%，而对照组 ESWL 后肾绞痛发生率为 20%。本品用于泌尿外科手术后 21 例，解除平滑肌痉挛总有效率 100%。

【适应证】用于胃肠系统的易激痛、胆道痉挛；痛经、子宫痉挛；泌尿道结石或感染引发的痉挛性疼痛，下泌尿道感染引起的尿频、膀胱痉挛及其泌尿道手术后的痉挛性疼痛。

【用法用量】成人一次 1~2 粒，每日 3 次；8~12 岁儿童，一次 1 粒，每日 3 次；8 岁以下剂量尚未定。对于手术患者，应在术前 1 小时开始给药。整粒吞服。

【不良反应】治疗剂量下几乎无不良反应，超过剂量则会有胃肠不适、嗜睡、头晕、虚弱、头痛、口干或低血压。

【禁忌证】对本品过敏、麻痹性肠梗死禁用。

【注意事项】妊娠或哺乳妇女慎用，前列腺肿瘤患者不宜使用。

【药物相互作用】三环类抗抑郁药、普鲁卡因或衍生物、抗组胺药等可加强其作用。氟康唑、咪康唑、全身性拟胆碱药可降低其作用。

【规格】胶囊：每粒 60 mg。

复方枸橼酸阿尔维林胶囊：本品为复方制剂，每粒含枸橼酸阿尔维林 60 mg、二甲硅油

300 mg。主要用于治疗胃肠胀气和消化道疼痛等症状。口服，餐前服用，一次 1 粒，每日服用 2~3 次。只供成年人使用。

八、丙胺太林

有较强的阿托品样外周抗胆碱、抗毒蕈碱作用。对胃肠道平滑肌有选择性，作用较强、持久。用于胃及十二指肠溃疡的辅助治疗，也用于胃炎、胰腺炎、胆汁排泄障碍、遗尿和多汗症。一次 15 mg，每日 3~4 次，餐前服，睡前 30 mg；治疗遗尿可于睡前口服 15~45 mg。不良反应主要有口干、视物模糊、尿潴留、便秘、头痛、心悸等，减量或停药后可消失。手术前和青光眼患者禁用，心脏病患者慎用。片剂：15 mg。

九、溴甲阿托品

【其他名称】胃疡平。

药理作用与阿托品相似。有解除胃肠痉挛及抑制胃酸分泌的作用。主要用于胃及十二指肠溃疡、胃酸过多症、胃炎、胃肠道痉挛等。一次 1~2 mg，每日 4 次，餐后 0.5 小时及睡前 0.5 小时服用。必要时每日剂量可增至 12 mg。对敏感者往往出现瞳孔扩大，口渴、排尿困难、便秘等，减量后症状即逐渐消失。青光眼及泌尿系疾病患者禁用。片剂：每粒 1 mg；2 mg。

十、痛痉平

【其他名称】苯羟甲胺。

为抗胆碱药，除有胃肠解痉作用外，还可抑制腺体分泌，并有镇痛、抗组胺和类似罂粟碱样平滑肌松弛作用。用于解痉镇痛及过敏性鼻炎等。口服：一次 1~3 mg，每日 3~4 次。皮下注射，一次 2~6 mg。感冒、鼻炎可用含片含服。可有口干、口苦、便秘等。片剂：1 mg；注射剂：2 mg（1 mL）。

（罗旭明）

第三节　助消化药

助消化药是促进胃肠道消化过程的药物，大多数助消化药本身就是消化液的主要成分。在消化液分泌功能不足时，它们能起到代替疗法的作用。另外，有些药物能促进消化液的分泌或制止肠道过度发酵，也用作消化不良的辅助治疗。

一、胃蛋白酶

【药理作用】本品为一种消化酶，能使胃酸作用后凝固的蛋白质分解成胨及脉，但不能进一步使之分解成氨基酸。其消化力以含 0.2%~0.4% 盐酸（pH = 1.6~1.8）时为最强，故常与稀盐酸合用。

【适应证】用于因食用蛋白质食物过多导致消化不良、病后恢复期消化功能减退以及慢性萎缩性胃炎、胃癌、恶性贫血所致的胃蛋白酶缺乏。

【用法用量】饭时或餐前服 0.3~0.6 g，同时服稀盐酸 0.5~2 mL。

【药物相互作用】

（1）在碱性环境中活性降低，故不宜与抗酸药同服。

（2）二价金属离子可与本品形成螯合物，降低其生物活性，故不宜与铝制剂同服。

【规格】

片剂：每片 0.1 g。

合剂：每 1 000 mL 含胃蛋白酶 20 g、稀盐酸 20 mL、单糖浆 100 mL、橙皮酊 20 mL 及 5%尼泊金乙溶液 10 mL。每次饭时或餐前服 10 mL。

含糖胃蛋白酶：以蛋白酶用乳糖、葡萄糖或蔗糖稀释制得。有两种规格：每 1 g 中含蛋白酶活力不得少于 120 及 1 200 单位。口服：1 g∶120 单位，一次 2~4 g，每日 6~12 g；1 g∶1 200 单位，一次 0.2~0.4 g，每日 0.6~1.2 g。

【贮法】密闭于干燥避光处保存。

二、胰酶

【药理作用】本品为多种酶的混合物，主要含胰蛋白酶、胰淀粉酶和胰脂肪酶。本品在中性或弱碱性条件下活性较强，在肠液中可消化淀粉、蛋白质及脂肪，从而起到促进消化和增进食欲的作用。

【适应证】用于各种原因引起的胰腺外分泌功能不足的替代治疗，以缓解消化不良或食欲减退等症状。

【用法用量】一次 0.3~0.6 g，每日 3 次，餐前或进餐时服。

【禁忌证】急性胰腺炎早期患者禁用。

【药物相互作用】

（1）在酸性条件下易被破坏，服时不可咀嚼，不宜与酸性药物同服。

（2）与等量碳酸氢钠同时服用，可增加疗效。

【规格】肠溶片：每片 0.3 g；0.5 g。胶囊剂：每粒 0.15 g。

三、多酶片

用于多种消化酶缺乏的消化不良症。口服：一次 1~2 片，每日 3 次，餐前服。每片含淀粉酶 0.12 g、胰酶 0.12 g 及胃蛋白酶 0.04 g。

四、稀盐酸

内服增加胃中酸度，用于各种胃酸缺乏症及发酵性消化不良。口服：一次 0.5~2 mL，餐前或进餐时服，常与胃蛋白酶同用。稀释后服，以免刺激胃黏膜。溶液：10%。

五、康彼申片

【其他名称】康彼身片、康彼德片、复合多酶片。

由于含植物性酶和动物性酶，可补充机体本身的酶，促进消化液的分泌，增强消化酶活性。用于各种原因所致的消化不良症。口服：一次 2 片，每日 3 次，餐前用水吞服。如未见效，剂量可加倍。禁用于急性胰腺炎和慢性胰腺炎的急性发作期。复方片剂：内含胰酶（脂肪酶、蛋白酶、淀粉酶）及米曲菌酶提取物（纤维素酶、蛋白酶、淀粉酶）。

六、复方康彼申片

【其他名称】复方康德彼片。

【药理作用】、【适应证】及【禁忌】同康彼申片。口服：一次 1 片，每日 3 次，进餐时或餐后吞服。双层复方片剂：外层含米曲菌酶、植物纤维素酶、淀粉酶、半植物纤维素酶等；内层含胰酶、蛋白酶及牛胆浸膏等。

七、复合消化酶

【其他名称】达吉。

有助于碳水化合物、脂肪、蛋白、纤维素的消化，并具有促进肠内气体排泄、胆汁分泌的功能；熊去氧胆酸具有抑制胆固醇吸收、利胆及促进胰液分泌的作用。口服：一次 1~2 粒，每日 3 次，餐后服用。急性肝炎患者、完全性胆道阻塞患者禁用。胶囊：每粒含木瓜蛋白酶 50 mg、胰酶 50 mg、胃蛋白酶 25 mg、熊去氧胆酸 25 mg、淀粉酶 15 mg、纤维素酶 15 mg、胰脂酶 13 mg。

八、复方阿嗪米特片

【其他名称】密特。

阿嗪米特为利胆药。胰酶所含淀粉酶、蛋白酶和脂肪酶可以改善碳水化合物、脂肪、蛋白质的消化与吸收。纤维素酶-4000 使植物营养物变为可利用的细胞能量，还可改善胀气和肠道菌群紊乱而引起的酶失调。二甲基硅油可消除胃肠道胀气。口服：一次 1~2 片，每日 3 次，餐后服用。肝功能障碍、急性肝炎、因胆石症引起胆绞痛、胆管阻塞患者等禁用本品。肠溶片：每片含阿嗪米特 75 mg、胰酶 100 mg、纤维素酶-4000 10 mg、二甲基硅油 50 mg。

九、干酵母

用于营养不良、消化不良、食欲不振、腹泻及胃肠胀气。口服：一次 0.5~4 g，嚼碎服。剂量过大可引起腹泻。片剂：每片 0.2 g；0.3 g；0.5 g。

（黎汉坤）

第八章

抗生素

抗生素是指由细菌、真菌或其他微生物在生活过程中所产生的具有抗病原体或其他活性的一类物质。本章主要介绍具有抗微生物作用的抗生素。

第一节　青霉素类

一、青霉素

【其他名称】苄青霉素、青霉素 G。

青霉素钠 0.6 μg 为 1 单位，1 mg 相当于 1670 单位。青霉素钾 0.625 μg 为 1 单位，1 mg 相当于 1598 单位。

【药理作用】在细菌繁殖期起杀菌作用，对革兰阳性球菌（链球菌、肺炎球菌、敏感的葡萄球菌）及革兰阴性球菌（脑膜炎球菌、淋球菌）的抗菌作用较强，对革兰阳性杆菌（白喉杆菌）、螺旋体（梅毒螺旋体、回归热螺旋体、钩端螺旋体）、梭状芽孢杆菌（破伤风杆菌、气性坏疽杆菌）、放线菌以及部分拟杆菌有抗菌作用。

青霉素钠、钾不耐酸，口服吸收差，不宜用于口服。肌内注射吸收迅速，肌内注射 100 万单位，血清浓度于 0.5 小时达峰值，约 20 单位/mL；消除迅速，大部分由尿排泄，数小时从体内消除，$t_{1/2}=0.5$ 小时。

【适应证】青霉素用于敏感菌所致的急性感染，如菌血症、败血症、猩红热、丹毒、肺炎、脓胸、扁桃体炎、中耳炎、蜂窝织炎、疖、痈、急性乳腺炎、心内膜炎、骨髓炎、流行性脑膜炎（流脑）、钩端螺旋体病（对本病早期疗效较好）、奋森咽峡炎、创伤感染、回归热、气性坏疽、炭疽、淋病、放线菌病等。治疗破伤风、白喉宜与相应的抗毒素联用。

普鲁卡因青霉素吸收缓慢，肌内注射 30 万单位，血药浓度峰值约 2 单位/mL，24 小时仍可测得。适用于梅毒和一些敏感菌所致的慢性感染。

苄星青霉素吸收极缓慢，血药浓度低，适用于需长期使用青霉素预防的患者，如慢性风湿性心脏病患者。

【用法用量】青霉素钠常用于肌内注射或静脉滴注。肌内注射成人一日量为 80 万~320 万单位，儿童一日量为 3 万~5 万单位/kg，分为 2~4 次给予。静脉滴注适用于重病，如感染性心内膜炎、化脓性脑膜炎患者。成人一日量为 240 万~2 000 万单位，儿童一日量为 20

万~40 万单位/kg，分 4~6 次加至少量输液中作间歇快速滴注。输液的青霉素（钠盐）浓度一般为 1 万~4 万单位/mL。本品溶液（20 万~40 万单位/2~4 mL）可用于气雾吸入，每日 2 次。

青霉素钾通常用于肌内注射，由于注射局部较痛，可以用 0.25% 利多卡因注射剂作为溶剂（2% 苯甲醇注射剂已不用）。钾盐也可静脉滴注，但必须注意患者体内血钾浓度和输液的钾含量（每 100 万单位青霉素 G 钾中含钾量为 65 mg，与氯化钾 125 mg 中的含钾量相近），并注意滴注速度不可太快。

普鲁卡因青霉素仅供肌内注射，一次量 40 万~80 万单位，每日 1 次。

苄星青霉素仅供肌内注射，一次 60 万单位，10~14 日 1 次；一次 120 万单位，14~21 日 1 次。

【不良反应】

（1）常见过敏反应，包括严重的过敏性休克和血清病型反应、白细胞减少、药疹、接触性皮炎、哮喘发作等。

（2）低剂量的青霉素不引起毒性反应。大剂量应用，可出现神经精神症状，如反射亢进、知觉障碍、幻觉、抽搐、昏睡等，也可致短暂的精神失常，停药或降低剂量可恢复。对于少数有凝血功能缺陷的患者，大剂量青霉素可扰乱凝血功能，而致出血倾向。

（3）普鲁卡因青霉素偶可致一种特异反应。注射药物当时或之后 1~2 分钟内，患者自觉有心里难受、濒危恐惧感、头晕、心悸、幻听、幻视等症状。一般无呼吸障碍和循环障碍，多数病例可出现血压升高（可与过敏性休克相鉴别）。一般不需特殊处理，症状维持 1~2 小时可自行恢复正常。用镇静药（地西泮）或抗组胺药（肌内注射苯海拉明 20 mg）有助于恢复。

【禁忌】

对本品或其他青霉素类药过敏者禁用。对普鲁卡因过敏者禁用普鲁卡因青霉素。

【注意事项】

（1）以上几种青霉素都可导致过敏反应，用前要按规定方法进行皮试。苄星青霉素因使用间隔时间长，所以每次用药前都要进行皮试。

（2）重度肾功能损害者应调整剂量或延长给药间隔。

（3）不宜鞘内给药。

（4）青霉素钠盐或钾盐的水溶液均不稳定，应现配现用，必须保存时，应置冰箱中，以在当日用完为宜。

【药物相互作用】

（1）丙磺舒（一次 0.5 g，每日 3 次口服）可阻滞青霉素类药物的排泄，联合应用可使青霉素类血药浓度上升。

（2）理论上氯霉素、红霉素、四环素类、林可霉素、磺胺类等抑菌药可能减弱青霉素的杀菌作用，但是在球菌性脑膜炎时常与磺胺嘧啶钠联用；流感嗜血杆菌性脑膜炎时与氯霉素联用。

（3）与华法林同用，可加强抗凝血作用。

（4）同时服用避孕药，可能影响避孕效果。

【规格】注射用青霉素钠：每支（瓶）0.24 g（40 万单位）、0.48 g（80 万单位）或

0.6 g（100 万单位）。

注射用青霉素钾：每支 0.25 g（40 万单位）。

注射用普鲁卡因青霉素：每瓶 40 万单位者，含普鲁卡因青霉素 30 万单位及青霉素钾盐或钠盐 10 万单位；每瓶 80 万单位者其含量加倍。既有长效，又有速效作用。每次肌内注射 40 万~80 万单位，每日 1 次。

注射用苄星青霉素（长效青霉素，长效西林）：每瓶 120 万单位，肌内注射。

【贮法】贮存在干燥、凉暗处，勿置冰箱中，以免瓶装品吸潮。

二、青霉素 V

【其他名称】苯甲氧青霉素、青霉素 V 钾、Penicillin V。

【药理作用】本品属青霉素酶敏感性青霉素，常用其钾盐。本品的抗菌谱、抗菌作用均同青霉素钠。口服后不被破坏，吸收率为 60%，其吸收不受胃中食物的影响。口服后 0.5~1 小时达血药浓度峰值。在血浆中与血浆蛋白结合率较高。56% 经肝代谢失活，20%~40% 经肾排泄。$t_{1/2}$ 为 1 小时。

【适应证】【不良反应】【禁忌】【注意事项】【药物相互作用】均同青霉素钠。

【用法和用量】口服。成人：一次 125~500 mg（20 万~80 万单位），每 6~8 小时 1 次。儿童：每日 15~50 mg/kg，分 3~6 次服用。

【规格】片剂、胶囊剂：每片或每粒 125 mg（20 万单位）；250 mg（40 万单位）；500 mg（80 万单位）。还有颗粒剂或口服干糖浆。

【贮法】密封、遮光，凉暗干燥处保存。

三、苯唑西林钠

【其他名称】苯唑青霉素钠、新青霉素 Ⅱ、BACTOCIL。

【药理作用】本品为半合成的异噁唑类，具有耐葡萄球菌青霉素酶的性质。不为金黄色葡萄球菌所产生的青霉素酶所破坏，对产酶金黄色葡萄球菌菌株有效，但对不产酶菌株的抗菌作用不如青霉素 G。

空腹口服本品 1 g，于 0.5~1 小时血清浓度达峰值，约 12 μg/mL，吸收量可达口服量的 1/3 以上；肌内注射 0.5 g，血清浓度于 0.5 小时达峰值，约 16 μg/mL。在体内分布广，肝、肾、肠、脾、胸腔积液和关节囊液中均可达有效治疗浓度；腹水中含量较低，痰和汗液中含量微少。本品不能透过正常脑膜。进入体内的药物，1/3~1/2 以原形在尿中排泄，$t_{1/2}$ 约为 0.4 小时。

【适应证】本品主要用于产酶的金黄色葡萄球菌和表皮葡萄球菌的周围感染，包括内脏、皮肤和软组织等部位的感染，但对耐甲氧西林金黄色葡萄球菌（MRSA）感染无效。对中枢感染不适用。

【用法和用量】静脉滴注：一次 1~2 g，必要时可用到 3 g，溶于 100 mL 输液内静脉滴注 0.5~1 小时，每日 3~4 次。小儿每日用量 50~100 mg/kg，分次给予。肌内注射：一次 1 g，每日 3~4 次。口服、肌内注射均较少用。肾功能轻中度不足者可按正常用量，重度不足者应适当减量。

【不良反应】

（1）可出现胃肠道反应，如恶心、呕吐、腹胀、腹泻、食欲不振等，口服给药时较常见，其他尚有静脉炎。大剂量应用可出现神经系统反应，如抽搐、痉挛、神志不清、头痛等。偶见中性粒细胞减少，对特异体质者可致出血倾向。个别患者氨基转移酶升高。

（2）尚可见药疹、药物热等过敏反应。少数人可发生白色念珠菌继发感染。

【禁忌】对本品或其他青霉素类过敏者禁用。新生儿、肝肾功能严重损害者、有过敏性疾病史者慎用。

【注意事项】

（1）本品可致过敏性休克，用药前应作过敏试验。

（2）严重肾功能不全者应减少给药剂量。

【药物相互作用】

（1）丙磺舒阻滞本品的排泄，血药浓度升高，使作用维持较长时间。

（2）与西索米星或奈替米星联用，可增强其抗金黄色葡萄球菌的作用。

（3）与庆大霉素或氨苄西林联用，可相互增强对肠球菌的抗菌作用。

【规格】注射用苯唑西林钠：每瓶 0.5 g；1 g（效价）。

【贮法】密闭，干燥处保存。

四、氯唑西林钠

【其他名称】邻氯青霉素钠、氯苯西林钠、氯唑青。

【药理作用】本品为半合成的异噁唑类，具有耐抗葡萄球菌青霉素酶性质。类似苯唑西林，对产酶金黄色葡萄球菌有抗菌作用，适用于葡萄球菌感染。

口服吸收达 50%。肌内注射 0.5 g，0.5 小时血清浓度达峰值，约 18 μg/mL。主要由肾脏排泄，尿药浓度可达数百至 1 000 μg/mL。本品蛋白结合率可达 95%，不易透过血脑屏障和进入胸腔积液。$t_{1/2}$ 约为 0.6 小时。

【适应证】主要用于产酶金黄色葡萄球菌或不产酶葡萄球菌所致的败血症、肺炎、心内膜炎、骨髓炎或皮肤软组织感染等。但对耐甲氧西林金黄色葡萄球菌（MRSA）感染无效。

【用法用量】肌内注射：一次 0.5~1 g，每日 3~4 次。静脉滴注：一次 1~2 g，溶于 100 mL 输液中，滴注 0.5~1 小时，每日 3~4 次。小儿每日用量 30~50 mg/kg，分次给予。口服剂量：一次 0.25~0.5 g，每日 4 次，空腹服用。

【不良反应】【禁忌】【注意事项】【药物相互作用】均参见苯唑西林钠。

【规格】注射用氯唑西林钠：每瓶 0.5 g（效价）。胶囊剂：每胶囊 0.125 g；0.25 g；0.5 g。颗粒剂：50 mg。

【贮法】密闭，干燥处保存。

五、氨苄西林

【其他名称】氨苄青霉素、安比西林、安必欣。

本品在干燥状态下较稳定。受潮或在水溶液中，除发生降解反应外，还发生聚合反应，生成可致敏的聚合物。

【药理作用】为半合成的广谱青霉素，其游离酸含 3 分子结晶水，供口服用；其钠盐供注射用。对革兰阳性菌的作用与青霉素 G 近似，对绿色链球菌和肠球菌的作用较优，对其他菌的作用则较差。对耐青霉素 G 的金黄色葡萄球菌无效。革兰阴性菌中的淋球菌、脑膜炎球菌、流感杆菌、百日咳杆菌、大肠埃希菌、伤寒及副伤寒杆菌、痢疾杆菌、奇异变形杆菌、布氏杆菌等对本品敏感，但易产生耐药性。肺炎杆菌、吲哚阳性变形杆菌、铜绿假单胞菌对本品不敏感。

正常人空腹口服 0.5 g 或 1 g，血清浓度 2 小时达峰值，分别为 5.2 μg/mL 和 7.6 μg/mL。肌内注射 0.5 g，血清浓度于 0.5~1 小时达峰值，约为 12 μg/mL。体内分布广，在主要脏器中均可达有效治疗浓度。在胆汁中的浓度高于血清浓度数倍。透过正常脑膜能力低，但在脑膜发炎时则透膜量明显增加。在痰液中的浓度低。进入体内的药物，有 80% 以原形由尿中排泄，$t_{1/2} \leqslant 1$ 小时。

【适应证】本品主要用于敏感菌所致的泌尿系统、呼吸系统、胆道、肠道感染以及脑膜炎、心内膜炎等。

【用法用量】口服：每日 50~100 mg/kg，分成 4 次空腹服用；儿童每日 50~100 mg/kg，分成 4 次。肌内注射：成人一次 0.5~1 g，每日 4 次；儿童每日 50~150 mg/kg，分成 4 次。静脉滴注：一次 1~2 g，必要时可用到 3 g，溶于 100 mL 输液中，滴注 0.5~1 小时，每日 2~4 次，必要时每 4 小时 1 次；儿童每日 100~150 mg/kg，分 4 次给予。

【不良反应】本品可致过敏性休克，皮疹发生率较其他青霉素为高，可达 10% 或更多。有时也发生药物热。偶见粒细胞和血小板减少，少见肝功能异常，大剂量静脉给药可发生抽搐等神经症状。

【禁忌】对本品或其他青霉素类过敏者禁用；传染性单核细胞增多症、巨细胞病毒感染、淋巴细胞白血病、淋巴瘤等患者避免使用。

【注意事项】

(1) 严重肾功能损害，有哮喘、湿疹、荨麻疹等过敏性疾病，均应慎用。

(2) 用药期间如出现严重的持续性腹泻，可能是假膜性肠炎，应立即停药，确诊后采用相应抗生素治疗。

(3) 本品针剂应溶解后立即使用，溶解放置后致敏物质可增多。

(4) 本品在弱酸性葡萄糖液中分解较快，因此宜用中性液体作溶剂。

【药物相互作用】

(1) 与下列药物有配伍禁忌：氨基糖苷类、多黏菌素类、红霉素、四环素类、氯化钙、葡萄糖酸钙、肾上腺素、间羟胺、多巴胺、维生素 B 族、维生素 C，含有氨基酸的注射液等。

(2) 与阿司匹林、吲哚美辛和磺胺类药物合用，可减少本药排泄，使血药浓度升高。

(3) 本品可加强华法林的抗凝血作用，降低口服避孕药的药效。

【规格】胶囊剂：每胶囊 0.25 g。注射用氨苄西林钠：每瓶 0.5 g；1.0 g。

【贮法】密闭，干燥处保存。

六、阿莫西林

【其他名称】羟氨苄青霉素、阿莫仙、强必林、益萨林、再林。

【药理作用】抗菌谱与氨苄西林相同，微生物对本品和氨苄西林有完全的交叉耐药性。

本品口服吸收良好。服用同量药物，本品的血清药物浓度比氨苄西林高约一倍。

【适应证】常用于敏感菌所致的呼吸道、尿路和胆道感染以及伤寒等。

【用法用量】口服：成人每日 1~4 g，分 3~4 次服。儿童每日 50~100 mg/kg，分 3~4 次服。

肾功能严重不全者应延长用药间隔时间；肾小球滤过率（GFR）为 10~15 mL/min 者 8~12 小时给药 1 次；<10 mL/min 者 12~16 小时给药 1 次。

【不良反应】【禁忌】【注意事项】【药物相互作用】参见氨苄西林。

【规格】片剂（胶囊）：每片（粒）0.125 g；0.25 g（效价）。

【贮法】遮光，密封保存。

七、哌拉西林钠

【其他名称】氧哌嗪青霉素、哔唑西林、哌氨苄青霉素。

【药理作用】为半合成的氨脲苄类抗假单胞菌青霉素。对革兰阳性菌的作用与氨苄西林相似，对肠球菌有较好的抗菌作用，对于某些拟杆菌和梭菌也有一定作用。对革兰阴性菌的作用强，抗菌谱包括淋球菌、大肠埃希菌、变形杆菌、肺炎克雷伯杆菌、铜绿假单胞菌、枸橼酸杆菌、肠杆菌属、嗜血杆菌等，对沙门杆菌、痢疾杆菌、一些假单胞菌（除铜绿假单胞菌外）、脑膜炎球菌、耶尔森杆菌等在体外也有抗菌作用，但其临床意义尚不明确。本品不耐酶。

本品口服不吸收。肌内注射 2 g，血清药物浓度于 0.5 小时达峰值，约为 36 μg/mL。于 30 分钟内静脉滴注 4 g，即时血药浓度>200 μg/mL，1 小时为≥100 μg/mL，$t_{1/2}$ 约为 1 小时。体内分布较广，周围器官均可达有效浓度，在胆汁和前列腺液中有较高浓度。本品主要由肾脏排泄，12 小时内尿中可排出给药量的 1/2~2/3。

【适应证】临床上用于上述敏感菌株所引起的感染（对中枢感染疗效不确切）。

【用法用量】尿路感染，一次 1 g，每日 4 次，肌内注射或静脉注射。其他部位（呼吸道、腹腔、胆道等）感染：每日 4~12 g，分 3~4 次静脉注射或静脉滴注。严重感染每日可用 10~24 g。

【不良反应】注射局部引起静脉炎或局部红肿。消化系统反应有腹泻、恶心、呕吐，少见肝功能异常、胆汁淤积性黄疸等。可致皮疹，偶见过敏性休克。神经系统可见头痛、头晕、乏力等。少见肾功能异常，白细胞减少及凝血功能障碍。

【禁忌】对本品或其他青霉素类过敏者禁用。

【注意事项】

（1）有出血史、溃疡性结肠炎、克罗恩病或假膜性结肠炎者慎用。

（2）长期用药应注意检查肝肾功能。

【药物相互作用】

（1）丙磺舒阻滞本品的排泄，血药浓度升高，使作用维持较长。

（2）与氨基糖苷类联用，对铜绿假单胞菌、沙雷菌、克雷伯菌、其他肠杆菌属和葡萄球菌的敏感菌株有协同抗菌作用。

（3）与肝素等抗凝血药合用，增加出血倾向。与溶栓药合用，可发生严重出血。

【规格】注射用哌拉西林钠：每瓶 0.5 g；1.0 g（效价）。

【贮法】密闭，在凉暗干燥处保存。

八、美洛西林钠

【其他名称】美洛林、磺唑氨苄青霉素钠、诺美、诺塞林。

【药理作用】抗菌谱与哌拉西林近似，主要是革兰阴性杆菌，对链球菌属（包括肠球菌）、拟杆菌属也有抗菌作用。但铜绿假单胞菌等对本品的耐药性发展较快，与氨基糖苷类联合可对铜绿假单胞杆菌、沙雷杆菌、克雷伯杆菌等有协同抗菌作用，对 MRSA 无效。

静脉注射本品 1 g，即时血药浓度为 149 μg/mL；30 分钟为 40 μg/mL；2 小时为 5.3 μg/mL；6 小时为 0.5 μg/mL。静脉滴注 3 g（历时 0.5 小时），1 小时和 4 小时的血药浓度分别为 57 μg/mL 和 4.4 μg/mL。按 3 g 静脉滴注，每 4 小时一次，连用 7 日，平均血药浓度超过 100 μg/mL，全过程血药浓度>50 μg/mL。体内分布于血清、腹膜液、胸膜液、支气管与创口分泌液、骨及其他组织中，在胆汁中有甚高浓度。本品很少透过血脑屏障，但脑膜炎时，可进入脑脊液中。本品主要由肾脏排泄，其中有<10% 为代谢物。血液透析可迅速除去大部分药物，腹腔透析也可除去部分药物。

【适应证】本品主要用于一些革兰阴性菌感染，如假单胞菌、克雷伯菌、肠杆菌属、沙雷菌、变形杆菌、大肠埃希菌、嗜血杆菌以及拟杆菌和其他一些厌氧菌（包括革兰阳性的粪链球菌）所致的下呼吸道、腹腔、胆道、尿路、妇科、皮肤及软组织部位感染以及败血症。

【用法用量】用氯化钠注射液、葡萄糖注射液或乳酸钠林格注射液溶解后静脉注射或静脉滴注，也可肌内注射给药。

成人一般感染每日 150~200 mg/kg 或一次 2~3 g，每 6 小时一次；重症感染每日 200~300 mg/kg 或一次 3 g，每 4 小时一次；极重感染可用到每日 24 g，分 6 次用；淋球菌尿道炎，1~2 g，只用一次，用前 0.5 小时服丙磺舒 1 g。

新生儿用量：≤7 日龄者每日 150 mg/kg 或 75 mg/kg，每 12 小时一次。>7 日龄者，根据体重不同可按每日 225~300 mg/kg 或每次 75 mg/kg，每日 3~4 次。

肾功能受损者：肌酐清除率>30 mL/min 者可按正常用量；10~30 mL/min 者，按疾病轻重一次 1.5~3 g，每 8 小时一次；<10 mL/min 者用 1.5 g，每 8 小时一次，重症可用到 2 g，每 8 小时一次。

手术预防感染给药：每次 4 g，于术前 1 小时及术后 6~12 小时各给一次。

【不良反应】

（1）常见过敏反应：食欲缺乏、恶心、呕吐、腹泻、肌内注射局部疼痛和皮疹，且多在给药过程中发生，大多程度较轻，不影响继续用药，重者停药后上述症状迅速减轻或消失。

（2）少数病例可出现血清氨基转移酶、碱性磷酸酶升高及嗜酸性粒细胞一过性增多。中性粒细胞减少、低钾血症等极为罕见。未见肾功能改变以及电解质紊乱等严重反应。

【禁忌】对本品或其他青霉素类过敏者禁用。

【注意事项】用前做皮试，用青霉素钠皮试液或本品溶液（300 μg/mL），阴性反应者始可用药。妊娠妇女一般避免应用，十分必要时应慎用。哺乳妇女可用本品。本品与氨基糖苷类可互相影响活力，勿混合给药。本品溶液贮存于冷处可析出结晶，可将容器置温水中使溶解后再应用。其他均参见青霉素。

【药物相互作用】

（1）氯霉素、红霉素等抗生素和磺胺药等抑菌剂可干扰本品的杀菌活性，不宜与本品合用，尤其是在治疗脑膜炎或急需杀菌剂的严重感染时。

（2）丙磺舒、阿司匹林、吲哚美辛、保泰松、磺胺药可减少本品自肾脏排泄，因此与本品合用时使其血药浓度增高，排泄时间延长，毒性也可能增加。

（3）本品与重金属，特别是铜、锌和汞呈配伍禁忌，因后者可破坏其氧化噻唑环。由锌化合物制造的橡皮管或瓶塞也可影响其活性。

（4）本品静脉滴注加入头孢噻吩、林可霉素、万古霉素、琥乙红霉素、两性霉素 B、去甲肾上腺素、间羟胺、苯妥英钠、盐酸羟嗪、丙氯拉嗪、异丙嗪、维生素 B 族、维生素 C 等后将出现浑浊。

（5）避免与酸碱性较强的药物配伍，pH 4.5 以下会有沉淀发生，pH 4.0 以下及 pH 8.0 以上效价下降较快。

（6）本品可加强华法林的作用。

（7）与氨基糖苷类抗生素合用有协同作用，但混合后，两者的抗菌活性明显减弱，因此两药不能置同一容器内给药。

【规格】粉针剂：每瓶 1 g。注射剂：0.5 g；1.0 g。

【贮法】密封，在干燥凉暗处保存。

九、阿洛西林钠

【其他名称】苯咪唑青霉素、阿乐欣、可乐欣。

【药理作用】本品与美洛西林、哌拉西林同为氨脲苄类抗假单胞菌青霉素，比美洛西林在侧链上少一个甲硫酰基。本品的抗菌性质与哌拉西林、美洛西林相似。快速静脉注射 1 g 后 5 分钟时血药峰浓度为 92.9 mg/L，30 分钟内静脉滴注本品 5 g，结束时血药浓度为 409 mg/L，$t_{1/2}$ 分别为 0.7~1.1 小时和 1.2~1.8 小时。体内分布良好，在支气管分泌物、组织间液和创口渗出液中有较高浓度，但在骨骼中浓度甚低。对铜绿假单胞菌脑膜炎患者，每 6 小时静脉注射本品 5 g，脑脊液中药物浓度可达 42~125 mg/L（同期血药浓度为 13.7~460 mg/L）。血浆蛋白结合率约 30%，给药量的大部分（50%~80%）由尿液排泄。

【适应证】主要用于铜绿假单胞菌与其他革兰阴性菌所致的感染，如败血症、脑膜炎、肺炎及尿路和软组织感染。必要时可与氨基糖苷类联合以加强抗铜绿假单胞菌的作用。

【用法用量】尿路感染：每日 50~100 mg/kg；重症感染，成人每日 200~250 mg/kg，儿童每日 50~150 mg/kg。

以上量分 4 次，静脉注射或静脉滴注，也可肌内注射给予。可用氯化钠注射液、葡萄糖注射液或乳酸钠林格注射液溶解后给予，也可加入墨菲管中，随输液进入（但要掌握速度，不宜过快）。

【注意事项】用前应做皮试，用青霉素钠皮试液或本品溶液（300 μg/mL），阴性始可用药。进药速度避免过快，以减少反应。

【规格】粉针剂：每支 2 g；3 g；4 g。

【贮法】密闭，干燥处保存。

十、磺苄西林钠

【其他名称】磺苄青霉素、磺苄西林、卡他西林、美罗。

【药理作用】为广谱半合成青霉素类抗生素，对大肠埃希菌、变形杆菌属、肠杆菌属、枸橼酸菌属、沙门菌属和志贺菌属等肠杆菌科细菌，以及铜绿假单胞菌、流感嗜血杆菌、奈瑟菌属等其他革兰阴性菌具有抗菌作用。本品对溶血性链球菌、肺炎链球菌以及不产青霉素酶的葡萄球菌也具抗菌活性，对消化链球菌、梭状芽孢杆菌在内的厌氧菌也有一定作用。

本品口服不吸收。肌内注射本品 1 g 后半小时达血药峰浓度（C_{max}），为 30 mg/L。静脉注射 2 g 后 15 分钟血药浓度为 240 mg/L。于 1 小时内和 2 小时内静脉滴注 5 g，结束即刻血药浓度均大于 200 mg/L。血清蛋白结合率约为 50%。本品广泛分布于胆汁、腹膜液、痰液、肺、胸壁、子宫、脐带、羊水中，其中胆汁中浓度可为血浓度的 3 倍。$t_{1/2}$ 为 2.5~3.2 小时。24 小时尿中药物排出量为给药量的 80%。

【适应证】临床上用于敏感的铜绿假单胞菌、某些变形杆菌属以及其他敏感革兰阴性菌所致肺炎、尿路感染、复杂性皮肤软组织感染和败血症等。对本品敏感菌所致腹腔感染、盆腔感染宜与抗厌氧菌药物联合应用。

【用法用量】中度感染，成人每日 8 g，重症感染或铜绿假单胞菌感染时剂量需增至每日 20 g，分 4 次静脉滴注或静脉注射；儿童根据病情每日剂量按体重 80~300 mg/kg，分 4 次给药。

【不良反应】过敏反应较常见，如皮疹、发热等；过敏性休克偶见，一旦发生，必须就地抢救，予以保持气道畅通、吸氧及给予肾上腺素、糖皮质激素等治疗措施。可见恶心、呕吐等胃肠道反应。实验室检查异常包括白细胞或中性粒细胞减少，血清转氨酶一过性增高等。大剂量用药可出现血小板功能或凝血功能异常，发生出血倾向。注射部位局部疼痛、硬结等。

【禁忌】对本品或其他青霉素类过敏者禁用。

【注意事项】

（1）有哮喘、湿疹、荨麻疹等过敏史者，肝肾功能减退者，年老、体弱者慎用。

（2）妊娠及哺乳妇女使用应权衡利弊。

（3）用前必须皮试，可用青霉素皮试，也可用本品配成 500 μg/mL 皮试液。

【药物相互作用】

（1）丙磺舒可阻滞本品的排泄，血药浓度升高，使作用维持较长时间。

（2）与庆大霉素联用，可相互增加对肠球菌的抗菌作用。

【规格】注射用磺苄西林钠：每瓶 1.0 g；2 g；4 g。

【贮法】遮光，密闭，在凉暗干燥处保存。

（吴　狄）

第二节　头孢菌素类

一、头孢氨苄

【其他名称】苯甘孢霉素、先锋霉素Ⅳ、赐福力欣、福林。

【药理作用】本品为半合成的第一代口服头孢菌素。对金黄色葡萄球菌（包括耐青霉素G菌株）、溶血性链球菌、肺炎球菌、大肠埃希菌、奇异变形杆菌、克雷伯杆菌（肺炎杆菌）、流感嗜血杆菌、卡他球菌等有抗菌作用。葡萄球菌的部分菌株、粪链球菌、吲哚阳性变形杆菌、肠杆菌属对本品耐药。本品对铜绿假单胞菌无抗菌作用。

本品口服吸收良好。空腹给药吸收率可达 90%，口服 0.25 g、0.5 g、1 g，1 小时的平均血清药物浓度分别为 9 μg/mL、18 μg/mL、32 μg/mL，6 小时尚可测出。本品吸收后主要由尿呈原形排泄，8 小时内可排出 90% 以上。口服 0.25 g 后尿药峰浓度约 1 mg/mL。$t_{1/2}$ 约为 0.6 小时。

【适应证】用于敏感菌所致的呼吸道、泌尿道、皮肤和软组织、生殖器官（包括前列腺）等部位的感染，也常用于中耳炎。

【用法用量】成人：每日 1~2 g，分 3~4 次服用，空腹服用。小儿：每日 25~50 mg/kg，分 3~4 次服用。

【不良反应】服药后常见胃肠道反应，如恶心、腹泻、食欲不振等。少见皮疹、荨麻疹、红斑、药物热等过敏反应，偶见过敏性休克。用药后可出现暂时性肝功能异常。少数患者可能出现血红蛋白降低、血小板减少、中性粒细胞减少、嗜酸性粒细胞增多，偶见溶血性贫血。对肾脏有影响，少数患者可出现血尿素氮、肌酸、肌酐升高。

【禁忌】对头孢菌素过敏及有青霉素过敏性休克史者禁用。

【注意事项】

（1）对青霉素过敏或过敏体质慎用。

（2）肾功能严重损害者应酌减用量。

【药物相互作用】

（1）与庆大霉素或阿米卡星联用，对某些敏感菌株有协同抗菌作用。

（2）与丙磺舒合用，可抑制本品在肾脏的排泄，使血药浓度升高约 30%。

（3）与肾毒性药物如强利尿剂、氨基糖苷类、抗肿瘤药等同用，可增加肾毒性。

（4）与华法林同用可增加出血倾向。

【规格】片（胶囊）剂：每片（粒）0.125 g；0.25 g。颗粒剂：1 g 含生药 50 mg。

【贮法】遮光、密封，在凉暗处保存。

二、头孢唑林钠

【其他名称】先锋霉素 V、西孢唑啉、凯复唑、赛福宁。

【药理作用】为半合成的第一代头孢菌素。抗菌谱类似头孢氨苄，对葡萄球菌（包括产酶菌株）、链球菌（肠球菌除外）、肺炎链球菌、大肠埃希菌、奇异变形杆菌、克雷伯杆菌、流感嗜血杆菌以及产气肠杆菌等有抗菌作用。本品的特点是对革兰阴性菌的作用较强，对葡萄球菌的 β-内酰胺酶耐抗性较弱。

本品通常用于注射。肌内注射 1 g，1 小时血药浓度为 64 μg/mL；静脉注射 1 g，30 分钟血药浓度为 106 μg/mL。本品的半衰期较长（$t_{1/2}$ = 1.8 小时），有效血药浓度较持久。除脑组织外，在全身分布良好，在胆汁中的浓度较低（为血清药物浓度的 1/5~1/2）。本品主要由尿呈原形排泄，肌内注射 500 mg 6 小时内有 60%~80% 药物由尿排出，尿药峰浓度可达 1 000 μg/mL。

【适应证】用于敏感菌所致的呼吸道、泌尿生殖道、皮肤软组织、骨和关节、胆道等感染，也可用于心内膜炎、败血症、咽和耳部感染。

【用法用量】肌内或静脉注射：一次 0.5~1 g，每日 3~4 次。革兰阳性菌所致轻度感染：一次 0.5 g，每日 2~3 次；中度或重症感染：一次 0.5~1 g，每日 3~4 次；极重感染：一次 1~1.5 g，每日 4 次。泌尿系感染：一次 1 g，每日 2 次。儿童每日量为 20~40 mg/kg，分 3~4 次给予；重症可用到每日 100 mg/kg。新生儿一次不超过 20 mg/kg，每日 2 次。

【不良反应】常见皮疹、红斑、药物热、支气管痉挛等过敏反应，偶见过敏性休克。胃肠道反应有恶心、呕吐、食欲减退、腹痛、腹泻、味觉障碍等，偶见假膜性肠炎。用药后可出现暂时性肝功能异常。少数患者可能出现血红蛋白降低、血小板减少、中性粒细胞减少、嗜酸性粒细胞增多，偶见溶血性贫血。对肾脏有影响，少数患者可出现血尿素氮、肌酸、肌酐升高。

【禁忌】对头孢菌素过敏者禁用。

【注意事项】

(1) 青霉素过敏者，肝肾功能不全者慎用。

(2) 肌内注射偶可引起局部疼痛，静脉注射少数患者可引起静脉炎。

【药物相互作用】参见头孢氨苄。

【规格】注射用头孢唑林钠：每瓶 0.5 g；1 g；2 g。

【贮法】密封，在干燥凉暗处保存。

三、头孢羟氨苄

【其他名称】羟氨苄头孢菌素、欧意、力欣奇。

【药理作用】本品为半合成的第一代口服头孢菌素。其作用类似头孢氨苄，对金黄色葡萄球菌、溶血性链球菌、肺炎链球菌、大肠埃希菌、奇异变形杆菌、肺炎克雷伯杆菌等有抗菌作用。

本品口服吸收良好，受食物的影响小，口服 0.5 g 或 1 g 后，平均血药峰浓度分别为 16 μg/mL 或 28 μg/mL。体内有效浓度维持较久，用药 12 小时尚可测出。有 90% 以上的药物由尿呈原形排出，一次口服 0.5 g，尿药峰浓度可达 1800 μg/mL，有效浓度可维持 20 小时。

【适应证】用于呼吸道、泌尿道、咽部、皮肤等部位的敏感菌感染。

【用法用量】成人平均用量：每日 1~2 g，分 2~3 次口服，泌尿道感染时，也可一次服下。小儿每日量 50 mg/kg，分两次服。

肾功能不全者，首次服 1 g，以后按肌酐清除率制订给药方案：肌酐清除率为 25~50 mL/min 者，每 12 小时服 0.5 g；10~25 mL/min 者，每 24 小时服 0.5 g；<10 mL/min 者，每 36 小时服 0.5 g。

【不良反应】【注意事项】【药物相互作用】参见头孢氨苄。

【规格】片剂（胶囊剂）：每片（粒）0.125 g；0.25 g。

【贮法】遮光、密封，在干燥凉暗处保存。

四、头孢拉定

本品为第一代头孢菌素，其游离酸供口服。注射制剂有两种：一种是游离酸与无水碳酸钠的混合物（1∶0.315）；另一种是游离酸与精氨酸的混合物。

【其他名称】头孢环己烯、先锋霉素Ⅵ、泛捷复、君必清、VELOSEF。

【药理作用】抗菌性能类似头孢氨苄，对金黄色葡萄球菌、溶血性链球菌、肺炎链球菌、大肠埃希菌、奇异变形杆菌、肺炎克雷伯杆菌、流感嗜血杆菌等有抗菌作用。

空腹口服 250 mg 或 500 mg，平均血药峰浓度于 1 小时内到达，分别为 9 μg/mL 或 16.5 μg/mL。食物延迟本品吸收，但不影响吸收总量。90% 药物在 6 小时内以原形由尿排泄，口服 250 mg 后，尿药峰浓度可达 1600 μg/mL。本品的肾毒性较轻微。

静脉注射本品 1 g，5 分钟时血药浓度为 86 μg/mL；15 分钟为 50 μg/mL；30 分钟为 26 μg/mL；1 小时为 12 μg/mL；到 4 小时为 1 μg/mL。

【适应证】用于呼吸道、泌尿道、皮肤和软组织等部位的敏感菌感染，注射剂也用于败血症和骨感染。

【用法用量】口服：成人每日 1~2 g，分 3~4 次服用。小儿每日 25~50 mg/kg，分 3~4 次服用。肌内注射、静脉注射或滴注：成人每日 2~4 g，分 4 次注射；小儿每日量为 50~100 mg/kg，分 4 次注射。肾功能不全者按患者肌酐清除率制订给药方案：肌酐清除率>20 mL/min 者，每 6 小时服 500 mg；15~20 mL/min 者，每 6 小时服 250 mg；<15 mL/min 者，每 12 小时服 250 mg。

【不良反应】长期用药可致菌群失调，维生素 B 族、维生素 K 缺乏，二重感染等不良反应。

【禁忌】对头孢类抗生素过敏者禁用。

【注意事项】

（1）对青霉素过敏或有过敏体质及肾功能不全者慎用。

（2）根据国内上市后不良反应报道，使用本品可能导致血尿，95% 以上是由静脉注射用药引起的。儿童是发病的易感人群，儿童患者应用本品应谨慎并在监测下用药。

【规格】胶囊剂：每粒 0.25 g；0.5 g。干混悬剂：0.125 g；0.25 g。

注射用头孢拉定（添加碳酸钠）：每瓶 0.5 g；1 g。

注射用头孢拉定 A（添加精氨酸）：每瓶 0.5 g；1 g。

【贮法】置干燥、阴凉处，避免受热。

五、头孢呋辛钠

【其他名称】头孢呋肟、新福欣、西力欣、伏乐新、达力新、ZINACEF。

【药理作用】本品为半合成的第二代头孢菌素。对革兰阳性菌的抗菌作用低于或接近于第一代头孢菌素。革兰阴性的流感嗜血杆菌、淋球菌、脑膜炎球菌、大肠埃希菌、克雷伯杆菌、奇异变形杆菌、肠杆菌属、枸橼酸杆菌、沙门菌属、志贺菌属以及某些吲哚阳性变形杆菌对本品敏感。本品有较好的耐革兰阴性菌的 β-内酰胺酶的性能，对上述菌中耐氨苄西林或耐第一代头孢菌素的菌株也有效。铜绿假单胞菌、弯曲杆菌、不动杆菌、沙雷杆菌大部分菌株、普通变形杆菌、难辨梭状芽孢杆菌、李斯特菌等对本品不敏感。

肌内注射 750 mg，血药浓度达峰值时间约 45 分钟，平均浓度为 27 μg/mL；静脉注射 750 mg 或 1.5 g，15 分钟血药浓度分别为 50 μg/mL 或 100 μg/mL，分别在 5.3 小时或 8 小时内维持 2 μg/mL 的有效浓度，$t_{1/2}$ 约 80 分钟。约有 90% 的药物在 8 小时内由肾脏排泄，尿药峰浓度可达 1300 μg/mL。

【适应证】临床应用于敏感的革兰阴性菌所致的下呼吸道、泌尿道、皮肤和软组织、骨和关节、女性生殖器等部位的感染。对败血症、脑膜炎也有效。

【用法用量】肌内注射或静脉注射。成人：一次 750~1500 mg，每日 3 次；对严重感染，可按一次 1500 mg，每日 4 次。应用于脑膜炎，每日剂量在 9 g 以下。儿童：平均每日量为 60 mg/kg，严重感染可用到 100 mg/kg，分 3~4 次给予。肾功能不全者按患者的肌酐清除率制订给药方案：肌酐清除率 >20 mL/min 者，每日 3 次，每次 0.75~1.5 g；10~20 mL/min 者每次 0.75 g，每日 2 次；<10 mL/min 者每次 0.75 g，每日 1 次。

肌内注射：一次用 0.75 g，加注射用水 3 mL，振摇使成混悬液，用粗针头作深部肌内注射。静脉给药：每 0.75 g 本品，用注射用水约 10 mL，使溶解成澄明溶液，缓慢静脉注射或加到墨菲管中随输液滴入。

【不良反应】常见皮肤瘙痒、胃肠道反应、血红蛋白降低、转氨酶和血胆红素升高、肾功能异常等。肌内注射可致局部疼痛。

【注意事项】
（1）对青霉素过敏或过敏体质者慎用。
（2）严重肝肾功能不全者慎用。
（3）本品可透过胎盘，也可经乳汁排出，妊娠及哺乳妇女用药应权衡利弊。

【药物相互作用】
（1）不可与氨基糖苷类置同一容器中注射。
（2）与高效利尿药（如呋塞米）联合应用，可致肾损害。

【规格】注射用头孢呋辛钠：每瓶 0.75 g；1.5 g。

【贮法】遮光、密封，在干燥凉暗处保存。

六、头孢克洛

【其他名称】头孢氯氨苄、希刻劳、新达罗、再克、CECLOR。

【药理作用】本品为半合成头孢菌素，抗菌谱较其他的第一代略广。抗菌性能与头孢唑啉相似，对葡萄球菌（包括产酶菌株）、化脓性链球菌、肺炎链球菌、大肠埃希菌、奇异变形杆菌、流感嗜血杆菌等有良好的抗菌作用。

本品口服应用，空腹服 0.25 g、0.5 g 或 1 g，在 30~60 分钟内血药峰浓度分别为 7 μg/mL、13 μg/mL 或 23 μg/mL。主要分布于血液、内脏器官、皮肤组织中。脑组织中的浓度低。$t_{1/2}$ 为 0.6~0.9 分钟，药物由尿呈原形排出，一次口服 0.25 g，尿药峰浓度可达 600 μg/mL，肾功能不全者半衰期稍延长。

【适应证】用于上述敏感菌所致的呼吸道、泌尿道和皮肤、软组织感染，以及中耳炎等。

【用法用量】成人：口服常用量为一次 250 mg，每 8 小时 1 次。重病或微生物敏感性较差时，剂量可加倍，但每日量不可超过 4 g。儿童：每日口服剂量为 20 mg/kg，分 3 次（每

8 小时 1 次）；重症可按每日 40 mg/kg 给予，但每日量不超过 1 g。

【不良反应】参见头孢氨苄。长期应用可致菌群失调，还可引起继发性感染。

【禁忌】对头孢类抗生素过敏者禁用。

【注意事项】

（1）对于肾功能轻度不全者，可不减用量；对肾功能严重不全或完全丧失者，应进行血药浓度监测，降低用量。

（2）与青霉素类有部分交叉过敏性，对青霉素过敏者应慎用。

（3）可透过胎盘，妊娠妇女不宜应用。

（4）与食物同用时，血药峰浓度仅为空腹用药的 50%~75%，故宜空腹给药。

【药物相互作用】参见头孢氨苄。

【规格】胶囊剂（片剂）：每粒（片）0.125 g；0.25 g。干混悬剂：0.125 g；1.5 g。

【贮法】遮光、密封，在干燥凉暗处保存。

七、头孢噻肟钠

【其他名称】头孢氨噻肟、凯福隆、治菌必妥、泰可欣、CLAFORAN。

【药理作用】本品为半合成的第三代头孢菌素。对革兰阳性菌的作用与第一代头孢菌素近似或较弱，对链球菌（肠球菌除外）抗菌作用较强。对革兰阴性菌有较强的抗菌效能。奈瑟菌属、流感杆菌、大肠埃希菌、奇异变形杆菌、克雷伯杆菌、沙门杆菌等对本品甚敏感；枸橼酸杆菌对本品中度敏感；沙雷杆菌、吲哚阳性变形杆菌等对本品也有一定的敏感性。铜绿假单胞菌、阴沟杆菌、脆弱拟杆菌等对本品较不敏感。

在肠道中不吸收。肌内注射 1 g，0.5 小时血药浓度达峰值，约为 22 μg/mL，6 小时降为 1.5 μg/mL，$t_{1/2}$ 约为 1 小时，药物血浆蛋白结合率为 30%~45%。体内分布较广，胆汁中较多，不易透过正常脑膜，但脑膜有炎症时可增加透入量。在肝内代谢为活性较低的代谢物，连同一些原形物由尿排出，尿中有较高的有效浓度。

【适应证】用于敏感菌所致的呼吸道、泌尿道、骨和关节、皮肤和软组织、腹腔、胆道、消化道、五官、生殖器等部位的感染，对烧伤、外伤引起的感染以及败血症、中枢感染也有效。

【用法用量】临用前，加灭菌注射用水适量使溶解，溶解后立即使用。成人：肌内或静脉注射，一次 0.5~1 g，每日 2~4 次。一般感染用 2 g/d，分成两次肌内注射或静脉注射；中等或较重感染 3~6 g/d，分为 3 次肌内注射或静脉注射；败血症等 6~8 g/d，分为 3~4 次静脉给药；极重感染每日不超过 12 g，分为 6 次静脉给药；淋病用 1 g 肌内注射（单次给药已足）。静脉滴注，2~3 g/d。小儿：肌内注射或静脉注射每日量为 50~100 mg/kg，分成 2~3 次给予。婴幼儿不能肌内注射。

【不良反应】过敏反应可致皮疹、发热、瘙痒等。消化系统不良反应有食欲缺乏、恶心、呕吐、腹泻等。可见肝功能异常，一过性血尿素氮和肌酐增高。偶见白细胞、中性粒细胞、血小板减少，嗜酸性粒细胞增多。长期用药可致二重感染，如念珠菌病、假膜性肠炎等。

【禁忌】对头孢类抗生素过敏者禁用。

【注意事项】

（1）对青霉素过敏和过敏体质者、严重肾功能不全者慎用。

（2）溃疡性结肠炎、克罗恩病或假膜性肠炎患者慎用。

【药物相互作用】

（1）与庆大霉素或妥布霉素合用，对铜绿假单胞菌有协同抗菌作用。

（2）与阿米卡星合用，对大肠埃希菌、肺炎克雷伯杆菌有协同作用。

（3）与氨基糖苷类、其他头孢菌素或强利尿剂同用，可能增加肾毒性。

（4）与丙磺舒合用，可抑制本品在肾脏的排泄，提高血药浓度及延长血浆半衰期。

【规格】注射用头孢噻肟钠：每瓶 0.5 g；1 g；2 g。

【贮法】密封，在干燥凉暗处保存。

八、头孢曲松钠

【其他名称】头孢三嗪、罗氏芬、菌必治、罗塞秦、ROCEPHIN。

【药理作用】本品为半合成的第三代头孢菌素。抗菌谱与头孢噻肟近似，对革兰阳性菌有中度的抗菌作用。对革兰阴性菌的作用强，主要敏感菌有金黄色葡萄球菌、链球菌属、肺炎链球菌、嗜血杆菌属、奈瑟菌属、大肠埃希菌、肺炎克雷伯杆菌、沙雷杆菌、各型变形杆菌、枸橼酸杆菌、伤寒杆菌、痢疾杆菌、消化球菌、消化链球菌、梭状芽孢杆菌等。铜绿假单胞菌、肠杆菌属对本品也敏感。产酶金黄色葡萄球菌、耐氨苄青霉素的流感嗜血杆菌、耐第一代头孢菌素和庆大霉素的一些革兰阴性菌常可对本品敏感。但粪链球菌和耐甲氧西林葡萄球菌对本品均耐药。

在消化道不吸收。肌内注射 1 g，血药浓度 2 小时达峰值，约为 76 μg/mL，到 12 小时尚有约 29 μg/mL。静脉滴注 1 g，历时 0.5 小时，即时血药浓度约为 150 μg/mL，到 12 小时约为 28 μg/mL，24 小时约为 9 μg/mL。体内分布广，可透过血脑屏障，并可进入羊水和骨组织。在体内不经生物转化，以原形排出体外，约 2/3 通过肾脏、1/3 通过胆道排泄，因此在尿液和胆汁中有很高的浓度。$t_{1/2}$ 为 6~8 小时。

【适应证】用于敏感菌所致的肺炎、支气管炎、腹膜炎、胸膜炎，以及皮肤和软组织、尿路、胆道、骨及关节、五官、创面等部位的感染，还用于败血症和脑膜炎。

【用法用量】一般感染，每日 1 g，一次肌内注射或静注。严重感染，每日 2 g，分 2 次给予。脑膜炎，可按每日 100 mg/g（但总量不超过 4 g），分 2 次给予。淋病，单次用药 250 mg 即足。儿童用量一般按成人量的 1/2 给予。肌内注射：将一次药量溶于适量 0.5% 盐酸利多卡因注射液，作深部肌内注射。静脉注射：按 1 g 药物用 10 mL 灭菌注射用水溶解，缓缓注入，历时 2~4 分钟。静脉滴注：成人一次量 1 g 或每日量 2 g，溶于等渗氯化钠注射液或 5%~10% 葡萄糖注射液 50~100 mL 中，于 0.5~1 小时内滴入。

【不良反应】参见头孢噻肟钠。

【禁忌】对头孢类抗生素过敏者禁用。

【注意事项】

（1）青少年、儿童使用本品，偶可致胆结石，但停药后可消失。

（2）对青霉素过敏和过敏体质者、严重肾功能不全者慎用。

（3）本品不能加入哈特曼以及林格等含有钙的溶液中使用。头孢曲松钠禁用于正在或准备接受含钙的静脉注射用产品的新生儿。

【药物相互作用】

（1）与氨基糖苷类药合用，有协同抗菌作用，但可能加重肾损害。

（2）本品与含钙剂或含钙产品合并用药有可能导致致死性结局的不良事件。

（3）本药可影响乙醇代谢，使血中乙酰醛浓度升高，出现双硫仑样反应。

（4）丙磺舒不影响本药的消除。

【规格】注射用头孢曲松钠：每瓶 0.5 g；1 g；2 g。

【贮法】遮光、密封，在干燥凉暗处保存。

九、头孢哌酮钠

【其他名称】头孢氧哌唑、先锋必、CEFOBID。

【药理作用】本品为半合成的第三代头孢菌素。抗菌性能与头孢噻肟相似。对革兰阳性菌的作用较弱，仅溶血性链球菌和肺炎链球菌较为敏感。对大多数的革兰阴性菌，本品的作用略次于头孢噻肟，对铜绿假单胞菌的作用较强。

口服不吸收，肌内注射 1 g 后 1 小时，血药浓度达峰值，约为 65 $\mu g/mL$。静脉注射 1 g 后数分钟内血药浓度可达 175 $\mu g/mL$。在 2 小时内滴注本品 1 g，结束时，血药浓度为 100 $\mu g/mL$，到第 10 小时约为 4 $\mu g/mL$。$t_{1/2}$ 约为 2 小时。本品由尿和胆汁排泄，因此在尿液和胆汁中有很高的浓度，还可以分布到胸腔积液、腹水、羊水、痰液中，在脑膜发炎时，可进入脑脊液。

【适应证】用于各种敏感菌所致的呼吸道、泌尿道、腹膜、胸膜、皮肤和软组织、骨和关节、五官等部位的感染，还可用于败血症和脑膜炎等。

【用法用量】肌内或静脉注射，成人一次 1~2 g，每日 2~4 g。严重感染，一次 2~4 g，每日 6~8 g。小儿每日 50~150 mg/kg，分 2~4 次注射。

【不良反应】参见头孢噻肟钠。可干扰体内维生素 K 的代谢，造成出血倾向，大剂量或长期用药时尤应注意。

【禁忌】对头孢类抗生素过敏者禁用。肝功能不全及胆道阻塞患者禁用。

【注意事项】

（1）对青霉素过敏和过敏体质者慎用。

（2）本品可透过胎盘，少量可经乳汁排出，妊娠及哺乳妇女用药应权衡利弊。

【药物相互作用】

（1）与氨基糖苷类合用，对大肠埃希菌、铜绿假单胞菌等某些敏感菌株有协同抗菌作用。

（2）与非甾类镇痛药、血小板聚集抑制药合用，可增加出血倾向。

（3）与氨基糖苷类、其他头孢菌素或强利尿剂同用，可能增加肾毒性。

（4）与抗凝药或溶栓药同用，可干扰维生素 K 代谢，导致低凝血酶原血症。

【规格】注射用头孢哌酮钠：每瓶 0.5 g；1 g；2 g。

注射用头孢哌酮钠/舒巴坦钠（1：1；2：1；4：1；8：1）

国家药品不良反应监测中心提示，警惕注射用头孢哌酮钠/舒巴坦钠的严重不良反应，主要以全身性损害、呼吸系统损害为主。对死亡病例报告分析显示，54% 的患者存在合并用药情况，14%存在多种药品混合静脉滴注的情况。儿童患者存在不同程度的超剂量用药，尤其是一次用药剂量过大的问题。

用药期间饮酒：注射用头孢哌酮钠/舒巴坦钠可影响乙醇代谢，使血中乙醛浓度上升，如在用药期间及停药后 5 日内饮酒或者使用含乙醇成分的药物或食物，可能会出现双硫仑样反应。注射用头孢哌酮钠/舒巴坦钠严重病例报道中，用药前后饮酒引起的双硫仑样反应约占 6%。

【贮法】密封，在干燥凉暗处保存。

十、头孢他啶

【其他名称】头孢羧甲噻肟、复达欣、FORTUM。

【药理作用】对革兰阳性菌的作用与第一代头孢菌素近似或较弱。葡萄球菌、链球菌 A 和 B 群、肺炎链球菌对本品敏感。对革兰阴性菌的作用突出，对大肠埃希菌、肠杆菌属、克雷伯杆菌、枸橼酸杆菌、奇异变形杆菌、普通变形杆菌、流感嗜血杆菌（包括耐氨苄西林菌株）、脑膜炎球菌等有良好的抗菌作用。对铜绿假单胞菌的作用强，超过其他 β-内酰胺类和氨基糖苷类抗生素。对某些拟杆菌也有效。肠球菌、耐甲氧西林的葡萄球菌、李斯特菌、螺旋杆菌、难辨梭状芽孢杆菌和脆弱拟杆菌（大部分菌株）对本品耐药。

口服不吸收，静脉注射 1 g，0.5 小时血药浓度为 60 μg/mL，1 小时为 39 μg/mL，2 小时为 23 μg/mL，4 小时为 11 μg/mL，8 小时尚有 3 μg/mL。$t_{1/2}$ 约为 1.8~2 小时。本品体内分布广，可进入胸腔积液、腹水、痰液、淋巴液、脑脊液（脑膜发炎时）中，在骨组织、胆汁、心肌中也有一定的浓度。本品在体内不代谢，由肾脏排泄，在尿中达甚高浓度。

【适应证】用于革兰阴性菌的敏感菌株所致的下呼吸道、皮肤和软组织、骨和关节、胸腔、腹腔、泌尿生殖道以及中枢等部位感染，也用于败血症。

【用法用量】轻症每日剂量为 1 g，分 2 次肌内注射。中度感染一次 1 g，每日 2~3 次，肌内注射或静脉注射。重症一次可用 2 g，每日 2~3 次，静脉滴注或静脉注射。本品可加入氯化钠注射液、5%~10%葡萄糖注射液、含乳酸钠的输液、右旋糖酐输液中。

【不良反应】长期用药可发生菌群失调和二重感染。可引起念珠菌病及维生素 K、维生素 B 缺乏。

【禁忌】对头孢类抗生素过敏者禁用。

【注意事项】

（1）对青霉素过敏或过敏体质者慎用。早产儿及 2 个月以内的新生儿慎用。

（2）本品遇碳酸氢钠不稳定，不可配伍。

【药物相互作用】

（1）与美洛西林或哌拉西林联用，对大肠埃希菌、铜绿假单胞菌有协同或累加作用。

（2）与氨基糖苷类合用，有协同抗菌作用。

（3）与氨基糖苷类、抗肿瘤药或强利尿剂同用，可加重肾毒性。

（4）与氯霉素合用，有相互拮抗作用。

【规格】注射用头孢他啶：每瓶 1 g；2 g。

【贮法】密封，在干燥凉暗处保存。

十一、头孢美唑

【其他名称】先锋美他醇、头孢甲氧氰唑。

【药理作用】是第二代头霉素类半合成抗生素，性能与第二代头孢菌素相近。抗菌谱包括革兰阳性、阴性菌和厌氧菌，对葡萄球菌、大肠埃希菌、克雷伯杆菌、吲哚阴性和阳性变形杆菌、脆弱拟杆菌等有良好的抗菌作用。本品的耐酶性能强，对一些已对头孢菌素耐药的病原菌也可有效。

静脉注射 1 g，10 分钟时血药浓度为 188 μg/mL；静脉滴注 1 g 历时 1 小时，即时血药浓度为 76 μg/mL。静脉注射 1 g，6 小时血药浓度为 1.9 μg/mL；而静脉滴注 1 g，6 小时血药浓度为 2.7 μg/mL。$t_{1/2}$ 约为 1 小时。易透入子宫，在胆汁中也有较高浓度。在体内几乎不代谢，6 小时内有 85%~90% 原形药物由尿排出，尿药浓度甚高。

【适应证】用于葡萄球菌、大肠埃希菌、克雷伯杆菌、吲哚阴性和阳性变形杆菌、拟杆菌等微生物的敏感菌株所致的肺炎、支气管炎、胆道感染、腹膜炎、泌尿系统感染、子宫及附件感染等。

【用法用量】静脉注射或静脉滴注。成人，每日量为 1~2 g，分为 2 次；儿童，每日量为 25~100 mg/kg，分为 2~4 次。重症或顽症时，成人可用到每日 4 g，儿童可用到每日 150 mg/kg。溶剂可选用等渗氯化钠注射液或 5% 葡萄糖注射液，静脉注射时还可用灭菌注射用水（但不适用于滴注，因渗透压过低）。

【不良反应】可致过敏，出现荨麻疹、皮疹、药物热等，偶可致休克。偶可致 BUN 升高，停药可恢复。嗜酸性粒细胞增多，白细胞以及红细胞减少。少数患者可有氨基转移酶和碱性磷酸酶升高。消化道不良反应有恶心、呕吐和腹泻等，极少数病例可致假膜性肠炎，也可致念珠菌二重感染。

【禁忌】对头孢类抗生素过敏者禁用。

【注意事项】

（1）对其他头孢菌素类药物过敏，以及过敏体质者应慎用。

（2）由于主要经肾脏排泄，肾功能受损者应慎用。

（3）妊娠期及哺乳妇女慎用。

【药物相互作用】参见头孢噻肟钠。

【规格】注射用头孢美唑钠：每瓶 0.25 g；0.5 g；1 g；2 g（效价）。

【贮法】密闭，在干燥凉暗处保存。

十二、头孢克肟

【其他名称】氨噻肟烯头孢菌素、世伏素、达力芬、CEFSPAN。

【药理作用】本品为口服用的第三代头孢菌素类抗生素，具第三代头孢菌素的抗菌特性。其抗菌谱包括链球菌、肺炎链球菌、淋球菌、大肠埃希菌、克雷伯杆菌、卡他布拉汉菌、沙雷杆菌、枸橼酸杆菌、阴沟肠杆菌、产气肠杆菌、流感嗜血杆菌等。对细菌的 β-内酰胺酶甚稳定。

成人一次空腹口服 50 mg、100 mg、200 mg，4 小时血中药物水平达峰值，分别为 0.69 μg/mL、1.18 μg/mL、1.95 μg/mL，$t_{1/2}$ 为 2.3~2.5 小时。儿童一次按 1.5 mg/kg、3.0 mg/kg、

6.0 mg/kg 空腹服用，3~4 小时血药水平达峰值，分别为 1.14 μg/mL、2.01 μg/mL、3.97 μg/mL，$t_{1/2}$ 为 3.2~3.7 小时。体内分布以痰液、扁桃体、颌窦、中耳分泌物及胆汁中浓度较高。0~12 小时的尿排泄率为 20%~25%，口服 50 mg，4~6 小时尿液药物峰浓度为 42.9%。

【适应证】用于上述敏感菌所引起的肺炎、支气管炎、泌尿道炎、淋病、胆囊炎、胆管炎、猩红热、中耳炎、副鼻窦炎等。

【用法用量】成人及体重为 30 kg 以上的儿童：一次 50~100 mg，每日 2 次；重症一次口服量可增至 200 mg。体重为 30 kg 以下的儿童：一次 1.5~3 mg/kg，每日 2 次；重症一次量可增至 6 mg/kg。

【不良反应】本品偶引起过敏反应，如皮疹、瘙痒、发热、颗粒性白细胞减少、嗜酸性粒细胞增多、血小板减少；可致肝氨基转移酶及碱性磷酸酶升高；可致菌群失常，并引起维生素缺乏或二重感染，也可致过敏性休克。

【禁忌】对头孢类抗生素过敏者禁用。

【注意事项】

（1）肾功能不全者应减量使用。

（2）妊娠妇女、新生儿、早产儿均宜慎用。

（3）本品可干扰尿糖反应，使 Benedict、Fehling 及 Clintest 试验出现假阳性反应。并可使直接血清抗球蛋白试验出现阳性反应。

【药物相互作用】参见头孢氨苄。

【规格】胶囊剂：每粒 50 mg 或 100 mg；颗粒：每 1 g 中含本品 50 mg（效价）。

【贮法】遮光、密封，凉暗处保存。

（丁　莹）

第三节　碳青霉烯类

一、亚胺培南—西司他汀钠

【其他名称】亚胺硫霉素—西拉司丁钠、伊米配能—西司他丁钠、泰能。

【药理作用】亚胺培南为具有碳青霉烯环的硫霉素类抗生素，由链霉菌 S. cattleya 培养液中分离出硫霉素经半合成制取。西司他汀钠是由合成法制取。亚胺培南对革兰阳性、阴性的需氧和厌氧菌具有抗菌作用。肺炎链球菌、化脓性链球菌、金黄色葡萄球菌（包括产酶株）、大肠埃希菌、克雷伯杆菌、不动杆菌部分菌株、脆弱拟杆菌及其他拟杆菌、消化球菌和消化链球菌的部分菌株对本品甚敏感。粪链球菌、表皮链球菌、流感嗜血杆菌、奇异变形杆菌、沙雷杆菌、产气肠杆菌、阴沟肠杆菌、铜绿假单胞菌、气性坏疽梭菌、难辨梭菌等对本品也相当敏感。本品有较好的耐酶性能，与其他 β-内酰胺类药物较少出现交叉耐药性。

口服不吸收，静脉注射本品 250 mg，500 mg 和 1 000 mg（均按亚胺培南计量）后 20 分钟，血药峰浓度分别为 20 μg/mL、35 μg/mL 或 66 μg/mL，蛋白结合率约为 20%。体内分布以细胞间液、肾脏、上颌窦、宫颈、卵巢、盆腔、肺脏等部位最高，在胆汁、前列腺、扁桃体、痰液中也有较多量，并有一定量进入脑脊液中。$t_{1/2}$ 约为 1 小时。

亚胺培南单独应用，受肾肽酶的影响而分解，在尿中只能回收少量的原形药物。西司他汀钠是肾肽酶抑制剂，保护亚胺培南在肾脏中不受破坏，因此在尿中回收的原形药物可达70%。西司他汀钠阻抑亚胺培南进入肾小管上皮组织，因而减少亚胺培南的排泄并减轻其肾毒性。

【适应证】用于敏感菌所致的腹膜炎、肝胆感染、腹腔内脓肿、阑尾炎、妇科感染、下呼吸道感染、皮肤和软组织感染、尿路感染、骨和关节感染以及败血症等。

【用法用量】静脉滴注或肌内注射。用量以亚胺培南计，根据病情，一次 0.25 ~ 1 g，每日 2 ~ 4 次。对中度感染一般可按一次 1 g，每日 2 次给予。静脉滴注可选用等渗氯化钠注射液、5% ~ 10%葡萄糖注射液作溶剂。每 0.5 g 药物用 100 mL 溶剂，制成 5 mg/mL 液体，缓缓滴入。肌内注射用 1%利多卡因注射液为溶剂，以减轻疼痛。

对肾功能不全者应按肌酐清除率调整剂量：肌酐清除率为 31 ~ 70 mL/min 的患者，每 6 ~ 8 小时用 0.5 g，每日最高剂量为 1.5 ~ 2 g；肌酐清除率为 21 ~ 30 mL/min 患者，每 8 ~ 12 小时用 0.5 g，每日最高剂量为 1 ~ 1.5 g；肌酐清除率为 <20 mL/min 患者，每 12 小时用 0.25 ~ 0.5 g，每日最高剂量为 0.5 ~ 1 g。

【不良反应】本品可引起恶心、呕吐、腹泻等胃肠道症状，偶引起假膜性肠炎。血液学方面的不良反应有嗜酸性粒细胞增多、白细胞减少、中性粒细胞减少、粒细胞缺少、血小板减少或增多、血红蛋白减少等，并可致抗人球蛋白试验阳性。对肝脏的不良反应有氨基转移酶、血胆红素或碱性磷酸酶升高。肾功能方面的不良反应有血肌酐和血尿素氮的升高。但儿童用本药时常可发现红色尿，这是由于药物引起变色，并非血尿。也可发生神经系统方面的症状，如肌痉挛、精神障碍等。也可致过敏反应，如皮肤瘙痒、皮疹、荨麻疹、药物热等。可引起注射部位疼痛、血栓性静脉炎等。

【禁忌】对本药任何成分过敏者禁用。对 β-内酰胺类有过敏性休克史者禁用。

【注意事项】

（1）严重肾功能不全患者、中枢神经系统疾病患者、过敏体质者慎用。

（2）婴儿、妊娠及哺乳妇女使用本品应权衡利弊。

（3）注射时应注意改换注射部位，以防止发生血栓性静脉炎。

（4）本品应在使用前溶解，用盐水溶解的药液只能在室温存放 10 小时，含葡萄糖的药液只能存放 4 小时。

【药物相互作用】

（1）与氨基糖苷类合用，对铜绿假单胞菌有协同抗菌作用。

（2）与丙磺舒合用，可使亚胺培南血药浓度升高，半衰期延长。

（3）与环孢霉素同用可增加神经毒性作用。

（4）亚胺培南与更昔洛韦合用可引起癫痫发作。

（5）本品不可与含乳酸钠的输液或其他碱性药液相配伍。

【规格】注射用亚胺培南—西司他汀钠：每支 0.25 g；0.5 g；1 g（以亚胺培南计量）。其中含有等量的西司他汀钠。

【贮法】密闭、避光，室温下保存。

二、美罗培南

【其他名称】倍能、美平、海正美特、MEPEM。

【药理作用】对大肠埃希菌和铜绿假单胞菌的青霉素结合蛋白（PBP）2、3、4和金黄色葡萄球菌的 PBP 1、2、4 有强的亲和力。抗菌谱与亚胺培南近似，经临床证实的有效菌有肺炎链球菌（耐青霉株除外）、绿色链球菌、大肠埃希菌、流感嗜血杆菌（包括产 β-内酰胺酶株）、肺炎克雷伯菌、脑膜炎奈瑟球菌、铜绿假单胞菌、脆弱拟杆菌、丙酸消化球菌等。此外，在体外对下列菌显示明显抗菌作用：金黄色葡萄球菌和表皮葡萄球菌（包括产酶株）、不动杆菌、气单胞菌、弯曲菌、枸橼酸杆菌、阴沟肠杆菌、流感嗜血杆菌（耐氨苄西林和非产酶株）、哈夫尼亚菌、卡他莫拉菌（包括产酶株）、摩根杆菌、巴斯德杆菌、奇异变形杆菌、普通变形杆菌、沙门菌属、沙雷杆菌、志贺菌属、结肠炎耶尔森菌、多种拟杆菌、难辨梭状芽孢杆菌、真杆菌、梭杆菌等。本品对多数的 β-内酰胺酶有良好的耐抗力（除金属 β-内酰胺酶外）。本品不用于耐甲氧西林的葡萄球菌（MRSA、MRSE）感染，对李斯特菌无效。与其他碳青霉烯类显示交叉耐药性。

以 0.5 g 或 1 g 作 30 分钟静脉滴注结束时血药浓度平均为 23 μg/mL 或 49 μg/mL，以上量作静脉注射给药后 30 分钟血药浓度平均为 45 μg/mL 或 112 μg/mL。静脉给药 500 mg 后 6 小时血药浓度降为约 1 μg/mL。消除半衰期约为 1 小时，在 12 小时内约 65% 药物以原形自尿中排泄，在用药后 5 小时内尿药浓度>10 μg/mL。本品的血浆蛋白结合率约为 2%，药物易渗入各种组织及体液（包括脑脊液）达到有效浓度，肾功能不全患者药物的尿排泄量减少。同用丙磺舒可使 $t_{1/2}$ 延长，AUC 增大。

【适应证】用于敏感菌所致的呼吸道、尿路、肝胆、外科、骨科、妇科、五官科感染以及腹膜炎、皮肤化脓性疾病等。本品可适用于敏感菌所致脑膜炎。

【用法用量】成人每日 0.5~1 g，分为 2~3 次，稀释后静脉滴注，每次 30 分钟。重症每日剂量可增至 2 g。连续应用不超过 2 周。

本品每 0.5 g 用生理盐水约 100 mL 溶解，不可用注射用水。

【不良反应】不良反应占用药者的<1%，包括腹泻（5%）、恶心和呕吐（3.9%）、头痛（2.8%）、皮疹（1.7%）、瘙痒（1.6%）、窒息（1.2%）和便秘（1.2%），其他尚有腹痛、药物热、腹胀、背痛、肝功能异常、心脏症状、肺栓塞、低血压、晕厥、黄疸、贫血、外周水肿、缺氧、呼吸障碍、出汗、少尿、肾衰竭。本品尚可致多种神经、精神症状，尤其是对有癫痫史、细菌性脑膜炎和肾衰竭患者。注射局部的刺激反应也时有发生。

【禁忌】对本药或其他碳青霉烯类抗生素过敏者禁用。

【注意事项】

（1）对过敏体质可致过敏性休克，有其他过敏反应者、曾有青霉素或头孢菌素过敏史者应慎用。

（2）严重肝肾功能不全、癫痫、潜在神经疾病患者慎用。

（3）使用本品的第 3 日应考虑是否有必要继续用药、停药或换用其他药物。

（4）本品用生理盐水溶解者，可在室温 4 小时内或 4 ℃ 24 小时内应用；用 5% 葡萄糖注射液溶解者，在室温 1 小时内或 4 ℃ 4 小时内应用。

【药物相互作用】

（1）与氨基糖苷类合用，对某些铜绿假单胞菌有协同抗菌作用。

（2）与丙磺舒合用，可抑制美罗培南肾脏排泄，导致血药浓度升高，半衰期延长。

（3）与丙戊酸合用，可致后者血药浓度降低而导致癫痫复发。

【规格】粉针剂：每瓶 0.5 g；1 g。

【贮法】密闭，在凉暗干燥处保存。

三、帕尼培南—倍他米隆

【其他名称】克倍宁、康彼灵、CARBENIN。

【药理作用】本品是帕尼培南和倍他米隆的复方制剂。帕尼培南属于碳青霉烯类抗生素，其抗菌谱和作用性质类似美罗培南，具有对 β-内酰胺酶高度稳定性和酶抑制作用。倍他米隆无抗菌活性，作为有机阴离子转移抑制剂，通过抑制帕尼培南向肾皮质转移，从而减少帕尼培南在肾组织中的蓄积，降低其肾毒性。本品对金黄色葡萄球菌、表皮葡萄球菌、大肠埃希菌、肺炎杆菌、流感杆菌、阴沟杆菌、变形杆菌、枸橼酸杆菌及类杆菌属等具有较强的抗菌活性，对铜绿假单胞菌有较强的作用。对军团菌、沙眼衣原体和肺炎衣原体无效。

静脉滴注 0.5 g，帕尼培南血药浓度为 27.5 μg/mL，倍他米隆为 15.6 μg/mL。血浆半衰期分别为 70 分钟和 40 分钟。24 小时尿液中排出帕尼培南 28.5%，倍他米隆 9.7%。

【适应证】用于治疗敏感菌引起的呼吸系统、泌尿生殖系统、腹内、眼科、皮肤及软组织、骨及关节的感染。如急慢性支气管炎、肺炎、肺脓肿，胆囊炎、腹膜炎、肝脓肿，肾盂肾炎、前列腺炎、子宫内感染，角膜溃疡、眼球炎，丹毒、蜂窝织炎，骨髓炎、关节炎等。还可用于败血症、感染性心内膜炎等严重感染。

【用法用量】静脉滴注：成人，一般感染，一次 0.5 g，每日 2 次，用不少于 100 mL 的生理盐水或 5% 葡萄糖注射液溶解后，于 30~60 分钟内滴注；重症或顽固性感染，剂量为一次 1 g，每日 2 次，静脉滴注时间不少于 1 小时。儿童，每日 30~60 mg/kg，分 2~3 次，每次 30 分钟静脉滴注；严重感染可增加至每日 100 mg/kg，分 3~4 次。

【不良反应】常见的不良反应有腹泻、恶心、呕吐、食欲不振等胃肠道症状。偶见由于菌群改变引起的假膜性肠炎、口腔炎以及肝功能损害、皮疹、发热、抽搐等。罕见休克、急性肾功能不全、意识障碍、粒细胞缺乏症、溶血性贫血等。

【禁忌】对本品过敏者禁用。

【注意事项】

（1）用药前应做皮肤过敏试验。

（2）对碳青霉烯类、青霉素类及头孢菌素类药物有过敏史者、过敏体质者、老年患者及严重肾功能损害患者慎用。早产儿、新生儿、妊娠和哺乳妇女不宜使用。

【药物相互作用】参见美罗培南。

【规格】注射用帕尼培南—倍他米隆：250 mg/瓶；500 mg/瓶。帕尼培南与等量倍他米隆配伍，以帕尼培南含量计。

【贮法】密闭、干燥、避光，室温保存。

四、厄他培南

【其他名称】艾他培南、怡万之、INVANZ。

【药理作用】本品属于碳青霉烯类衍生物，对革兰阳性菌、阴性菌和厌氧菌均有抗菌作用，甲氧西林敏感葡萄球菌、肺炎链球菌、化脓性链球菌等以及肠杆菌属、嗜血杆菌属、卡他莫拉菌、脑膜炎奈瑟菌等对本品敏感，而 MRSA、肠球菌属、铜绿假单胞菌、不动杆菌均对本品耐药。本品对革兰阳性菌的抗菌活性略低于亚胺培南，对革兰阴性菌、流感嗜血杆菌和卡他莫拉菌的抗菌活性强于亚胺培南。厄他培南对肾脱氢肽水解酶 I 较亚胺培南稳定，因此不必与西司他汀等酶抑制剂一起使用。

静脉滴注 0.5 g，血药峰浓度为 71.3 μg/mL。肌内注射 1 g，C_{max} 为 67 μg/mL，肌内注射生物有效率可达 90% 左右。蛋白结合率约 95%。半衰期为 4.5 小时，尿中和胆汁中分别排出 80% 和 20%，本品可经血液透析清除。

【适应证】用于治疗敏感菌引起的呼吸系统、泌尿生殖系统、腹腔、皮肤及软组织、盆腔等部位的感染。

【用法用量】静脉滴注：成人，每日 1 g，用不少于 100 mL 的生理盐水稀释。肾功能不全者，肌酐消除率<30 mL/min。每日剂量 0.5 g。3 个月及以上的儿童每日两次按 15 mg/kg 给予肌内注射或静脉滴注，日剂量不超过 1 g。

【不良反应】常见的不良反应有腹泻、恶心、呕吐等胃肠道症状。还可有静脉炎、头痛和女性阴道炎。癫痫发生率为 0.5%，实验室指标有 ALT、AST、ALP 和肌酐升高。

【禁忌】对本品过敏者禁用。

【注意事项】

（1）对碳青霉烯类、青霉素类及头孢菌素类药物有过敏史者、过敏体质者、老年患者及严重肾功能损害患者慎用。

（2）妊娠和哺乳妇女使用应权衡利弊。3 个月以下儿童使用本药无安全性、有效性数据。

（3）本品不得与其他药物混合或一同输注。不得使用含葡萄糖的溶媒稀释。

（4）输液配制后应在 6 小时内使用。

【药物相互作用】参见美罗培南。

【规格】注射用厄他培南：每支 1 g。

【贮法】密闭、干燥、避光，25 ℃以下保存。

五、氨曲南

【其他名称】噻肟单酰胺菌素、君刻单、AZACTAM。

【药理作用】本品是一种单酰胺环类 β-内酰胺抗生素。抗菌谱主要包括革兰阴性菌，诸如大肠埃希菌、克雷伯杆菌、沙雷杆菌、奇异变形杆菌、吲哚阳性变形杆菌、枸橼酸杆菌、流感嗜血杆菌、铜绿假单胞菌及其他假单胞菌、某些肠杆菌属、淋球菌等。与头孢他啶、庆大霉素相比，对产气杆菌、阴沟肠杆菌的作用高于头孢他啶，但低于庆大霉素；对铜绿假单胞菌的作用低于头孢他啶，与庆大霉素相近；对于质粒传导的 β-内酰胺酶，本品较第三代头孢菌素稳定。

口服不吸收，肌内注射 1 g，1 小时血药浓度达峰值，约为 46 μg/mL，$t_{1/2}$ 约 1.8 小时；

静脉注射 1 g，5 分钟血药浓度约为 125 μg/mL，1 小时约为 49 μg/mL，$t_{1/2}$ 约 1.6 小时。体内分布较广，在脓疱液、心包液、胸腔积液、滑膜液、胆汁、骨组织、肾、肺、皮肤等部位有较高浓度；在前列腺、子宫肌肉、支气管分泌物中也有一定浓度，在脑脊液中浓度低。主要由尿中排泄，在尿中原形药物的浓度甚高。在乳汁中的浓度甚低，为血药浓度的 1%，平均 0.3 μg/mL，每日间母乳内总量约 0.3 mg。

【适应证】用于敏感的革兰阴性菌所致的感染，包括肺炎、胸膜炎、腹腔感染、胆道感染、骨和关节感染、皮肤和软组织炎症，尤适用于尿路感染，也用于败血症。由于本品有较好的耐酶性能，因此，当细菌对青霉素类、头孢菌素类、氨基糖苷类等药物不敏感时，可试用本品。

【用法用量】肌内注射、静脉注射、静脉滴注。成人，一般感染，3~4 g/d，分 2~3 次给予；严重感染，一次 2 g，每日 3~4 次，每日最大剂量为 8 g；无其他并发症的尿路感染，只需用 1 g，分 1~2 次给予。儿童，一次 30 mg/kg，每日 3 次，重症感染可增加至每日 4 次给药，每日最大剂量为 120 mg/kg。肌内注射：每 1 g 药物，加液体 3~4 mL 溶解。静脉注射：每 1 g 药物，加液体 10 mL 溶解，缓慢注射。静脉滴注：每 1 g 药物，加液体 50 mL 以上溶解（浓度不超过 2%），滴注时间 20~60 分钟。

注射时，下列药液可用作本品的溶解、稀释液：灭菌注射用水、等渗氯化钠注射液、林格注射液、乳酸钠林格注射液、5%~10% 葡萄糖注射液、葡萄糖氯化钠注射液等。用于肌内注射时，还可用含苯甲醇的氯化钠注射液作溶剂。

【不良反应】有皮肤症状，如皮疹、紫癜、瘙痒等；消化道症状，如腹泻、恶心、呕吐、味觉改变、黄疸以及药物性肝炎；局部刺激症状，如血栓性静脉炎、注射部位肿胀；其他尚有神经系统症状、阴道炎、口腔损害、乏力、眩晕、出血等。

【禁忌】对本品过敏者禁用。

【注意事项】

（1）本品与青霉素类之间不存在交叉过敏反应，但对于青霉素过敏者及过敏体质者仍须慎用。

（2）肾功能不全者应调整用药剂量。

（3）本品对肝脏毒性不大，但对肝功能已受损的患者应观察其动态变化。

【药物相互作用】

（1）本品与氨基糖苷类（庆大霉素、妥布霉素、阿米卡星等）联合，对多数肠杆菌属和铜绿假单胞菌有协同抗菌作用，不可混合静脉滴注。

（2）本品与头孢西丁，在体外与体内均有拮抗作用。

【规格】注射用氨曲南：每瓶 1 g（效价）。内含精氨酸 0.78 g（稳定、助溶用）。

【贮法】密闭，避光保存。

（岳慧杰）

第四节　氨基糖苷类

一、卡那霉素

【药理作用】大肠埃希菌、克雷伯杆菌、肠杆菌属、变形杆菌、结核杆菌和金黄色葡萄球菌的一些菌株对本品敏感。铜绿假单胞菌、革兰阳性菌（除金黄色葡萄球菌外）、厌氧菌、非典型性分枝杆菌、立克次体、真菌、病毒等对本品均耐药。微生物对本品与其他氨基糖苷类药物存在一定的交叉耐药性。

肌内注射 0.5 g，1 小时血药浓度达峰值，约为 20 μg/mL，$t_{1/2}$ 约为 2.5 小时，血浆蛋白结合率很低，分布容积（V_d）为（0.26±0.05）L/kg，用药后 24 小时内有 90% 的药物自尿中以原形排泄。本品较易渗入胸腔积液、腹水。在脑脊液中不能达到有效浓度。

【适应证】口服用于治疗敏感菌所致的肠道感染及用作肠道手术前准备，并有减少肠道细菌产生氨的作用，对肝硬化消化道出血患者的肝性脑病有一定的防止作用。

肌内注射用于敏感菌所致的系统感染，如肺炎、败血症、尿路感染等，常与其他抗菌药物联合应用。

【用法用量】肌内注射或静脉滴注：一次 0.5 g，每日 1～1.2 g；小儿每日 15～25 mg/kg，分 2 次给予。静脉滴注时应将一次用量以输液约 100 mL 稀释，滴入时间为 30～60 分钟，切勿过速。口服：用于防止肝性脑病，每日 4 g，分次给予。腹部手术前准备：每小时 1 g，连续 4 次（常与甲硝唑联合应用）后，改为每 6 小时 1 次，连服 36～72 小时。

【禁忌证】对本品或其他氨基糖苷类药物过敏者禁用。

【注意事项】

（1）肾功能不全患者、儿童、妊娠及哺乳妇女均慎用。

（2）氨基糖苷类药物的毒性与其血药浓度密切相关。为了防止血药浓度骤然升高，本品规定只可作肌内注射和静脉滴注，有呼吸抑制作用，不可静脉注射，以防意外。

【药物相互作用】

（1）与其他氨基糖苷类药物联用，可增加耳毒性、肾毒性及神经肌肉阻滞作用。

（2）与其他具有耳毒性、肾毒性、神经肌肉阻滞作用的药合用，可能使毒性增加。

【规格】注射用硫酸卡那霉素：每瓶 0.5 g；1 g。

注射剂（含单硫酸卡那霉素）：每支 500 mg（2 mL）。

滴眼液：8 mL（40 mg）。

【贮法】密闭，干燥处保存。

二、阿米卡星

【其他名称】丁胺卡那霉素、阿米卡霉素。

【药理作用】抗菌谱与庆大霉素相似，对大肠埃希菌、铜绿假单胞菌、吲哚阴性和阳性变形杆菌、克雷伯杆菌、不动杆菌、枸橼酸杆菌以及沙雷杆菌和肠杆菌的部分菌株有很强的抗菌作用。对于结核杆菌、非典型性分枝杆菌和金黄色葡萄球菌（产酶和不产酶株）也有很强的抗菌作用。其他革兰阳性球菌（包括粪链球菌）、厌氧菌、立克次体、真菌和病毒均对本品不敏感。本品的耐酶性能较强，当微生物对其他氨基糖苷类耐药后，对本品还常敏感。

药物动力学性质与卡那霉素接近。肌内注射 7.5 mg/kg 后血药峰浓度可达 18～25 μg/mL。成人 7.5 mg/kg 30 分钟滴入后 1.5 小时血药峰浓度可达 25 μg/mL；8～12 小时谷浓度低于 2 μg/mL。因此，对于重症患者应每日给药 3 次。本品的蛋白结合率低（约 4%），V_d 为（0.21±0.08）L/kg，$t_{1/2}$ 为 1.8～2.5 小时。体内分布状况与卡那霉素相近。用药后 24 小时内有 94%~98% 的药物在尿中以原形排泄，肾功能不全患者排泄量显著减少。本品不易透过血脑屏障。

【适应证】临床主要用于对卡那霉素或庆大霉素耐药的革兰阴性杆菌所致的尿路、下呼吸道、腹腔、软组织、骨和关节、生殖系统等部位的感染，以及败血症等。

【用法用量】肌内注射或静脉滴注：成人 7.5 mg/kg，每 12 小时一次，每日总量不超过 1.5 g，可用 7~10 日；无并发症的尿路感染，每次 0.2 g，每 12 小时一次；小儿，开始用 10 mg/kg，以后 7.5 mg/kg，每 12 小时 1 次；较大儿童可按成人用量。

给药途径以肌内注射为主，也可用 100~200 mL 输液稀释后静脉滴注，30~60 分钟滴入，儿童则为 1~2 小时。疗程一般不超过 10 日。

肾功能不全者首次剂量 7.5 mg/kg，以后则调整使血药峰浓度为 25 μg/mL，谷浓度 5~8 μg/mL。

【禁忌证】对本品或其他氨基糖苷类药物过敏者禁用。

【注意事项】

(1) 本品的耳毒性和肾毒性与卡那霉素近似，对于肾功能减退、脱水、应用强利尿剂的患者以及老年患者均应谨慎使用。

(2) 对于铜绿假单胞菌感染，常需与抗假单胞菌青霉素（如哌拉西林等）联合应用。但两者不可置于同一点滴器中，以免降效。

(3) 本品干扰正常菌群，长期应用可导致非敏感菌过度生长。

【规格】注射剂：每支 0.1 g（1 mL）；0.2 g（2 mL）。

注射用硫酸阿米卡星：每瓶：0.2 g。

【贮法】密闭、遮光，在阴凉处保存。

三、妥布霉素

【药理作用】抗菌谱与庆大霉素近似，主要包括革兰阴性杆菌，如铜绿假单胞菌、大肠埃希菌、克雷伯杆菌、肠杆菌属、吲哚阴性和阳性变形杆菌、枸橼酸杆菌和普鲁威登菌。对于铜绿假单胞菌的抗菌作用较庆大霉素强 3~5 倍。对庆大霉素中度敏感的铜绿假单胞菌对本品高度敏感。但对其他革兰阴性菌，本品的作用则低于庆大霉素。对金黄色葡萄球菌有抗菌作用，对链球菌无效。与庆大霉素有交叉耐药，仅有 10% 对庆大霉素耐药的菌株对妥布霉素仍敏感。

药物动力学与庆大霉素近似。肌内注射 1 mg/kg 后，血浆峰浓度在 30~90 分钟后达到 4 μg/mL。血浆半衰期 2~3 小时。

【适应证】临床主要用于铜绿假单胞菌感染，如烧伤、败血症等。对其他敏感革兰阴性杆菌所致的感染也可应用。与庆大霉素存在较密切的交叉耐药性。

【用法和用量】肌内注射或静脉滴注，每日 4.5 mg/kg，分为 2 次给予，每日剂量不可超过 5 mg/kg。静脉滴注时一次量用输液 100 mL 稀释，于 30 分钟左右滴入。新生儿每日量 4 mg/kg，分 2 次给予。一般用药不超过 7~10 日。

【禁忌】对本品或其他氨基糖苷类药物过敏者禁用。

【注意事项】

(1) 一般认为本品的血药峰浓度超过 12 μg/mL 和谷浓度超过 2 μg/mL 时易出现毒性

（2）对肾功能不全患者，应进行血药浓度监测。

（3）一疗程不超过7~10日。

【规格】注射剂：每支80 mg（2 mL）。

【贮法】密闭，在凉暗处保存。

四、庆大霉素

【药理作用】对大肠埃希菌、产气杆菌、克雷伯杆菌、奇异变形杆菌、某些吲哚阳性变形杆菌、铜绿假单胞菌、某些奈瑟菌、某些无色素沙雷杆菌和志贺菌等革兰阴性菌有抗菌作用。革兰阳性菌中，金黄色葡萄球菌对本品可有一定敏感性；链球菌（包括化脓性链球菌、肺炎球菌、粪链球菌等）均对本品耐药。厌氧菌（拟杆菌属）、结核杆菌、立克次体、病毒和真菌也对本品耐药。近年来，由于本品的广泛应用，耐药菌株逐渐增多，铜绿假单胞菌、克雷伯杆菌、沙雷杆菌和吲哚阳性变形杆菌对本品的耐药率甚高。

肌内注射本品1.5 mg/kg后30~60分钟或静脉滴注（历时30分钟）同量药物30分钟时血药浓度达峰值，为4~8 μg/mL；谷浓度则低于2 μg/mL。V_d 为0.25L/kg，$t_{1/2}$ 为1.8~2.5小时。本品注射后24小时内有40%~65%药物以原形自尿中排泄。

【适应证】临床主要用于大肠埃希菌、痢疾杆菌、肺炎克雷伯杆菌、变形杆菌、铜绿假单胞菌等革兰阴性菌引起的系统或局部感染（对中枢感染无效）。

【用法用量】肌内注射或静脉滴注：每次80 mg，每日2~3次（间隔8小时）。对于革兰阴性杆菌所致重症感染或铜绿假单胞菌全身感染，每日量可用到5 mg/kg。静脉滴注给药可将每次量（80 mg）用输液100 mL稀释，于30分钟左右滴入。小儿每日3~5 mg/kg，分2~3次给予。

口服：一次80~160 mg，每日3~4次。小儿每日10~15 mg/kg，分3~4次服，用于肠道感染或术前准备。

【注意事项】

（1）本品血药峰浓度超过12 μg/mL，谷浓度超过2 μg/mL以上时可出现毒性反应，对于肾功能不全患者或长期用药者应进行药物监测。

（2）本品每日量宜分2~3次给药，以维持有效血药浓度，并减轻毒性反应。不要把每日量集中在每次给予。

（3）毒性反应与卡那霉素近似，因剂量小，故毒性反应稍轻。但若用量过大或疗程延长，仍可发生耳、肾损害，应予以注意。

（4）对链球菌感染无效。由链球菌引起的上呼吸道感染不应使用。

（5）有抑制呼吸作用，不可静脉注射。

【药物相互作用】

（1）与其他氨基糖苷类药物联用，可增加耳毒性、肾毒性及神经肌肉阻滞作用。

（2）与其他具有耳毒性、肾毒性、神经肌肉阻滞作用的药合用，可能使毒性增加。

（3）可减少扎西他滨的肾脏排泄。

（4）与双膦酸盐类药物合用可引起严重的低钙血症。

【规格】注射剂：每支20 mg（1 mL）；40 mg（1 mL）；80 mg（2 mL）。片剂：每片

40 mg。

庆大霉素珠链：是由塑料制成的小珠，串联成链。含有庆大霉素，放置脓腔中，缓慢地释放药物起局部抗菌作用（1 mg＝庆大霉素 1 000 单位）。

滴眼液：8 mL（40 mg）。

【贮法】密闭，凉暗处保存。

（袁彩玲）

第九章

抗病毒药物

人类传染病约75%是由病毒引起的，其中严重危害人类健康的病毒性疾病有流感、艾滋病、脊髓灰质炎、乙型脑炎、肝炎、麻疹、非典型肺炎、天花、狂犬病等。医学史上曾成功地用疫苗接种的方法预防严重危害人类健康的流行性病毒感染性疾病如天花、麻疹、脊髓灰质炎等。目前临床所用的抗病毒化学药物大多毒性较大，且临床疗效有待提高。生物制剂如疫苗、免疫球蛋白、一些细胞因子如干扰素和干扰素诱导剂等在病毒感染性疾病的治疗与预防方面仍然占有极其重要的位置。

第一节　抗病毒药概述

一、病毒简介

病毒无完整细胞结构，属于非细胞型微生物，仅由单链或双链核酸（RNA 或 DNA）的核心和外面的蛋白外壳（衣壳）组成，有些病毒具有脂蛋白包膜。病毒体指完整成熟的病毒颗粒，是其独立存在的形式，具有典型的形态结构和感染性。病毒核酸携带有病毒的全部遗传信息。病毒蛋白质分为结构蛋白和非结构蛋白。结构蛋白指参与病毒体结构构成的蛋白质，包括病毒的衣壳蛋白、包膜蛋白和基质蛋白，它们一般具有良好的抗原性。非结构蛋白是指由病毒基因组编码，但不参与病毒体的结构构成的蛋白或多肽，如蛋白水解酶、DNA多聚酶、核苷激酶和逆转录酶等，它们可存在于病毒体，也可以仅存在于宿主细胞中。

病毒体微小，可通过滤菌器。人类目前发现的病毒有 4 000 多种，各种病毒有很大差异，分类有多种，可按病毒大小、形态结构特点、核酸类型、所致疾病、宿主细胞类型等进行分类。

病毒没有自己的代谢系统，只能寄生于其他细胞内，利用宿主细胞的酶进行代谢、复制。病毒的增殖不是二分裂，而是以其基因组（DNA 或 RNA）为模板，通过转录和（或）逆转录、翻译等复杂的生化过程，复制 DNA 或 RNA，合成蛋白质，通过组装产生更多的病毒颗粒。病毒体从吸附穿透侵入宿主细胞内到最后从宿主细胞释放出更多的病毒体主要经历以下过程：①吸附、穿透侵入易感细胞；②脱壳；③合成核酸多聚酶；④合成核酸；⑤合成蛋白质及翻译后修饰；⑥各部分组装成病毒颗粒；⑦从宿主细胞释放出更多的病毒体。

二、抗病毒药的作用机制和分类

理论上讲病毒复制周期中的每个环节都可以成为药物作用的靶点，目前临床疗效较好的抗病毒药的靶点大多为嘌呤或嘧啶代谢、逆转录酶、蛋白酶和神经酰胺酶等。但由于病毒的寄生特点，干扰病毒复制，抑制或杀伤病毒的药物常影响人体细胞的复制机制或通过其他机制损伤人体细胞而产生毒性。研究选择性抗病毒药仍是目前人类所面临的一大挑战。

抗病毒药的分类方法有多种。①按病毒种类分类：广谱抗病毒药、抗 RNA 病毒药和抗 DNA 病毒药；②按病毒所致疾病分类：抗疱疹病毒药、抗艾滋病病毒药、抗流感病毒药、抗肝炎病毒药等；③按药物来源和化学结构与性质分类：化学合成药物、生物制剂；④按作用机制或靶点分类：阻止吸附穿透药（抗体）、干扰脱壳药（金刚烷胺）、抑制核酸合成药（嘌呤或嘧啶核苷类似药、逆转录酶抑制药）、抑制蛋白质合成药（干酪素）、干扰蛋白质合成后修饰药（蛋白酶抑制药）、干扰组装药（干扰素、金刚烷胺）、抑制病毒释放药（神经酰胺酶抑制药）等。

（刁茂盛）

第二节　广谱抗病毒药

广谱抗病毒药主要有嘌呤或嘧啶核苷类似药和生物制剂类药物。化学结构上属于此类的抗病毒药有利巴韦林、大部分抗疱疹病毒药（阿昔洛韦、伐昔洛韦、阿糖腺苷、碘苷等）、主要用于抗艾滋病病毒的核苷类逆转录酶抑制药、主要用于治疗慢性病毒性肝炎的拉米夫定、泛昔洛韦和喷昔洛韦等。生物制剂有干扰素、胸腺肽 α_1、转移因子等。

一、利巴韦林（三氮唑核苷）

【其他名称】病毒唑、三氮唑核苷。

【药理作用】是人工合成的鸟嘌呤类似物，为广谱抗病毒药，对多种 RNA 和 DNA 病毒有抑制作用。对呼吸道合胞病毒、流行性出血热病毒、甲型肝炎病毒、麻疹病毒、乙型脑炎病毒、腺病毒、带状疱疹病毒和各种流感病毒均有抑制作用。最小抗病毒浓度为 $0.05 \sim 2.5 \mu g/mL$。本药在细胞内先后磷酸化为一磷酸利巴韦林、二磷酸利巴韦林和三磷酸利巴韦林，其中三磷酸利巴韦林为其细胞内主要形式，占 80%，其细胞内 $t_{1/2} < 2$ 小时，其抗病毒机制尚未完全明了。一磷酸利巴韦林竞争性抑制一磷酸肌苷脱氢酶，进而干扰三磷酸鸟苷的合成；三磷酸利巴韦林竞争性抑制病毒 RNA 聚合酶，阻碍 mRNA 的转录过程。此外，利巴韦林在细胞内可能有多个作用靶点，其相互间可表现出协同抗病毒作用。

不同给药途径、不同剂型、不同剂量、不同给药间隔，其药物代谢动力学各参数有很大差异。血药浓度可达 $0.2 \mu g/mL$（气雾剂吸入）$\sim 17.6 \mu g/mL$（静脉注射）。V_d 约为 $10 L/kg$。单次用药其血浆 $t_{1/2}$ 为 $30 \sim 40$ 小时，多次给药达稳态血药浓度的 $t_{1/2}$ 可达 $200 \sim 300$ 小时。

【适应证】

（1）口服用于甲型肝炎、单纯疱疹、麻疹、呼吸道病毒感染。

（2）气雾剂喷雾用于呼吸道病毒引起的鼻炎、咽炎等。

（3）感染早期静脉滴注治疗流感、副流感病毒性肺炎，小儿腺病毒肺炎，拉萨热和病毒性出血热等。

（4）滴鼻治疗甲、乙型流感。

（5）乳膏剂治疗带状疱疹和生殖器疱疹。

（6）滴眼剂治疗流行性结膜炎、单纯疱疹病毒性角膜炎等。

【用法用量】口服 0.8~1 g/d，分 3~4 次服用。肌内注射或静脉滴注 10~15 mg/（kg·d），分 2 次。缓慢静脉滴注用于早期出血热，1 g/d，加入输液 500~1 000 mL 中静滴，连续应用 3~5 日。滴鼻用于防治流感，用 0.5% 溶液（以等渗氯化钠溶液配制），每小时 1 次。滴眼治疗疱疹感染，浓度 0.1%，每日数次。

【不良反应】少数用药者可出现腹泻、乏力、白细胞减少、可逆性贫血等。动物实验表明本药有致畸作用，孕妇忌用。

二、干扰素

为一类强有力的细胞因子，其性质为蛋白质，具有抗病毒、免疫调节和抗增生作用。目前已被证明有抗病毒作用的干扰素（IFNs）有三种，即 IFN-α、IFN-β 和 IFN-γ。几乎所有细胞均能在病毒感染及多种其他刺激下产生 IFN-α 和 IFN-β，而 IFN-γ 的产生仅限于 T 淋巴细胞和自然杀伤细胞。IFN-α 和 IFN-β 具有抗病毒和抗增生作用，可刺激淋巴细胞、自然杀伤细胞和巨噬细胞的细胞毒作用。IFN-γ 的抗病毒和抗增生作用较弱，但免疫调节作用较强。IFNs 为广谱抗病毒药，它们可抑制绝大多数动物病毒，RNA 病毒对 IFNs 较为敏感，而 DNA 病毒敏感性较低。IFNs 对病毒穿透细胞膜过程、脱壳、mRNA 合成、蛋白翻译后修饰、病毒颗粒组装和释放均可产生抑制作用。对不同病毒，IFNs 的主要作用环节有所不同，不同病毒对 IFNs 的敏感性差异较大。IFNs 与细胞内特异性受体结合，进而影响相关基因，导致抗病毒蛋白的合成。已知 IFNs 诱导的酶有三种。①蛋白激酶：导致延长因子 2 磷酸化，抑制病毒肽链启动。②寡腺苷酸合成酶：激活 RNA 酶，降解病毒 mRNA。③磷酸二酯酶：降解 tRNA 末端核苷，抑制病毒肽链延长。IFNs 通过抗病毒作用和免疫调节作用而发挥抗病毒感染效应。目前临床所用的 IFNs 有重组型、自然型和蛋白改性（长效）型。临床用于多种病毒感染性疾病，如慢性病毒性肝炎、单纯疱疹病毒性角膜炎、带状疱疹等，另外还广泛用于肿瘤治疗。

三、胸腺肽 α_1

为一组免疫活性肽，可诱导 T 淋巴细胞分化成熟，并调节其功能。临床用于慢性肝病毒性炎、艾滋病、其他病毒性感染和肿瘤的治疗或辅助治疗。

四、转移因子

是从健康人白细胞提取出的一种核苷肽，无抗原性。可以将供体细胞的免疫信息转移给未致敏的受体细胞，从而使受体细胞获得供体样的特异性和非特异性细胞免疫功能，其作用可以持续 6 个月。本药还可起到佐剂作用。临床用于先天性和获得性免疫缺陷病、病毒感染、霉菌感染和肿瘤等的辅助治疗。

（王欣欣）

第三节　抗人免疫缺陷病毒药

人免疫缺陷病毒（HIV）属于逆转录病毒。目前发现可引起人类患获得性免疫缺陷综合征（AIDS，简称艾滋病）的病毒有 HIV-1 和 HIV-2 两种。目前所知，HIV 复制周期中起着重要作用的酶主要有逆转录酶、蛋白酶、整合酶等。这些酶都是研究开发和筛选抗 HIV 新药的靶点，而目前体外筛选抗 HIV 药物的靶酶主要是 HIV 逆转录酶和 HIV 蛋白酶。HIV 逆转录酶为多功能酶蛋白，其功能有三：①催化以 HIV RNA 为模板负链合成 DNA；②降解 RNA-DNA 杂交链中的 RNA 模板；③催化以负链 DNA 为模板合成正链 DNA，即病毒前 DNA，然后病毒前 DNA 掺入宿主细胞染色体中。因此，抑制逆转录酶可抑制 HIV 早期复制过程。HIV 蛋白酶具有催化 HIV 蛋白前体裂解为成熟蛋白质（包括逆转录酶、蛋白酶、整合酶和结构蛋白质）的作用。因此，HIV 蛋白酶对 HIV 的感染性是至关重要的。抑制 HIV 蛋白酶导致病毒停留在不成熟无感染性的病毒颗粒状态。目前已批准临床用于抗 HIV 的药物有三类：核苷类逆转录酶抑制药、非核苷类逆转录酶抑制药和 HIV 病毒蛋白酶抑制药。

一、核苷类逆转录酶抑制药

核苷酸或核苷类逆转录酶抑制药（NRTIs）为嘧啶或嘌呤类似物。此类药物一般须先在宿主细胞质内的某些激酶的作用下发生磷酸化而形成活性药物——三磷酸核苷类似物。继而活性药物作为酶的底物竞争（与相应的核苷酸）性抑制病毒逆转录酶或者掺入病毒 DNA 链中，终止病毒 DNA 链的延长。在逆转录酶的作用下 NRTIs 可被掺入病毒 DNA 链中，由于 NRTIs 缺乏 3′羟基，结果 DNA 链无法延长。由于逆转录过程是病毒复制的早期关键环节，因而 NRTIs 对防止高危和易感细胞的感染效果较突出。齐多夫定（ZDV）为本类第一个（1987 年）被美国 FDA 批准上市的药物，2000 年又批准了 5 个核苷类逆转录酶抑制药，它们分别是地丹诺辛（双脱氧肌苷，DDI）、拉米夫定、司他夫定、扎西他滨（双脱氧胞苷）和阿巴卡韦。属于此类药物的还有替诺福韦和恩曲他滨。此类药物中 ZDV 和司他夫定活化细胞内的抗 HIV 作用较强，而拉米夫定、DDI 和扎西他滨在静止细胞中抗病毒作用较强，因而 ZDV（或司他夫定）+DDI（或拉米夫定）联合用药可起到协同抗 HIV 作用。

齐多夫定（ZDV）

【其他名称】叠氮胸苷。

【药理作用】为胸苷类似物，对多种逆转录病毒有抑制作用。ZDV 进入宿主细胞内，在宿主细胞胸苷激酶的作用下生成一磷酸 ZDV，进而在胸苷激酶作用下生成二磷酸 ZDV，最后在核苷二磷酸激酶的作用下生成三磷酸 ZDV。三磷酸 ZDV 具有两方面的作用：①竞争性抑制三磷酸胸苷掺入病毒 DNA 链；②终止 DNA 链延长。因此，ZDV 抑制 HIV 逆转录过程，使病毒复制受阻而产生抗病毒作用。ZDV 在细胞内抑制 HIV-1 和 HIV-2 复制的 IC_{50}（抑制病毒生长 50% 的药物浓度）分别为 0.013 $\mu g/mL$ 和 0.015 $\mu g/mL$。对人骨髓细胞和人淋巴细胞生长的 IC_{50} 分别为 0.5 $\mu g/mL$ 和 5 $\mu g/mL$，对其他人细胞生长的 IC_{50} 大多>50 $\mu g/mL$。胸苷激酶是细胞周期中 DNA 合成期的特异酶，因此，ZDV 在活化细胞内的抗 HIV 作用强于在静止细胞内。病毒可通过逆转录酶密码子突变而产生抗药性。

口服吸收率为 65%，成人口服 200 mg，血药峰值浓度为 0.63～1.47 $\mu g/mL$，达峰时间为 0.5~1.5 小时。体内分布广泛，Vd 为 1.6 L/kg。ZDV 主要在肝脏代谢，约 18% 的原形药物和约 74% 的代谢物经尿排出，血浆 $t_{1/2}$ 约为 1 小时。三磷酸 ZDV 在细胞内的 $t_{1/2}$ 为 3 小时。

【适应证】ZDV 为治疗 HIV 感染的首选药，可减轻或缓解 AIDS 相关症状，减缓疾病进展，延长 AIDS 患者生存期。为增强疗效、防止或延缓耐药性产生，临床上须与其他抗 HIV 药合用。ZDV 还可用于预防母子传播和预防接触后传染。

【用法用量】成人常用量一次 200 mg，每隔 4 小时给药一次。有贫血的患者可按每次 100 mg 用药。

【不良反应】可引起骨髓抑制，表现为白细胞或红细胞减少、贫血，发生率与用药剂量和疗程有关，多发生在连续用药 6~8 周。其骨髓抑制作用可能与一磷酸 ZDV 竞争性抑制细胞胸苷激酶有关。ZDV 还有一定的骨骼肌和心肌毒性，表现为肌痛、肌无力、心电图异常，停药可恢复。其他不良反应有恶心、头痛、发热、疲乏等。因此，使用本药应定期检查血常规和心电图。

【药物相互作用】美沙酮、氟康唑、丙戊酸、苯妥英钠等可增高 ZDV 血药浓度。氟胞嘧啶、更昔洛韦、氨苯砜、抗癌药物可增强 ZDV 对骨髓的抑制，故应尽量避免与其他有骨髓抑制作用的药物合用。

二、非核苷类逆转录酶抑制药

非核苷类逆转录酶抑制药（NNRTIs）有奈韦拉平、地拉夫定和依法韦仑。它们为人工合成化合物，其化学结构迥然不同。它们与 HIV-1 逆转录酶结合，但结合点在活性区域以外的一个疏水位置上，通过改变该酶构象而抑制其活性。本类药物的作用机制相似，有关毒性作用和耐药性产生方面也相近，大多数药物尚在临床试验观察阶段。本类药物的特点有：①不需要磷酸化；②仅对 HIV-1 有效，对 HIV-2 无效；③均被细胞色素 P_{450} 代谢，对肝药酶有抑制作用，易引起药物相互作用；④病毒对本类药物易产生耐药性，并且本类药物间有交叉耐药现象。

奈韦拉平

【其他名称】艾极、艾韦宁。

【药理作用】特异性抑制 HIV-1 逆转录酶，对 HIV-2 逆转录酶和动物细胞 DNA 聚合酶无抑制作用。体外抑制 HIV-1 复制的 IC_{50} 为 0.002~0.27 μg/mL。极易产生耐药毒株，但与 ZDV 无交叉耐药现象。

口服吸收率>90%，口服单剂 200 mg，血药浓度 4 小时达峰值，为（2.0±0.4）μg/mL。Vd 为 1.21 L/kg。经肝脏代谢，可诱导肝 P_{450} 酶（CYP3A4）。代谢物主要经肾脏排出，单次和多次给药的 $t_{1/2}$ 分别为 45 小时和 25~30 小时。

【适应证】常与其他抗逆转录病毒药物联合用于治疗 HIV-1 成人和儿童患者。最近一项研究表明，奈韦拉平、ZDV 和 DDI 三药合用治疗 HIV-1 成年患者，52% 的患者血浆 HIV-1 RNA 低于每毫升 400 个拷贝。

【用法用量】成人患者在最初 14 日，每日 1 片（200 mg）。然后每日 2 次，每次 200 mg，并同时使用至少两种以上的其他抗逆转录病毒药物。

【不良反应】最常见的有药疹（发生率>16%）、发热、疲劳、头痛、失眠和恶心等。用药后患者肝转氨酶增高发生率约为 14%。

【药物相互作用】本药可显著降低血浆乙炔基雌二醇和炔诺酮水平，也可降低 HIV 蛋白酶抑制药的浓度。

三、HIV 蛋白酶抑制药

HIV 蛋白酶抑制药通过竞争性抑制病毒天冬氨酰蛋白酶，而阻滞病毒蛋白质的裂解，使其结构蛋白质和酶蛋白质无法进行翻译后修饰。此类药物有沙奎那韦、利托那韦、奈非那韦、茚地那韦、安泼那韦、洛匹那韦等。它们的共同特点如下。①选择性抑制 HIV 蛋白酶，对 HIV-1 病毒复制均有很强的抑制作用，单药治疗 4~12 周可使患者血浆 HIV-1 RNA 水平下降 100~1 000 倍。前 4 药选择性抑制 HIV-1 蛋白酶，后两者对 HIV-1 和 HIV-2 蛋白酶均有抑制作用。它们对人细胞蛋白酶的亲和力很弱。②干扰病毒复制的晚期，与 NRTIs 合用可产生协同作用。③病毒易产生耐药性，但比 NNRTIs 慢。④均被细胞色素 P_{450}（CYP3A4 或 CYP3A）代谢。它们大多可抑制肝药酶，其中利托那韦的肝药酶抑制作用最强。利托那韦、奈非那韦和安泼那韦还有中度的肝药酶诱导作用。因此，本类药物可使很多药物的血药浓度明显增高或降低，因而易引起明显而复杂的药物相互作用。⑤不良反应有身体脂肪重新分布（出现水牛背、躯干肥胖、面部和外周萎缩）、胰岛素抵抗、高脂血症、恶心，呕吐、腹泻和感觉异常等。

四、AIDS 治疗的有关问题

1. 及时治疗

一般认为开始治疗时间为血浆 HIV RNA ≥ 每毫升 2 万个拷贝或血浆 CD4 细胞 ≤ 每毫升 350 个。

2. 联合用药

临床研究表明，大多抗 HIV 药物单用时效果不佳，病毒易产生耐药性。目前很多抗 HIV 药物的临床研究是在多个抗 HIV 药物合用的情况下进行的。要尽可能彻底、长时间地抑制病毒复制而又避免不良反应和延缓耐药性产生，必须治疗一开始就多个药物同时联合用药。1995 年以后先后提出了所谓"鸡尾酒疗法"和"高效抗逆转录靶点疗法（HARRT）"，目前强调至少 3 个抗 HIV 药物合用治疗 AIDS。逆转录酶抑制药和蛋白酶抑制药分别干扰 HIV 复制的早期和晚期，因此，两类药物合用可双重干扰 HIV 复制而产生协同作用。由于 ZDV 和司他夫定等在活化细胞内的抗 HIV 活性强，而 DDI、扎西他滨和拉米夫定等在静止细胞内的抗 HIV 活性较强，此两类合用也可产生协同作用。临床联合用药常采用：活化细胞内作用强的 NRTIs+在静止细胞内活性强的 NRTIs+蛋白酶抑制药。抗 HIV 疗效较好的联合用药方案为：ZDV（或司他夫定）+DDI（或拉米夫定或扎西他滨）+茚地那韦（或奈非那韦或沙奎那韦或利托那韦）。

3. 监控血液 HIV RNA 水平，确保疗效

抗 HIV 药可抑制 HIV 复制增殖，延缓 AIDS 进展，提高患者生活质量，延长生存期，但最终挽救不了患者生命。抗 HIV 药物的临床疗效是以血浆 HIV RNA 受抑制的程度和持续时间来衡量的。开始治疗后 2~4 周测量血浆 HIV RNA 水平，然后每 3~4 月测量一次，通过动态监测确保血浆 HIV RNA 理想得下降。

4. 坚持持续治疗

许多 AIDS 患者难以坚持多药物合用疗法，不能严格坚持这种治疗是治疗失败和死亡的主要原因。

（潘　燕）

第四节　抗流感病毒药

一、金刚烷胺和金刚乙胺

【药理作用】金刚烷胺和金刚乙胺的抗病毒机制可能有两方面：①作用于具有离子通道作用的 M2 蛋白而影响病毒脱壳和复制；②通过影响血凝素而干扰病毒组装。此两药仅对亚洲甲型流感病毒有效，金刚烷胺抗病毒浓度约为 $0.03 \sim 1.0$ μg/mL，金刚乙胺的抗病毒作用比金刚烷胺强 $4 \sim 10$ 倍。

此两药口服均易吸收，体内分布广泛。金刚烷胺和金刚乙胺常规口服量血药浓度在 $0.3 \sim 0.8$ μg/mL。金刚烷胺绝大部分以原形从尿中排出，血浆 $t_{1/2}$ 为 $12 \sim 18$ 小时，老年人和肾功能低下者血浆 $t_{1/2}$ 延长。金刚乙胺代谢物 $60\% \sim 90\%$ 从尿中排出，血浆 $t_{1/2}$ 为 $24 \sim 36$ 小时。

【适应证】此两药仅用于亚洲甲型流感病毒感染的预防和治疗。预防有效率为 $70\% \sim 90\%$。发病 48 小时内治疗用药可改善症状，缩短病程 $1 \sim 2$ 日，并可加速患者功能恢复。另外，金刚烷胺还用于震颤麻痹症。

【用法用量】金刚烷胺：抗震颤麻痹，成人一次口服 100 mg，每日 $1 \sim 2$ 次，每日最大量为 400 mg，肾功能障碍患者应减量。抗病毒，成人每日口服用药 1 次，每次 200 mg。肾功能障碍患者，应减少剂量。

金刚乙胺：成人及 10 岁以上儿童每日口服 200 mg，可 1 次或分 2 次给药。

【不良反应】两药的不良反应一般有轻微胃肠道症状（食欲下降、恶心）和中枢神经症状（如神经过敏、注意力不集中、头昏）。金刚乙胺不良反应较轻。大剂量或金刚烷胺血药浓度为 $1.0 \sim 5.0$ μg/mL 时可引起严重的神经毒性作用，可出现精神错乱、幻觉、癫痫发作甚至昏迷和心律失常。在老年人，抗组胺药、抑制神经药物或抗胆碱药可增强金刚烷胺引起神经毒性的可能性。有研究表明，金刚烷胺对大鼠有胎毒作用和致畸作用，孕妇和哺乳妇女慎用。

二、扎那米韦

【其他名称】依乐韦、乐感清。

【药理作用】为治疗流感病毒 A 和流感病毒 B 感染的新药，体外实验表明，扎那米韦对金刚烷胺和金刚乙胺耐药病毒仍有抑制作用。其抗病毒机制为抑制病毒神经酰胺酶，该酶裂解末端唾液酸残基，破坏病毒血凝素可识别的受体。神经酰胺酶所引发的这种酶反应是病毒从感染细胞释放的关键过程。因而扎那米韦抑制病毒从感染细胞释放，从而阻止病毒在呼吸道扩散。本药对流感病毒 A 和流感病毒 B 的神经酰胺酶有很强的选择性抑制作用，在 $0.2 \sim 3$ ng/mL 即可竞争性抑制该酶，但在高于此浓度的 106 倍时才可影响其他病原体和哺乳类细胞的该酶。

口服吸收率低（约 5%），故口服无效。临床一般采用鼻内用药或干粉吸入用药。干粉吸入滞留在口咽部和下呼吸道的量分别约为 80% 和 15%。吸入用药的吸收率<20%，吸入 10 mg 后血药浓度为 35~100 ng/mL。约 90% 的代谢物从尿中排出体外。吸入和静脉注射的 $t_{1/2}$ 分别为 2.5~5 小时和 1.7 小时。

【适应证】用于流感的治疗和预防。越早使用疗效越好。早期治疗可降低疾病的严重性，可使流感感染病程缩短 1~3 日；可使下呼吸道并发症发生危险性降低 40%。

【用法用量】本品可用于成年患者和 12 岁以上的青少年患者，每日两次，间隔约 12 小时。一次 10 mg，分两次吸入，连用 5 日。

【不良反应】局部使用一般患者耐受良好。曾有报道，扎那米韦可引起喘鸣、支气管痉挛，患有哮喘或气道慢性阻塞性疾病的患者可出现肺功能恶化。临床前研究未发现本药有致突变、致畸和致癌作用。

三、奥塞米韦

【药物作用】【适应证】与扎那米韦相似。

（宋　威　宋　鑫）

参考文献

[1] 傅宏义. 新编药物大全 [M]. 4 版. 北京：中国医药科技出版社，2017.

[2] 戴德银，卢海波，刘洋. 临床抗感染药物手册 [M]. 北京：科学出版社，2018.

[3] 陈新谦，金有豫，汤光. 陈新谦新编药物学 [M]. 18 版. 北京：人民卫生出版社，2019.

[4] 孙进. 药物转运体 [M]. 北京：人民卫生出版社，2019.

[5] 赵海霞. 药理学与药物治疗学基础 [M]. 北京：科学出版社，2018.

[6] 陈吉生. 新编临床药物学 [M]. 北京：中国中医药出版社，2013.

[7] 陈冠容. 临床常见疾病药物治疗学 [M]. 北京：人民卫生出版社，2016.

[8] 陈仲强，李泉. 现代药物的制备与合成（第 3 卷）[M]. 北京：化学工业出版社，2015.

[9] 蔡映云，吕迁洲. 临床药物治疗学·呼吸系统疾病 [M]. 北京：人民卫生出版社，2016.

[10] 盛春泉，李剑. 药物结构优化——设计策略和经验规则 [M]. 北京：化学工业出版社，2018.

[11] 杭太俊. 药物分析 [M]. 8 版. 北京：人民卫生出版社，2016.

[12] 国家基本药物临床应用指南和处方集编委会. 国家基本药物处方集（化学药品和生物制品）[M]. 北京：人民卫生出版社，2019.

[13] 张丽. 头孢菌素类抗生素药物临床合理应用情况报道分析 [J]. 国外医药：抗生素分册，2016，37（2）：90-92.

[14] 黄峻，黄祖瑚. 临床药物手册 [M]. 5 版. 上海：上海科学技术出版社，2015.

[15] 阚全程. 医院药物高级教程 [M]. 北京：人民军医出版社，2015.

[16] 库宝善. 神经精神药理学 [M]. 北京：北京大学医学出版，2016.

[17] 李兆申. 现代消化病药物治疗学 [M]. 北京：人民军医出版社，2015.

[18] 尤启冬. 药物化学 [M]. 8 版. 北京：人民卫生出版社，2016.

[19] 沈映君，孙建宁. 中药药理学 [M]. 2 版. 北京：人民卫生出版社，2014.

[20] 陈琼，李恒. 中药制剂技术 [M]. 2 版，北京：中国农业大学出版社，2014.

[21] 傅宏义. 新编药物大全 [M]. 4 版. 北京：中国医药科技出版社，2017.

[22] 胡艳萍. 恶性肿瘤药物治疗毒副反应及处理 [M]. 北京：人民卫生出版社，2016.